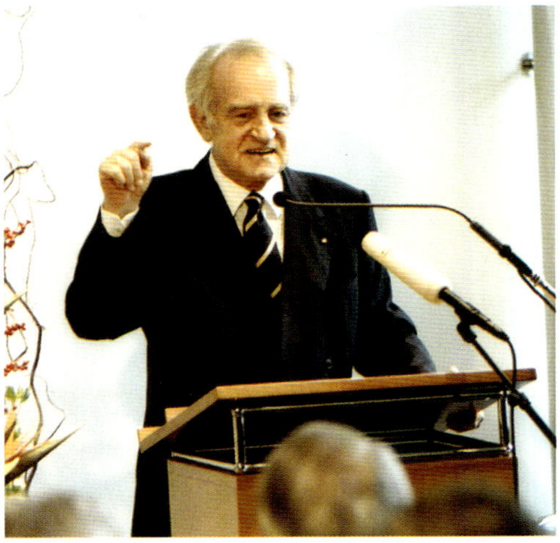

Bundespräsident Johannes [illegible]uchte die Manufaktur Lange am 7. Dezember 2000 anlässlich ihres 10. Jahrestages. Nachfolgend ein Auszug aus seiner Rede.

Wenn man als Bundespräsident durch die sechzehn Länder Deutschlands reist, muss man mit manchen Vorurteilen aufzuräumen versuchen. Es gibt in Westdeutschland bei vielen das Vorurteil, die so genannten Ostdeutschen, die neuen Länder, hätten ihre ganze Entwicklung noch vor sich. Viele wissen gar nicht, dass die deutsche Industrie- und Handwerksgeschichte eine sächsische Geschichte, eine thüringische Geschichte ist, und dass wir seitdem, seit der Mitte des 19. Jahrhunderts, die höchsten handwerklichen, industriellen und Export-orientierten Leistungen innerhalb Deutschlands aus diesen – jetzt „neuen" – Ländern haben.

Ich möchte das immer wieder gern bewusst machen, damit wir uns in Zukunft auf gleicher Augenhöhe begegnen, damit es weder westliche Herablassung noch östliches Selbstmitleid gibt, sondern wir miteinander einen Weg gehen in eine industrielle Wohlfahrtsgesellschaft, die die übrigen, nicht Markt-bedingten Werte nicht vergisst und nicht verleugnet.

Und darum bin ich sehr froh darüber, dass ich heute hier sein kann, und darum wünsche ich Ihnen von Herzen viel Erfolg und gute Perspektiven für die Zukunft. Ich bin gerne hier, ich gratuliere von Herzen zu Ihrem heutigen Jubiläum. Und wenn wir an 10 Jahre denken und in Wirklichkeit wissen, es sind 155 Jahre, seit Ferdinand Adolph Lange die ersten Lehrlinge eingestellt hat, dann ist dies ein Tag heller Freude und großer Dankbarkeit.

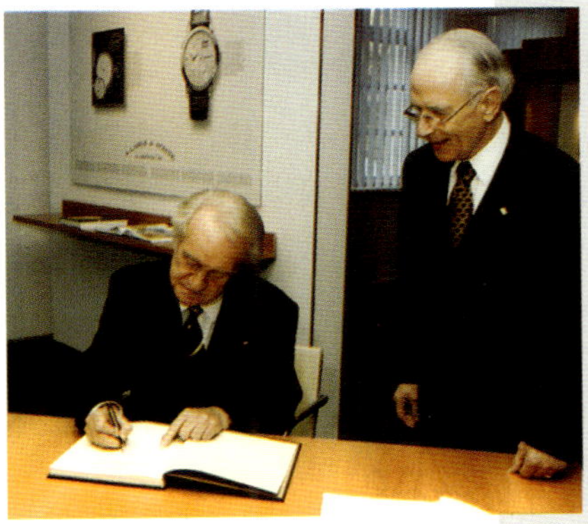

Bundespräsident Johannes Rau bei der Eintragung ins Lange-Gästebuch mit Walter Lange.

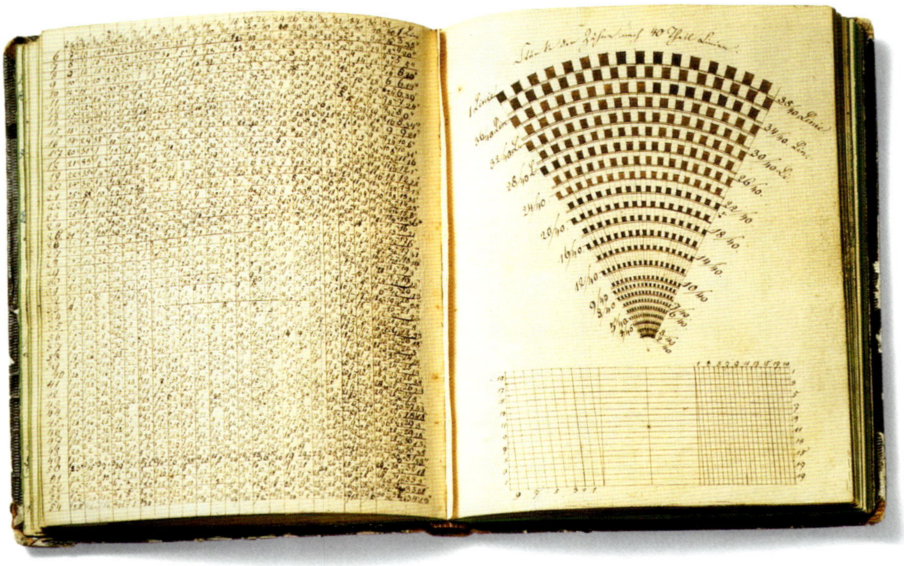

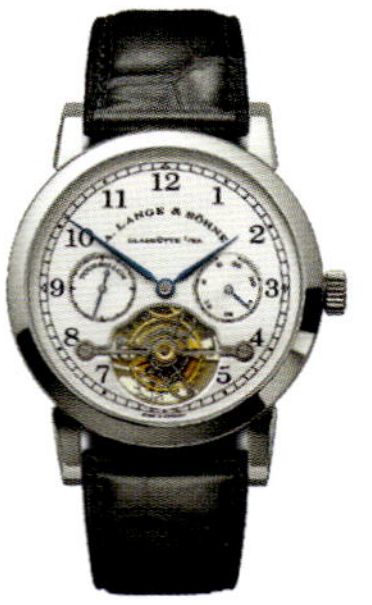

Inhalt

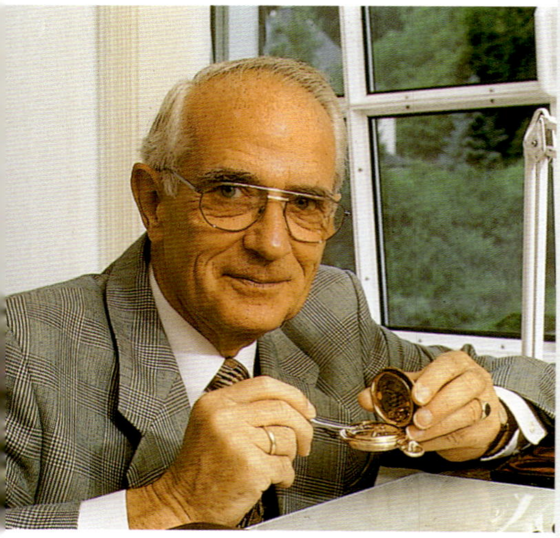

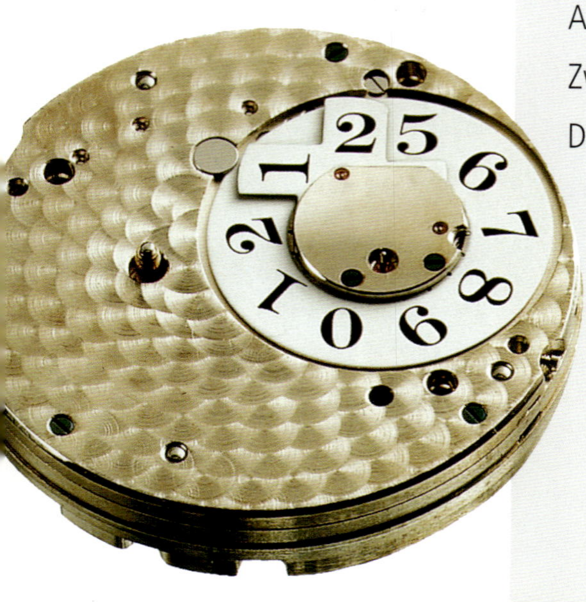

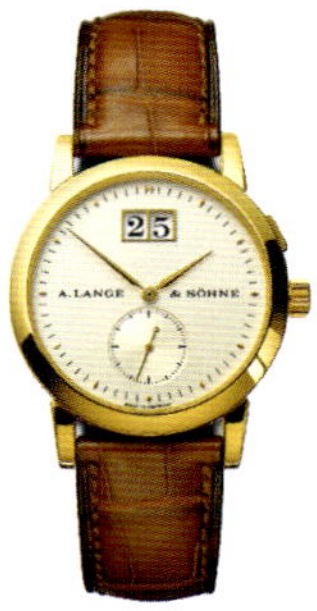
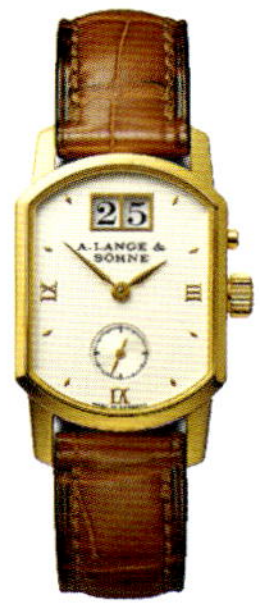
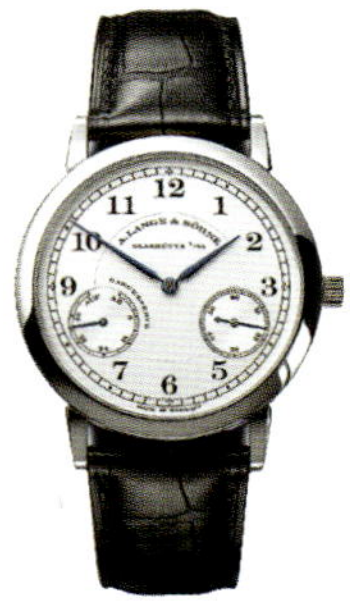
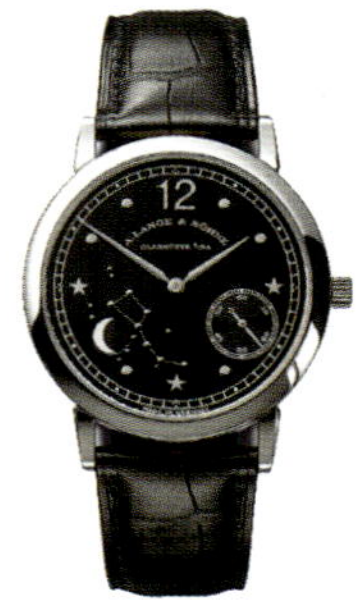
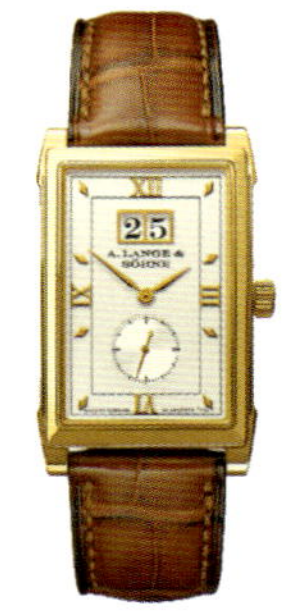
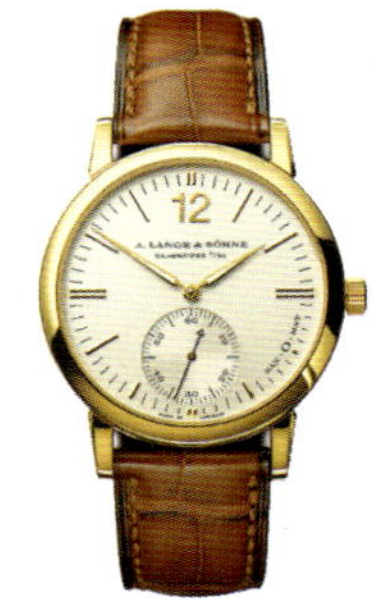
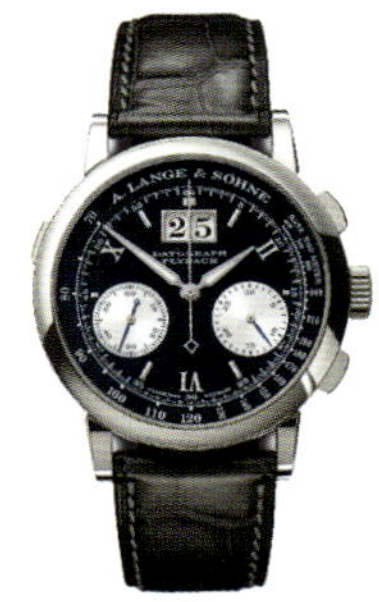

Die Uhren von A. Lange & Söhne

Der Erfolg von A. Lange & Söhne

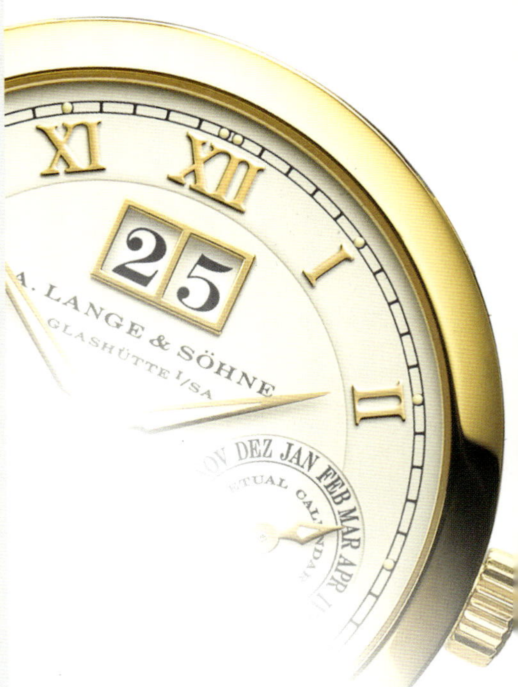

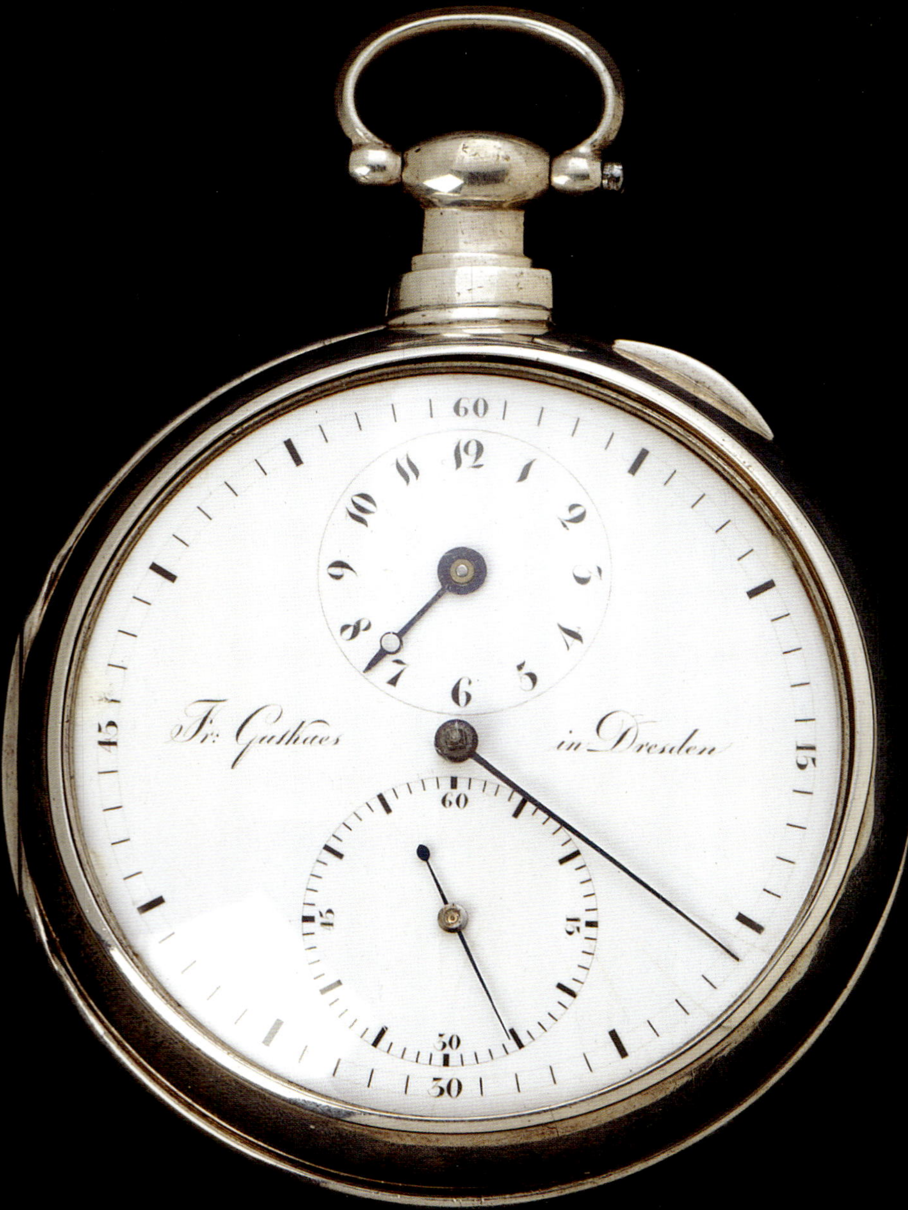
Fr. Gutkaes
in Dresden

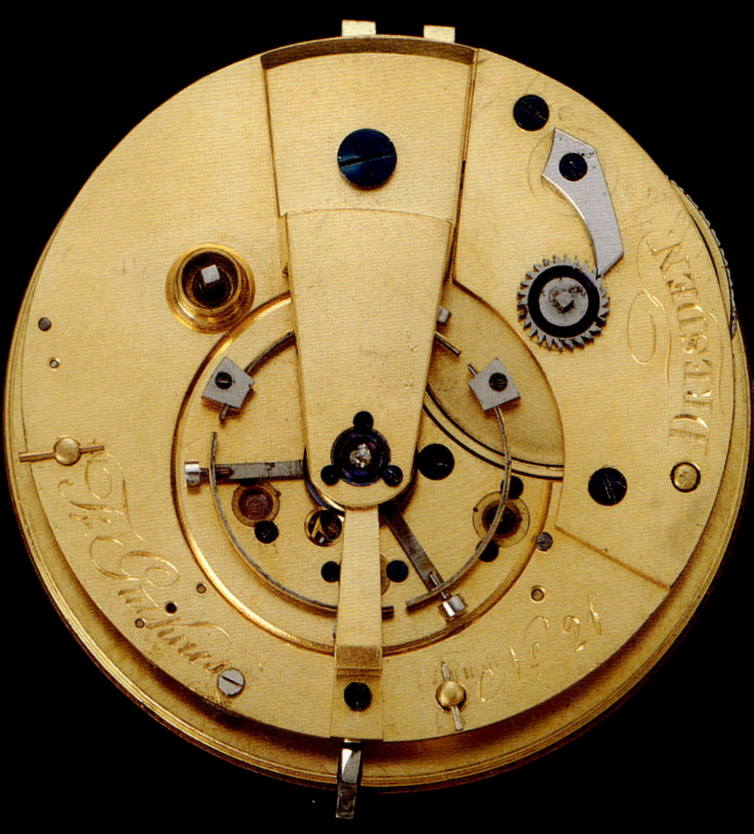
DRESDEN

Wie alles begann...

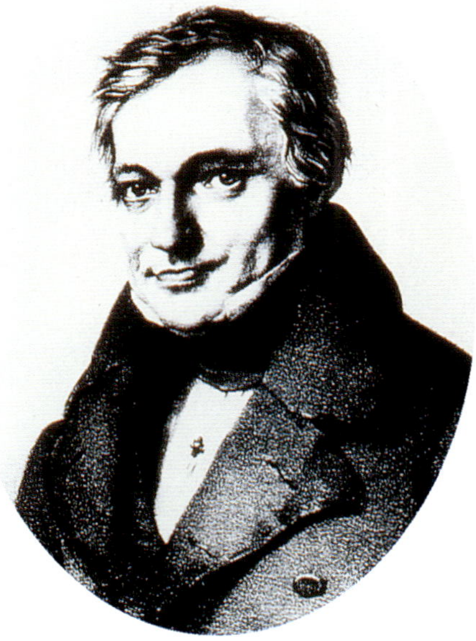

Der Lehrmeister: Johann Christian Friedrich Gutkaes

Oben: Johann Christian Friedrich Gutkaes (1785 - 1845)

Linke Seite: Seltener Taschenchronometer von J. C. F. Gutkaes mit Regulator-Zifferblatt, um 1815. (Foto: Auktionen Dr. Crott)

Seine legendäre „Stärke" bewies der sächsische Landesvater August nicht auf dem Schlachtfeld: Mehr als 200 Kinder soll der von 1694 bis 1733 regierende Kurfürst dem Vernehmen nach in die Welt gesetzt haben. Neben Frauen interessierte sich August der Starke aber auch für die anderen schönen Dinge des Lebens: die Architektur, die Malerei, das Theater und die Musik sowie die noch vom Hauch der Göttlichkeit umwehten Wissenschaften.

Seine Residenz wurde während seiner Regentschaft im Stil des französischen Herrscherhauses in Versailles aufwändig um- und ausgebaut. Dresden erlebte im frühen 18. Jahrhundert eine Blütezeit, die der mit Prachtbauten im venezianischen bzw. florentinischen Stil wie dem Zwinger und der Frauenkirche herausgeputzten Kulturmetropole den Beinamen „Elb-Florenz" einbrachte und den Begriff des „sächsischen Rokoko" prägte.

Die heutige Sammlung des Mathematisch-Physikalischen Salons im Dresdner Zwinger geht auf die bereits im 16. Jahrhundert gegründete „Kunstkammer" zurück. Im Laufe mehrerer Jahrhunderte hatte sich die Sammlung wissenschaftlicher Geräte – vor allem Weg- und Zeitmesser aller Kulturen – verselbstständigt und immer weiter vergrößert. Die königlich-sächsischen Hofuhrmacher standen in der Hierarchie ganz oben und genossen allerlei Freiheiten und Privilegien. Johann Christian Friedrich Gutkaes (1785 - 1845) wohnte als Kontrolleur des offiziellen Zeitdienstes beispielsweise im Schlossturm, denn die allgemein verbindliche Zeit wurde über die Turmuhr angezeigt. 1841 revanchierte sich der „Mechanicus-Uhrmacher beim königlich-sächsischen mathematischen Salon" mit der Konstruktion einer von allen Zuschauerplätzen aus einsehbaren Uhr für die neu gebaute Semperoper. Gutkaes wählte wegen der beengten Platzverhältnisse eine digital anzeigende Fünf-Minuten-Uhr über der Bühne, ein in der westlichen Welt viel beachtetes Meisterstück.

Wie seine Amtsvorgänger Johann Gottfried Köhler, Johann Heinrich Seyffert und Johann Friedrich Schumann machte sich J. C. F. Gutkaes auch um die Weiterentwicklung der Uhrentechnik verdient, fertigte und verkaufte hochfeine Taschenuhren und versorgte das aufstrebende Land Sachsen mit Präzisionsuhren zur Etablierung der „mittleren Ortszeit", aus der Ende des neunzehnten Jahrhunderts die „Mitteleuropäische Zeit" hervorgehen sollte.

Es muss wie eine göttliche Fügung anmuten, dass Ferdinand Adolph Lange als Ziehsohn einer braven Kaufmannsfamilie Zutritt zu diesen erlauchten Kreisen erhielt und – kaum 15-jährig – sogar zum großen Meister Gutkaes in die Lehre gehen durfte.

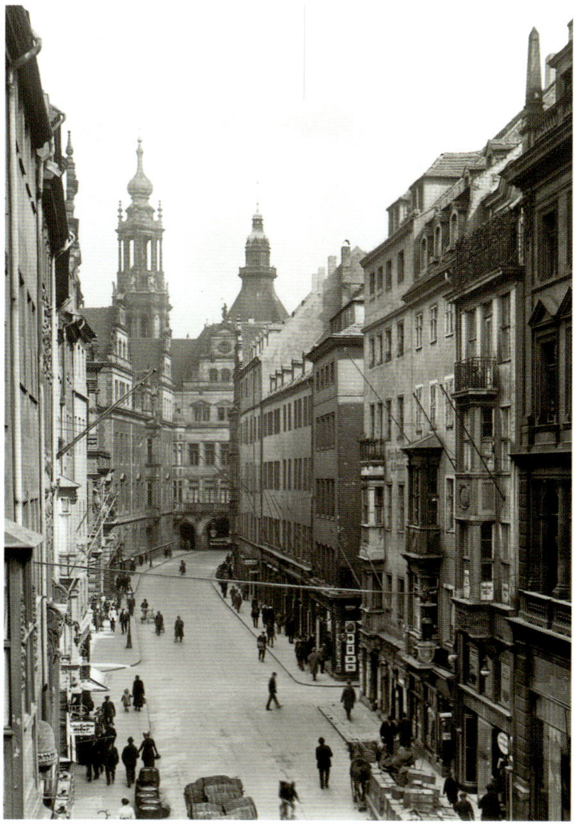

© SLUB / Dt. Fotothek / Trinks

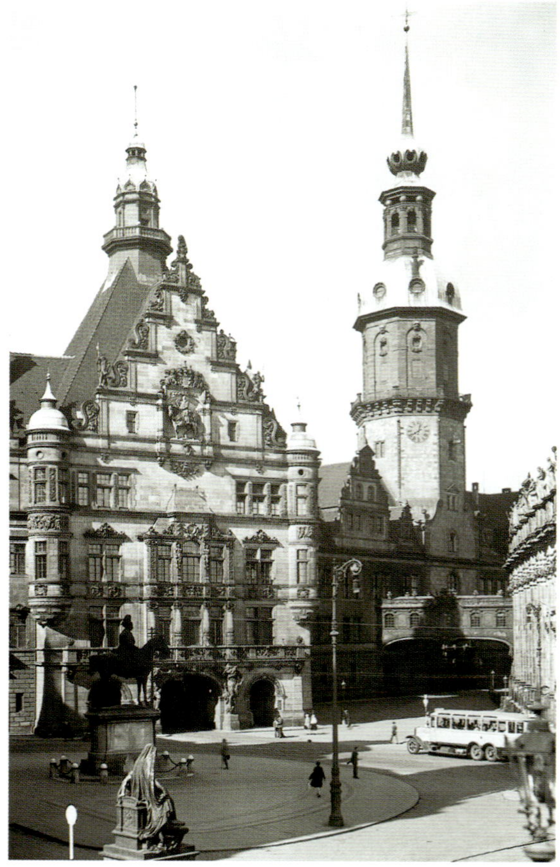

© SLUB / Dt. Fotothek / Walter Möbius

Links: In der Schlossstraße Ecke Rosmaringasse in Dresden unterhielten Gutkaes und Lange ihr Uhrengeschäft.

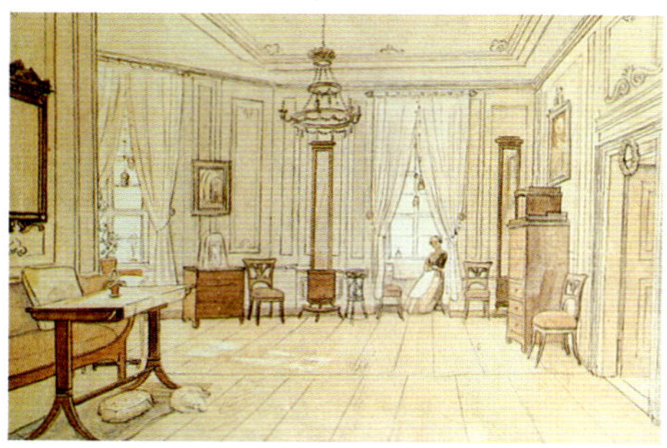

Oben:
Gutkaes residierte ab 1842 im Dresdner Schlossturm.

Links: Blick in Gutkaes' Wohnzimmer.

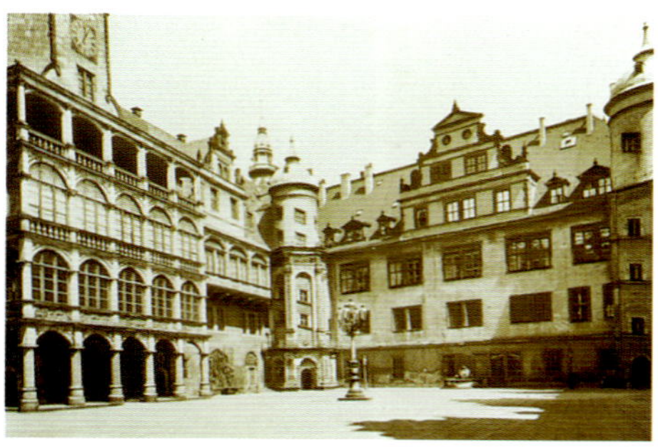

Links: Die Arkaden im Hof des Dresdner Schlosses.

Unten: Die von Gutkaes konstruierte Fünf-Minuten-Uhr in der Dresdner Semperoper.

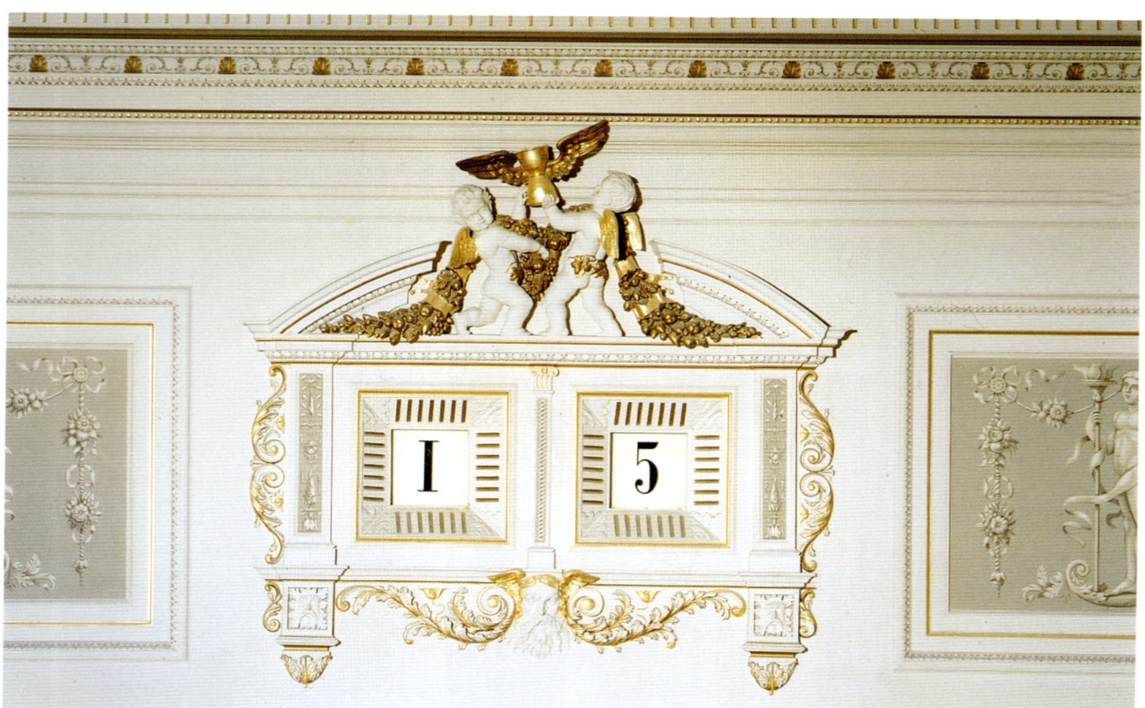

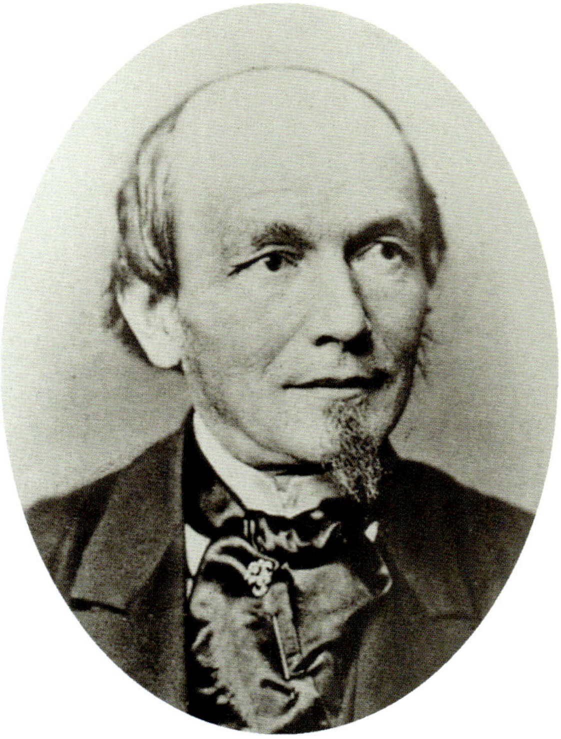

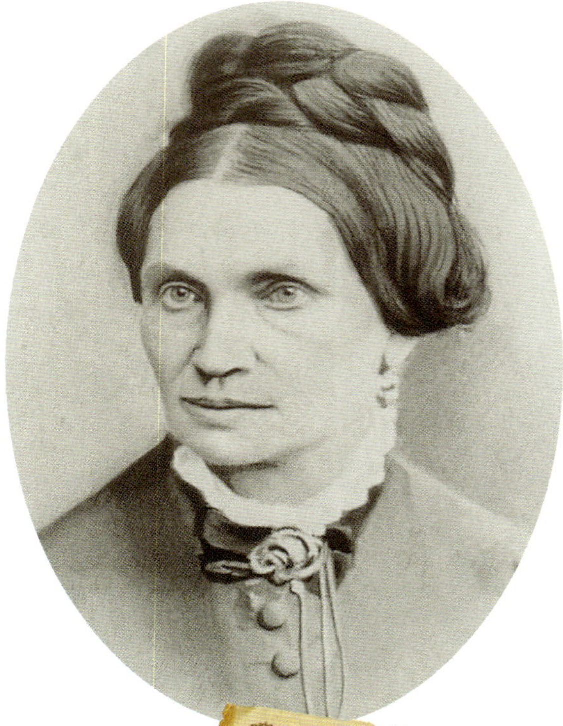

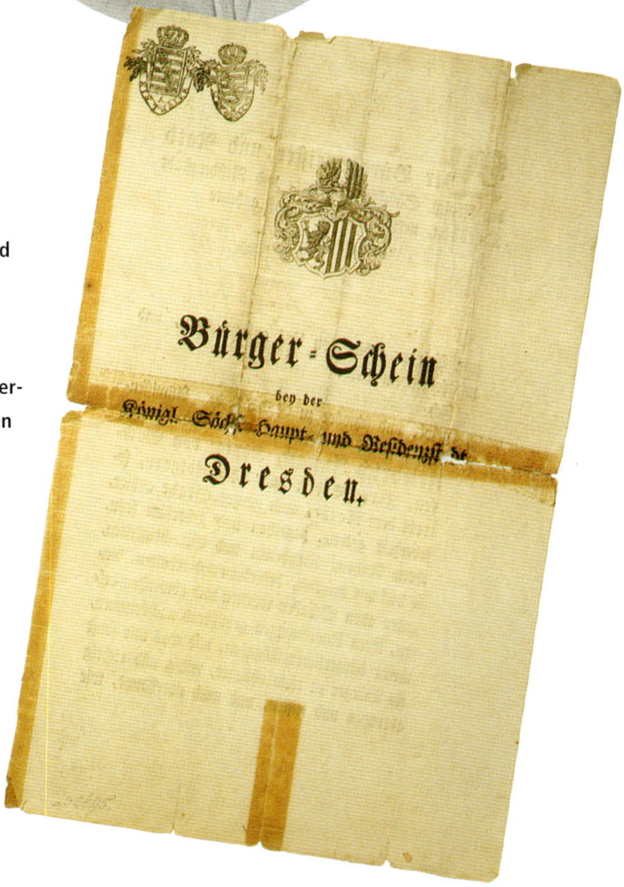

Bürger-Schein
bey der
Königl. Sächs. Haupt- und Residenzst. zu
Dresden.

Oben: Ferdinand Adolph Lange und Antonia Lange, geb. Gutkaes.

Rechts: Der Bürgerschein von Johann Samuel Lange.

Der Musterschüler

Ferdinand Adolph Lange wurde am 18. Februar 1815 in Dresden geboren, wo sein aus Schlesien eingewanderter Vater Johann Samuel Lange als Büchsenmacher bei der Königlichen Leibgarde tätig war. Der durch das raue Soldatenleben während der Napoleonischen Kriege verrohte Feldschmied erwies sich als denkbar schlechter Familienvater: Seine Frau verließ ihn mit ihren beiden Kindern und brachte den zarten Adolph, ihr Sorgenkind, bei einer befreundeten Dresdner Kaufmannsfamilie unter. Der intelligente und gelehrige Schüler empfahl sich für eine höhere Schulbildung, und unter großen Entbehrungen ermöglichte ihm seine Ziehfamilie den Besuch der Technischen Bildungsanstalt. Dort lernte Lange den gleichaltrigen Friedrich Gutkaes kennen, den Sohn des Königlichen Uhrmachers, und noch während der Schulzeit begannen die beiden Kinder eine Uhrmacherlehre bei Gutkaes senior.

Johann Christian Friedrich Gutkaes führte als angesehener Uhrmacher das renommierteste und feinste Uhrengeschäft Dresdens und betrieb außerdem eine „Kunstuhrenfabrikation".

Langes und Gutkaes' Lehre dauerte wegen des gleichzeitigen Besuchs der Technischen Bildungsanstalt (später Polytechnische Schule) fünf Jahre, von Ostern 1830 bis Ostern 1835. Lehrmeister Gutkaes war zwischenzeitlich Mechanicus im Mathematisch-Physikalischen Salon geworden und vermittelte seinem fleißigen Lehrlings-Gespann Einblicke in die Konstruktion von Präzisionsuhren für das Dienstobservatorium und den Zeitdienst für die öffentlichen Uhren. Lange blieb nach Abschluss seiner Lehre für zwei Jahre als Geselle bei Gutkaes, doch die Kunde von den neuen europäischen Zentren der Uhrmacherei in London und Paris trieb ihn 1837 auf die Wanderschaft.

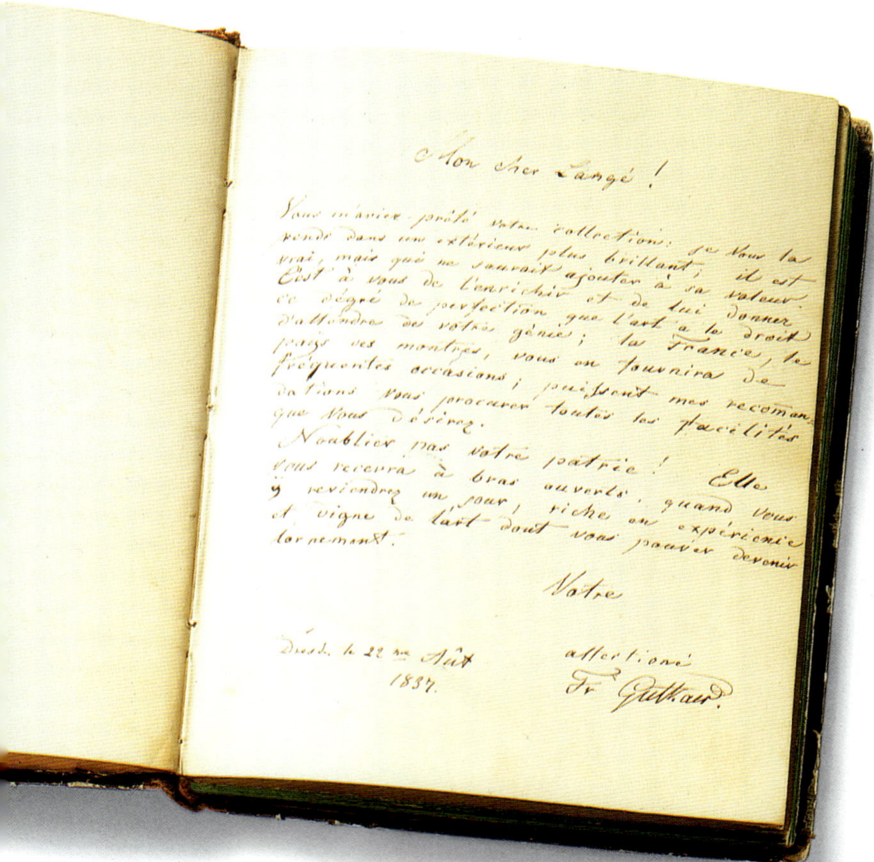
Mon cher Langé!

Vous m'aviez prié votre collection; je vous la rendis dans un extérieur plus brillant, il est vrai, mais qui ne saurait ajouter à sa valeur. C'est à vous de l'enrichir et de lui donner ce degré de perfection que l'art a le droit d'attendre de votre génie; la France, le pays des montres, vous en fournira de fréquentes occasions; puissent mes recommandations vous procurer toutes les facilités que vous désirez. N'oubliez pas votre patrie! Elle vous recevra à bras ouverts, quand vous y reviendrez un jour, riche en expérience et digne de l'art dont vous pourrez devenir l'ornement.

Votre affectionné Fr. Gutkaes

Dresd. le 22me Août 1837.

„Mon cher Lange": Langes Lehrmeister Gutkaes schrieb ihm 1837 eine persönliche Empfehlung ins Wanderbuch.

Langes lange Wanderjahre

Die kreative Uhrmacherei, die im Zeitalter der Renaissance im deutschsprachigen Raum (Nürnberg, Augsburg, Schaffhausen und Straßburg) beheimatet war, hatte an den Höfen von Frankreich und England ein neues, privilegiertes Umfeld gefunden: Auf der Suche nach immer präziseren Zeitmessern für die militärische und zivile Seefahrt förderten die Monarchen die Uhrmacherei mit finanzieller und technologischer Unterstützung.

Ausgestattet mit einem Empfehlungsschreiben seines Lehrherrn führte Langes Wanderung über Mainz nach Paris zum berühmten Chronometermacher Josef Thaddäus Winnerl, einem Schüler des großen Abraham-Louis Breguet. Paris war damals in Frankreich das Zentrum der großen Uhrmacherei, und der 22-jährige Adolph Lange fand sich dank seiner am Polytechnikum erworbenen französischen Sprachkenntnisse auf Anhieb gut in der Metropole zurecht.

Er blieb vier Jahre in Winnerls Diensten, arbeitete sich schnell zum Werkführer empor und studierte nebenher bei Arago Astronomie und Physik, um sich für die wissenschaftliche Seite seines Berufs zu stärken. Lange war kein

Unten: In unglaublicher Fleißarbeit notierte Lange in mikroskopisch kleiner Schrift die Berechnungen der Teilkreisdurchmesser von Rädern und stellte ihnen die grafische Darstellung der Radgrößen anschaulich gegenüber.

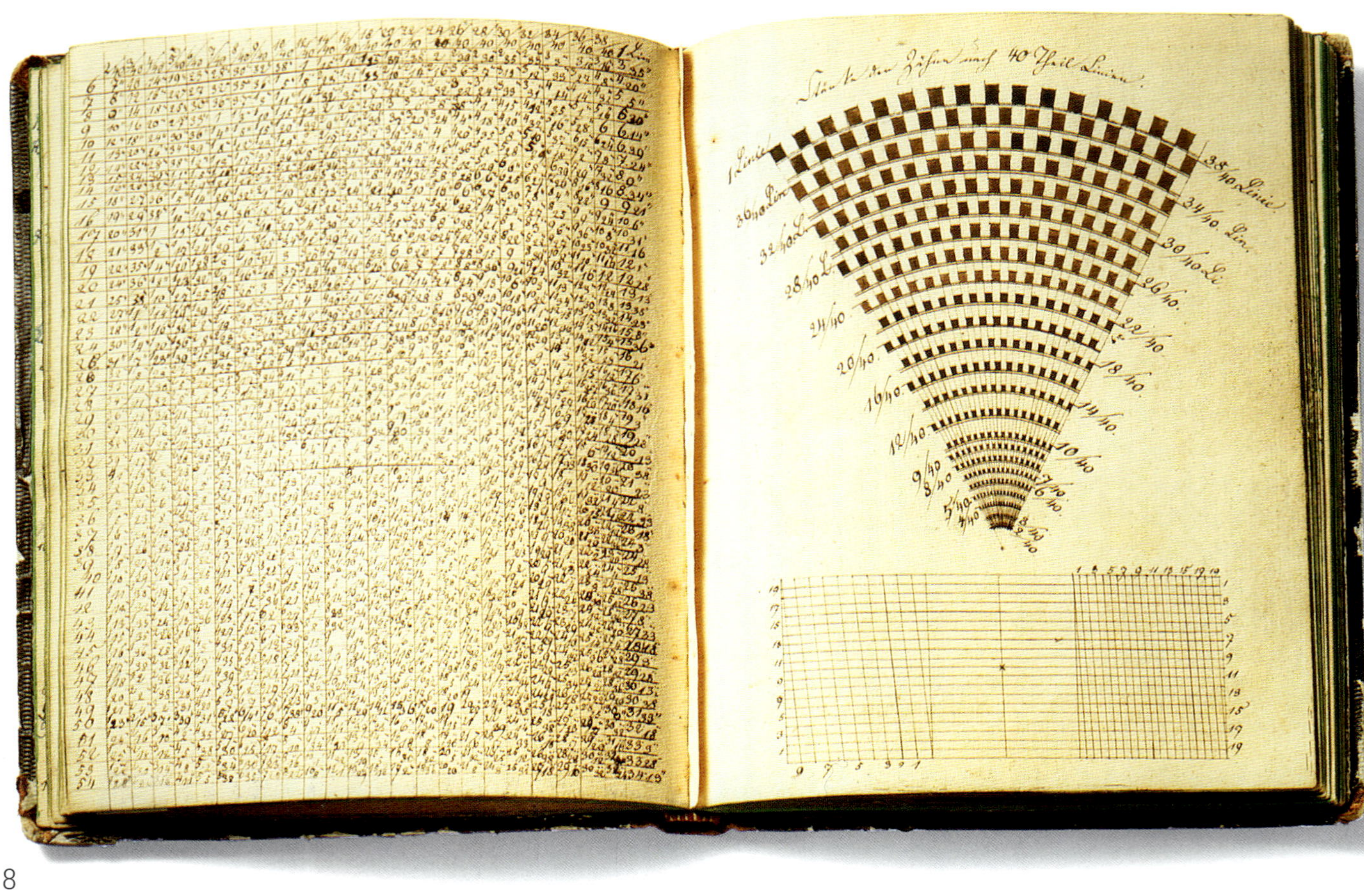

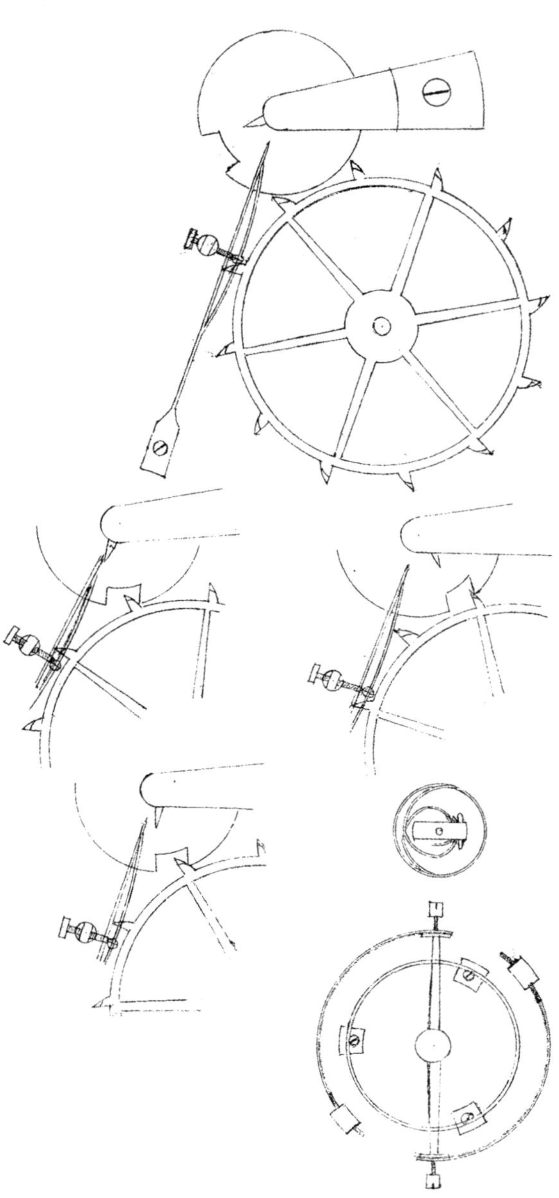

Freund des in weiten Teilen der Uhrmacherei noch herrschenden Konstruktionsprinzips von „Versuch und Irrtum". Sein Wanderbuch füllte sich mit zahlreichen Skizzen und Tabellen zu mathematisch fundierten Verhältnisberechnungen von Trieben und Rädern nach der „Pariser Linie". Die Genauigkeit der in seinem Wanderbuch festgehaltenen Reinzeichnungen legt die Vermutung nahe, dass viele der herausragenden Uhrmacher jener Zeit dem jungen Lange so weit vertrauten, dass sie ihn ihre Uhren im Detail studieren ließen. Minutiös nachgezeichnet finden sich hier Hemmungssysteme, ein verstellbarer Graham-Gang, Pendel-Kompensationseinrichtungen, Repetitionswerke und komplizierte Systemzeichnungen für Chronometerhemmungen mit konstanter Kraft („force constante"), die er in der vorhandenen Literatur von Moinet, Vuillamy, Wagner, Brocot, Lépine und Breguet gefunden hatte.

Nach England zog es Lange nach einem mehrwöchigen Studienaufenthalt in der Schweiz am Ende nicht mehr, und auch Winnerls Angebot, doch bei ihm in Paris zu bleiben, schlug er aus. Gutkaes hatte ihm 1837 in sein Wanderbuch geschrieben: „Vergessen Sie nicht Ihr Vaterland! Es wird Sie wieder mit offenen Armen empfangen, wenn Sie eines Tages reich an Erfahrungen zurückkehren und sich der Kunst würdig erwiesen haben, die Sie so sehr bereichern können." So klopfte Lange um das Jahr 1841 wieder bei seinem einstigen Lehrherrn in Dresden an, trat als Teilhaber in die Firma ein und band sich durch die Heirat mit Gutkaes' Tochter Antonia gar noch enger an seine Heimat.

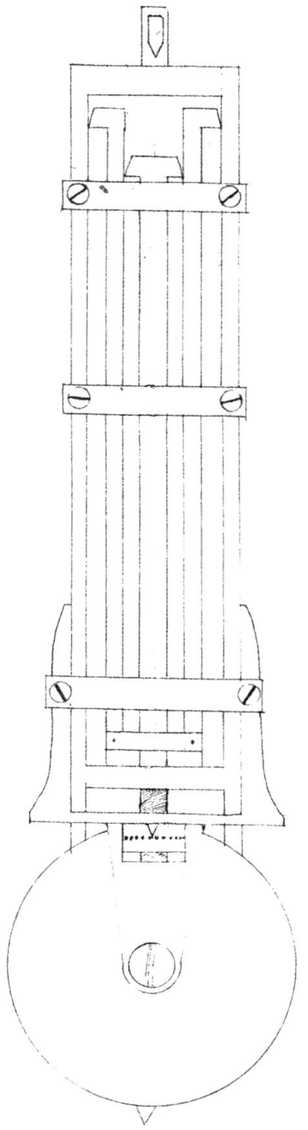

Aus Langes Skizzenbuch: Chronometerhemmung nach Arnold und Kompensationspendel nach Berthoud.

Das „Projekt Glashütte"

Sachsens Industrie im 19. Jahrhundert

Die von England ausgehende „Industrielle Revolution" fiel zu Beginn des 19. Jahrhunderts in Sachsen auf fruchtbaren Boden. Parallel zur Blütezeit der Manufakturbetriebe entwickelten sich zahlreiche neu gegründete Betriebe, z. B. in der Baumwollverarbeitung, die bereits nach dem arbeitsteiligen Prinzip als Zulieferer für größere Unternehmen tätig wurden. Auf Grund des überdurchschnittlichen Wirtschafts- und Bevölkerungswachstums zählte Sachsen um die Jahrhundertwende zu den erfolgreichsten Wirtschaftsstaaten der Welt.

Die Ideen der französischen Revolution waren zwar noch an den ausgeprägten feudalen Strukturen des Landes gescheitert, doch kündigte sich in den weltoffenen Städten des Landes eine zaghafte Liberalisierung an. Die in hohem Maße mechanisierte Landwirtschaft Sachsens konnte die stetig wachsende Bevölkerung gut ernähren, das frei werdende Landarbeiter-Potenzial fand in aufstrebenden Industriebetrieben im Erzgebirge und im Vogtland problemlos eine neue Anstellung. Die benötigten Werkzeug- und Produktionsmaschinen mussten jedoch noch aus dem Ausland (hauptsächlich England, Frankreich und Belgien) bezogen werden, und somit traf die von Napoleon verhängte „Kontinentalsperre" (Handelsembargo zwischen 1806 und 1812) zur Isolierung und Zerstörung der englischen Wirtschaft die sächsischen Industrieunternehmen besonders hart. Kaum hatte man sich jedoch auf riesige Investitionen zur Entwicklung einer eigenen Maschinenindustrie eingelassen, fiel mit Napoleons verlorenem Russlandfeldzug auch das Handelsembargo, und die zurückgehaltenen britischen Eisenwaren und Textilien überschwemmten die Märkte in Sach-

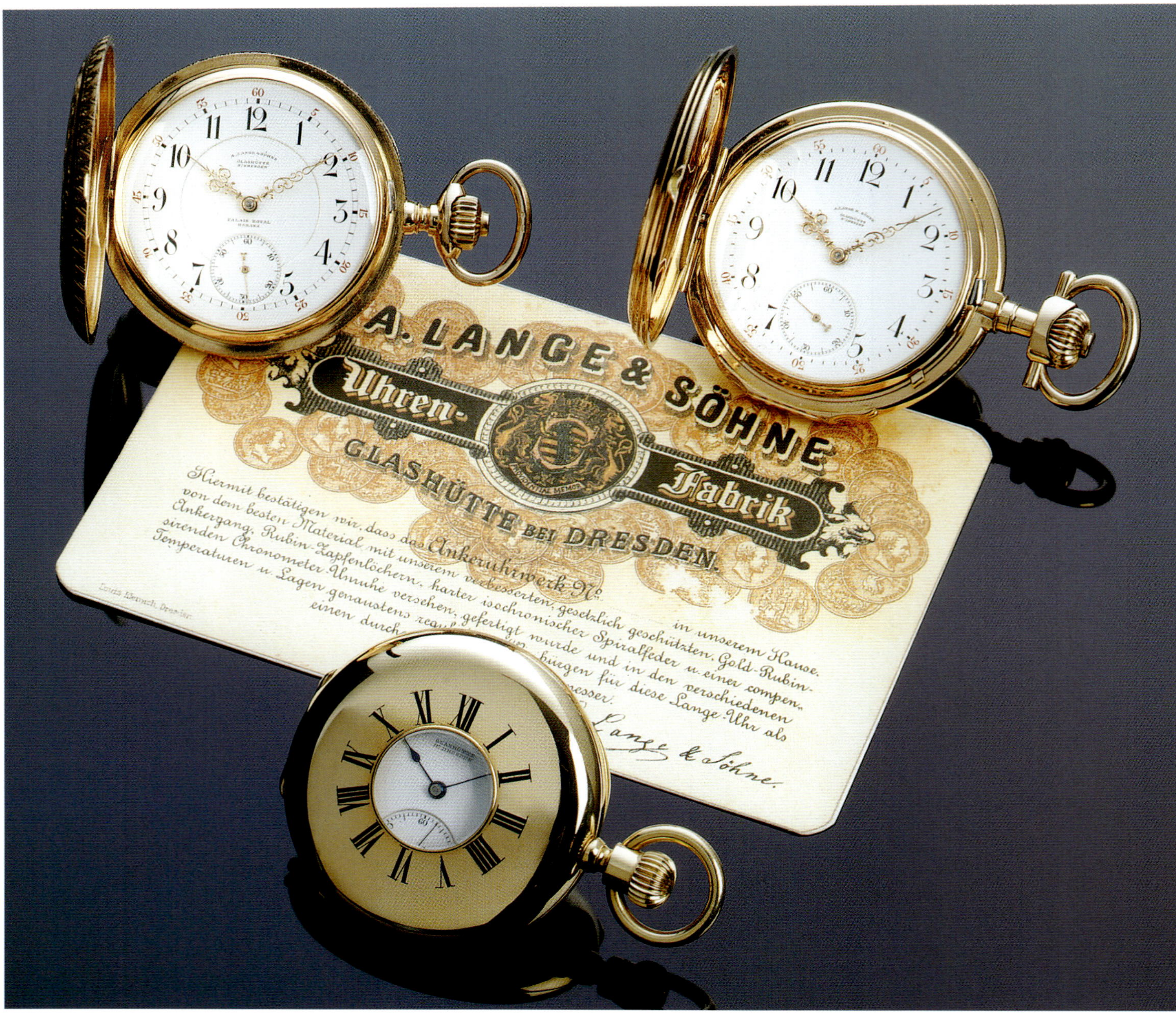
A. LANGE & SÖHNE
Uhren-
Fabrik
GLASHÜTTE BEI DRESDEN.
Hiermit bestätigen wir, dass das Ankeruhrwerk No
von dem besten Material mit unserem verbesserten, gesetzlich geschützten, Gold-Rubin-
Ankergang, Rubin-Zapfenlöchern, harter isochronischer Spiralfeder u. einer compen-
sirenden Chronometer-Unruhe versehen, gefertigt wurde und in den verschiedenen
A. Lange & Söhne.

Drei seltene, hochfeine Taschenuhren der Lange-Qualität „1a": Oben links Savonnette mit Ornamentgehäuse nach Prof. Graff (um 1897); oben rechts Savonnette im Louis-XV-Stil (um 1885) und unten Halbsavonnette (um 1876). (Foto: Auktionen Dr. Crott)

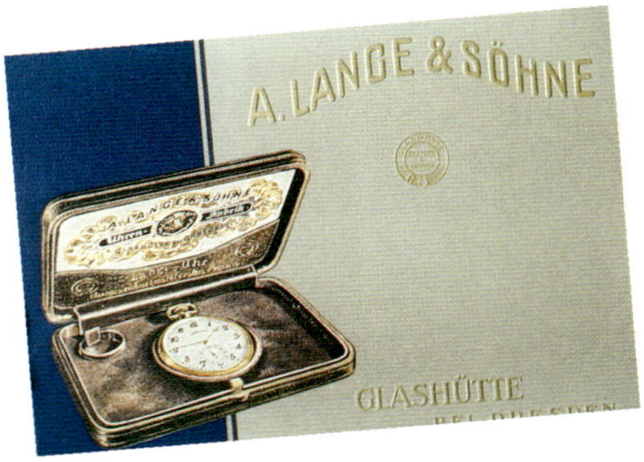
A. LANGE & SÖHNE
GLASHÜTTE

sen und Kontinentaleuropa. Die kleinen, noch handwerklich arbeitenden Manufakturen und neu gegründeten Industriebetriebe im Erzgebirge konnten den Preisdruck (noch) nicht mitgehen, das nach wie vor feudal organisierte Unternehmertum zog sein Kapital zurück, und die sächsische Arbeiterschaft stürzte in die Verarmung.

Adolph Langes Jugend fiel in diese Krisenzeit. Dass er überhaupt an einem „Polytechnikum" hatte studieren dürfen, war der Initiative des neuen Innenministers Bernhard Graf von Lindenau zu verdanken, der nach dem Regierungswechsel (König Friedrich August I. war nach 58 Jahren Regentschaft verstorben) mit der Förderung solcher Schulen den Aufbau einer sächsischen Maschinenbauindustrie vorantrieb, um nie wieder vom Ausland abhängig zu sein.

Langes Grundgedanke: Unabhängigkeit

Schon als Schüler der Technischen Bildungsanstalt hatte Lange aufmerksam den Ideen seines Lehrers Wilhelm Gotthelf Lohrmann zur Industrialisierung des Landes zugehört. Während seiner Wanderjahre in Paris eröffnete die sächsische Eisenbahn ihre erste Linie zwischen Dresden und Berlin (1839), und zur Verbreitung bzw. Einhaltung der sächsischen Einheitszeit eröffnete sich ein großer Bedarf an Präzisionsuhren und Taschenchronometern.

Nachdem Lange mit einigen selbst konstruierten komplizierten Uhren und astronomischen Pendeluhren der Firma Gutkaes & Lange innerhalb kurzer Zeit zu einem bemerkenswerten wirtschaftlichen Aufschwung verholfen hatte, unternahm der junge Familienvater einen wichtigen Schritt, der sein ganzes späteres Leben verändern sollte: In einem Schreiben an den Geheimen Regierungsrat von Weissenbach skizzierte er seine Vorstellung von der Gründung einer Taschenuhrenfabrikation im „strukturschwachen Gebiet" des sächsischen Erzgebirges.

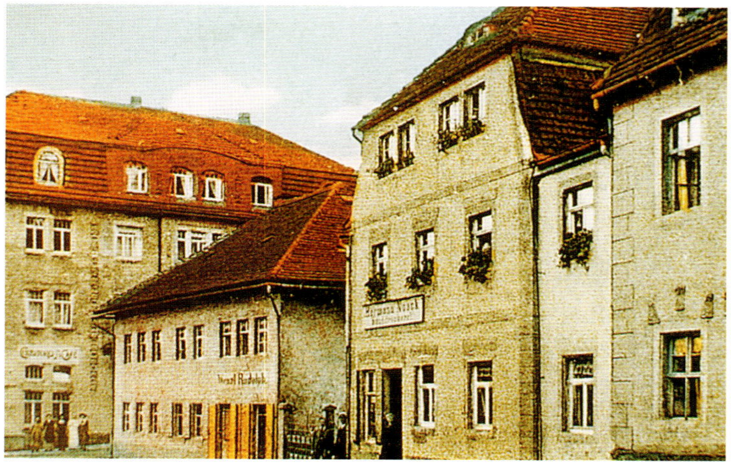

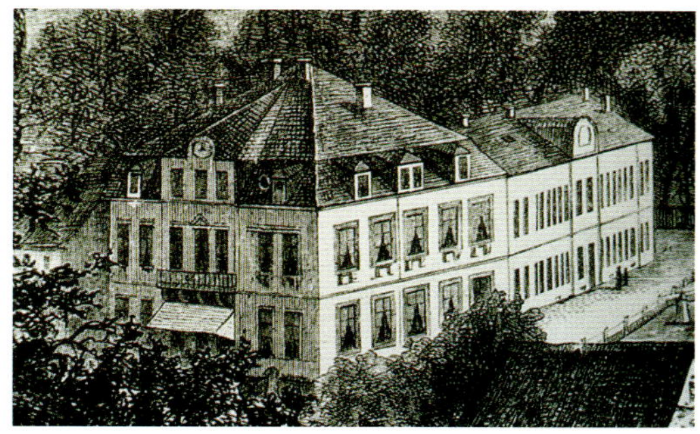

Oben: Langes erste Werkstatt war in angemieteten Räumlichkeiten in einem Haus in der Stadt untergebracht.

Rechts: 1873 bezog Lange den Neubau in der Altenberger Str. 1, heute als „Lange-Stammhaus" bezeichnet.

Das Produkt

Dabei strich Lange ausdrücklich heraus, dass er die Einrichtung einer Uhrenfabrikation in Dresden wegen der hohen Lebenshaltungskosten nicht befürworte, und er verwies auf ein zum Zeitpunkt seines Paris-Aufenthaltes fehlgeschlagenes Projekt der französischen Regierung, die ausgerechnet das teure Versailles als Standort für eine Volksuhren-Produktion gewählt hatte. Der Vorschlag, mit einer Uhrenfabrik Arbeit, Lohn und Brot in das von der völligen Verelendung bedrohte Erzgebirge zu bringen, ließ im Innenministerium aufhorchen, zumal Lange klare Vorstellungen von Produkt und Fabrik formulieren konnte und auch den Rahmen der nachgesuchten staatlichen Unterstützung minutiös kalkuliert hatte.

Sein Plan war es, sich anfangs nur auf einen Typ Uhr zu konzentrieren, deren Konstruktion er nach mathematischen Berechnungen soweit als möglich vereinfacht und perfektioniert hatte und deren Bauteile auf z. T. selbst konstruierten Maschinen (z. B. Drehstuhl mit Schwungrad anstatt mit Drehbogen, neue Triebfräsmaschine) mit hoher Effizienz hergestellt werden sollten. Kernpunkte seiner Werkkonstruktion waren der später legendäre „Glashütter Ankergang" und die großflächige Dreiviertelplatine, was Lange in seinem detaillierten Plan wie folgt beschrieb: „Mit der gefälligen Form der Schweizer Cylinder-Uhr vereinige ich die große Dauer und die längst anerkannte Genauheit der sehr teuren, aber dabei unbequemen englischen Ankeruhr. Diese von mir verbesserte Uhr gewährt zunächst die größte Genauheit im Gang, ist weit leichter auszuführen als die schwere Cylinder-Uhr, besteht nur aus 2/3 soviel Teilen und hat nicht diese so zarten und so leicht zerbrechlichen Stücke."

Die Arbeitsteilung

Die dem Vorschlag beigefügte, detaillierte Aufstellung über die aufeinander folgenden Arbeitsgänge, die Lange bereits bestimmten Personen zuordnete, ließ erkennen, dass er sich ernsthaft mit dem Prinzip der Arbeitsteilung auseinander gesetzt hatte. Seine gedanklichen Vorarbeiten erstreckten sich auch auf die Zusammensetzung der „Belegschaft", die er „womöglich alle aus einem Orte oder doch wenigstens aus einigen einander möglichst nahegelegenen" Gemeinden rekrutieren wollte, um auch auf dem Nachhauseweg ein Gemeinschaftsgefühl aufrechterhalten zu können. Nicht zu jung sollten die 15 Lehrlinge sein, nach Möglichkeit etwas Erfahrung und Fingerfertigkeit im Holzschnitzen oder Flechten mitbringen und nach Abschluss der Lehrzeit 12 Uhren pro Woche fertigen können, 600 im Jahr. Einen Klempner zum Schlagen des Messings setzte Lange auf seine Wunschliste, und er bat den Regierungsrat außerdem, die Möglichkeiten eines Stipendiums für einen gelernten Metalldreher zu überdenken, den man zu einem Gehäusemacher in die Schweiz in die Lehre schicken könnte, sodass man sich auch auf dem Gebiet der Gehäusefertigung vom Ausland emanzipieren könne.

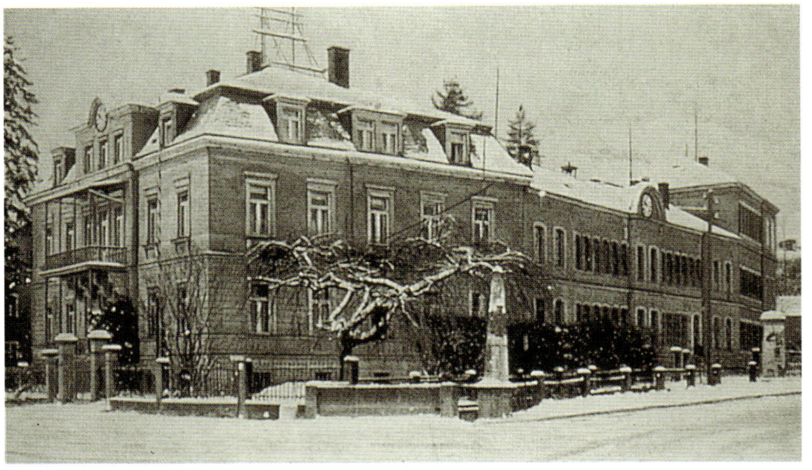

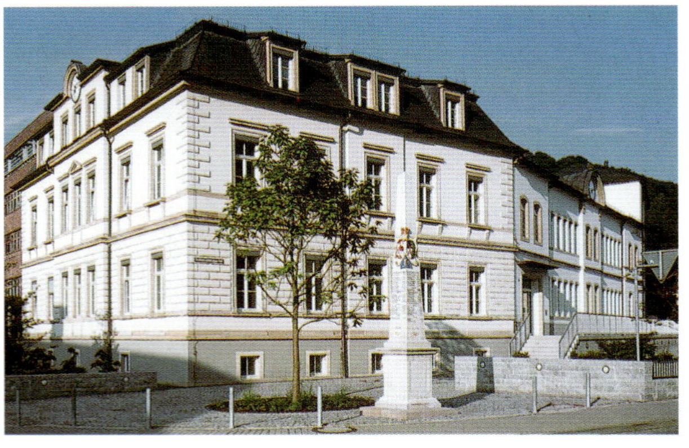

Oben: Um 1900 war das „Stammhaus" bereits um mehrere Anbauten erweitert worden.
Unten: Nach dem Rückerwerb und der Sanierung erstrahlt das herrschaftliche Gebäude in neuem Glanz. Seit dem 7. Dezember 2001 lautet die Adresse standesgemäß „Ferdinand-Adolph-Lange-Platz 1".

Das Ausbildungskonzept

Lange musste zwar im Januar 1844 noch einmal schriftlich nachfassen (nach einem halben Jahr ohne Antwort auf seine Vorschläge hatte er gar erwogen, in die Produktion von Seechronometern für die deutsche, holländische und belgische Marine einzusteigen), aber dann ging es Schlag auf Schlag: Eine Kommission wählte aus verschiedenen Gemeinden in den Bezirken Zwickau, Bautzen und Dresden die kleine Stadt Glashütte als idealen Standort für die Lange'sche Uhrenfabrikation aus, und das Königlich Sächsische Ministerium des Innern gewährte ihm ein Darlehen von 5580 Talern, dazu die nicht rückzahlbare Summe von 1120 Talern für die Anschaffung der nötigen Werkzeuge und Gerätschaften.

Auch in einem zweiten Punkt folgte die Kommission wortgetreu den Vorschlägen von Adolph Lange: Die während ihrer dreijährigen Lehrzeit von allen finanziellen Verpflichtungen entbundenen Lehrlinge sollten ihr Lehrgeld am Ende ihrer Ausbildung in kleinen Raten zuerst an Lange zurückzahlen, der sich wiederum verpflichtete, die Summe von 5580 Talern in sieben Chargen an das Innenministerium zurückzuerstatten. Als einzige Gegenleistung für dieses in den damaligen schweren Zeiten äußerst großzügige Darlehen mussten sich die 15 Lehrlinge bereit erklären, nach Ende ihrer Ausbildung fünf Jahre lang für einen relativ bescheidenen Lohn ausschließlich für Lange zu arbeiten.

Noch im Jahre 1845 übersiedelte Lange – entgegen seinem ursprünglichen Plan, der die Grundausbildung der 15 Lehrlinge in Dresden in der Nähe des Polytechnikums vorsah – nach Glashütte, mietete ein Gebäude und eine Wohnung und begann mit der Einrichtung einer Lehrwerkstatt. Ihm zur Seite standen in den Anfangstagen sein früherer Schüler Adolf Schneider, der Uhrmacher Louis Müller sowie – zumindest zeitweise – sein Schwager Bernhard Gutkaes. Lange suchte sich seine zukünftigen Lehrlinge im Umland von Glashütte selbst aus, und am 7. Dezember 1845 schließlich fand die offizielle Einweihung des kleinen Fabrikgebäudes und die Aufnahme der Auszubildenden statt: ein historisches Datum.

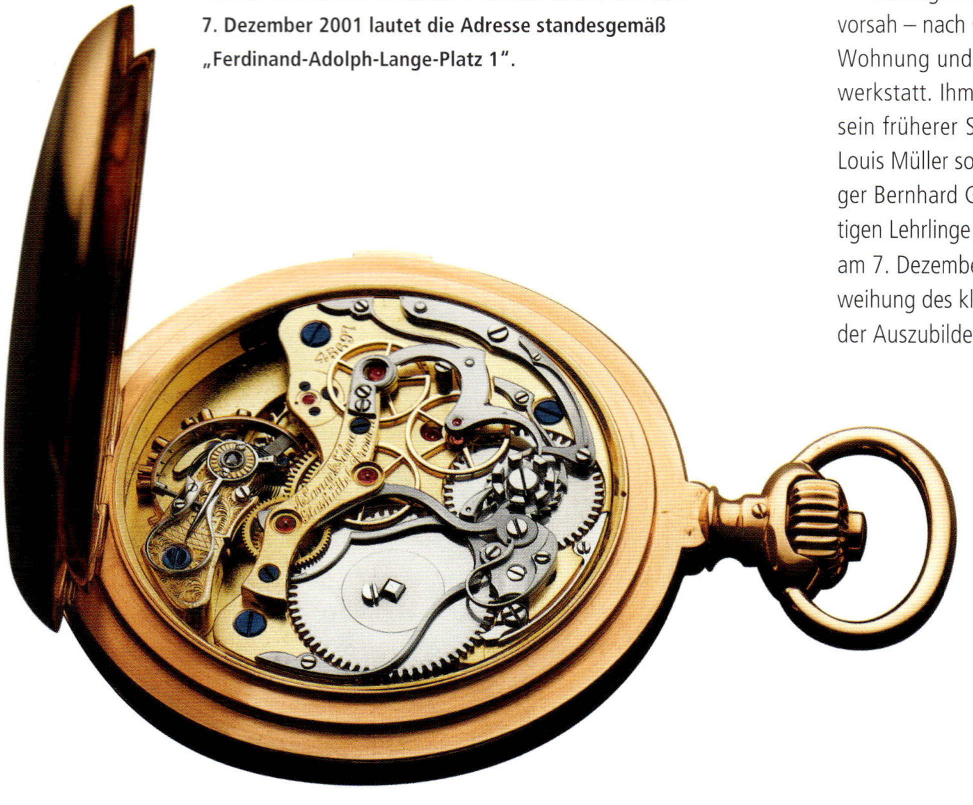

Ein früher Taschen-Chronograph von Lange (um 1890) mit Säulenradsteuerung.

Die „Raumschaft"

Mit der Aufnahme des Betriebes in der Firma „A. Lange & Comp." begann gleichzeitig ein Aufsehen erregendes sozial- und wirtschaftspolitisches Experiment, dessen Auswirkungen in der Raumschaft Glashütte bis heute deutlich zu spüren sind.

Nach dem Prinzip der Arbeitsteilung wies Adolph Lange einzelne Lehrlinge nach absolvierter Grundausbildung in spezielle Teilbereiche der Fertigung oder besondere Verfahrenstechniken ein. Noch während ihrer fünf Pflichtjahre spezialisierten sich die Gesellen in zunehmendem Maße auf die erlernten Fertigkeiten, denn bereits in Langes ursprünglichem Plan war festgeschrieben, dass er die durch die Ausbildung „ernst und männlich gewordenen" Arbeiter später zur Selbstständigkeit ermutigen wollte.

Die ersten Lange-Mitarbeiter machten sich bereits 1848 selbstständig und gründeten im Stadtgebiet Glashütte verschiedene kleinere Ateliers für besondere Zulieferteile. Diese mechanischen Werkstätten entlasteten den Stammbetrieb mit Vorarbeiten wie der Fertigung von Gestellen und Brücken, dem Schneiden von Rädern, dem Fräsen von Trieben, dem Drehen von Federhäusern, dem Bohren von Lagersteinen, der Herstellung von Zeigern oder dem Vergolden verschiedener Werkteile. In Langes eigener Werkstatt wurden alle Teile vollendet und zu Uhren zusammengefügt. Um die fertig einregulierten Werke mit Gehäusen versehen zu können, gründete Lange – eher ungewollt – eine eigene Gehäusewerkstatt und schaffte zur Verzierung der Schalen sogar eine Guillochiermaschine an. Unvorhergesehene Ausgaben bestritt Lange aus seinem eigenen und dem Vermögen seiner Frau, nahm sogar Privatschulden auf.

Nur dieser selbstlosen Initiative von Ferdinand Adolph Lange war es zu verdanken, dass die anfänglichen Schwierigkeiten (die Produktion erreichte in den ersten Jahren in der Tat nicht annähernd die kalkulierten 12 Uhren pro Woche) überwunden werden konnten. Die stetige Verbesserung von Qualität und Technik der Lange-Taschenuhren sowie die behutsame Ausweitung des Modellangebots jedoch schufen schließlich eine solide Basis für die guten Verkaufsgeschäfte über den Laden seines Schwagers in Dresdens bester Lage.

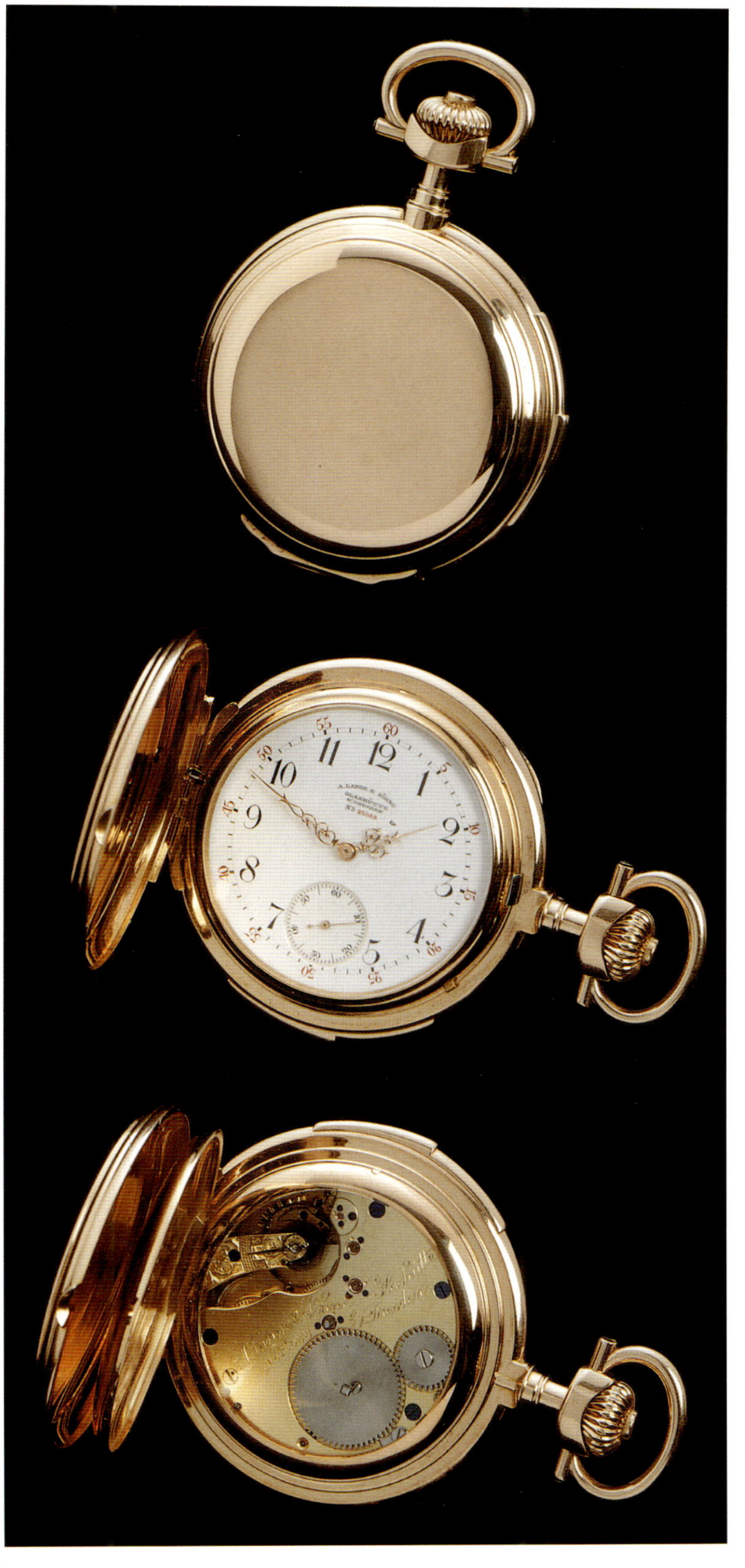

Schwere Goldsavonnette mit Minutenrepetition, um 1890. (Foto: Auktionen Dr. Crott)

Eine Dynastie entsteht

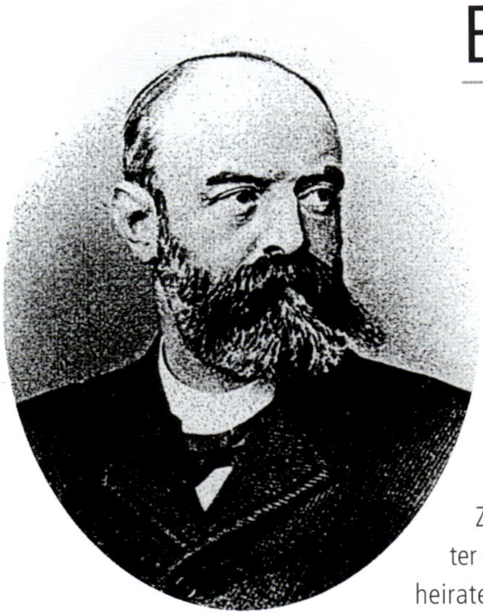

Julius Assmann

Friedrich August Adolf Schneider (*1824) war zusammen mit Adolph Lange nach Glashütte gekommen, um seinen ehemaligen Lehrer beim Aufbau des Stammwerks zu unterstützen. In der Zwischenzeit hatte er die jüngere Schwester von Langes Ehefrau Antonia Gutkaes geheiratet und gehörte quasi zur Familie. 1848 war er einer der ersten, der sich neben seiner Arbeit bei Lange ein „zweites Standbein" schuf, das ab 1855 als „Glashütter Uhrenfabrik Adolf Schneider" Gestalt annehmen sollte. Schneider konnte auf die inzwischen gut funktionierende Glashütter Infrastruktur zurückgreifen und – im Einvernehmen mit seinem Schwager – von den neuesten Errungenschaften der beständig weiterentwickelten Uhrwerktechnik profitieren.

Der Chronometermacher Julius Assmann (*1827) war um 1850 nach Glashütte gekommen, um sich bei Lange zu verdingen, wo durch Schneiders schrittweisen Rückzug aus der Lange'schen Fabrik die Stelle eines versierten Werkführers vakant geworden war. Bereits zwei Jahre später ermutigte Adolph Lange den geborenen Stettiner zur Gründung einer eigenen Uhrenfabrikation, um die wachsende „Hausindustrie" von Zulieferern in und um Glashütte auszulasten. Wie Schneider profitierte auch Assmann von den neuesten fertigungs- und werktechnischen Errungenschaften, auf die alle drei Uhrenfabrikanten nahezu zeitgleich Zugriff hatten. Die Kooperation bei gleichzeitigem fairem Wettbewerb funktionierte noch besser, als Assmann 1867 in zweiter Ehe Langes älteste Tochter Marie zur Frau nahm und zum engsten Kreis der Glashütter Uhrmacher-Dynastie zählte.

Obwohl nicht zum Gutkaes/Lange-Familienclan gehörend, sei an dieser Stelle noch Carl Moritz Grossmann als bedeutendes Mitglied der ursprünglichen Glashütter Fabrikantenszene erwähnt. Grossmann (*1826) ließ sich als ehemaliger Schüler Adolph Langes (zu seiner Zeit als Teilhaber von Gutkaes in Dresden) nach längerer Abwesenheit in diversen Kriegsdiensten als Fabrikant von Uhren und speziellen Messinstrumenten in Glashütte nieder. Er spezialisierte sich auf Präzisions-Pendeluhren und Seechronometer, Schublehren und Mikrometer sowie Kontrolluhren, Kurzzeitmesser und Tourenzähler. Grossmann nutzte daher nicht nur die Zulieferlandschaft in Glashütte für den Bau eigener Uhren, sondern versorgte die Betriebe mit seinen Messinstrumenten und erarbeitete zusammen mit Adolph Lange einige Verbesserungen für Maschinen, Taschen- und Präzisionspendeluhren.

Da sich Grossmann außerdem auf schriftstellerischem Gebiet mit einigen Aufsehen erregenden Standardwerken zur Konstruktion von Uhrwerken und Uhrwerkteilen profilierte, empfahl er sich wie kein Zweiter in Glashütte für den Vorsitz der Deutschen Uhrmacherschule, deren Gründung im Jahr 1878 wesentlich auf Grossmanns Initiative und Sachverstand zurückzuführen ist. Die Deutsche Uhrmacherschule wurde von allen vier Glashütter Uhrenfabrikanten großzügig mit Lehrkräften, Unterrichtsmaterialien und dem in dreißig Jahren Pionierleistungen auf dem Gebiet der industriellen Uhrenfertigung gewonnenen Know-how unterstützt und entwickelte sich aus dem Stand zum Nukleus einer neuen Uhrmacher-Generation.

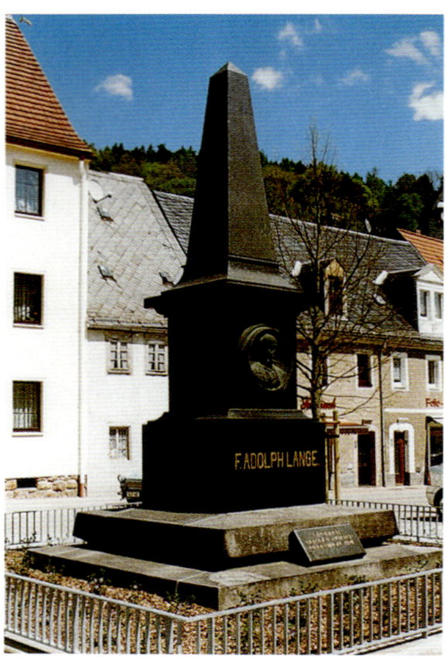

Am 31. August 1895 errichtete die Stadt Glashütte zum 50-jährigen Bestehen der Uhrenindustrie ihrem Begründer ein Denkmal.

Der Tod ist nicht das Ende

Als Ferdinand Adolph Lange am 3. Dezember 1875 starb, hinterließ er ein gelungenes Lebenswerk. In dreißig Jahren aufopfernder Tag- und Nachtarbeit hatte er seinen großherzigen Plan, Arbeit und Wohlstand in die Region Glashütte zu bringen, gegen alle Widernisse und allen kleineren Rückschlägen zum Trotz verwirklicht. Die Einwohnerzahl von Glashütte hatte sich in den dreißig Jahren von 1030 auf 1722 erhöht, und wo eine Menschen-

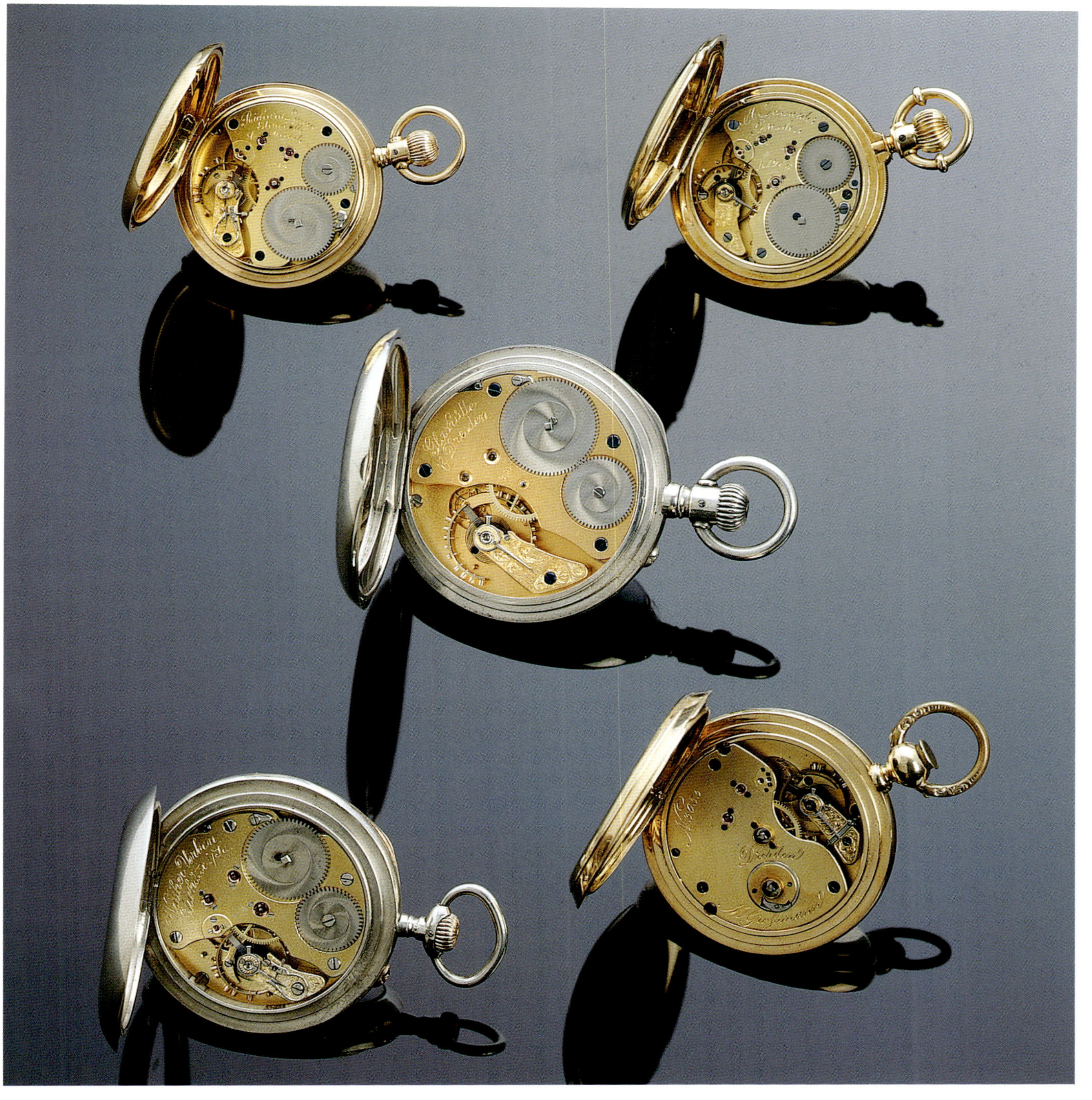

generation zuvor noch allein die mühsame Arbeit auf der kargen Scholle für den Lebensunterhalt genügen musste, ernährten die Uhrmacherei und die verwandten Branchen bereits ein Fünftel der Talbevölkerung. Ferdinand Adolph Lange gilt noch heute, mehr als 150 Jahre nach den zarten Anfängen der Industrialisierung des Müglitztals, als „gute Seele der Gemeinde", der er 18 Jahre lang als Bürgermeister vorstand. Auf seine Initiative hin hatte sich das Stadtbild des ländlichen Fleckens sehr zum Vorteil verändert. Lange hatte Gänsetümpel und Misthaufen beseitigen, Straßen und Brücken anlegen und das Flussbett der Prießnitz mit Ufermauern befestigen lassen. Die „Lange-Stiftung" entwickelte sich zur funktionierenden Unfall- und Rentenkasse für erwerbsunfähige und alternde Uhrmacher, und letzten Endes schufen Lange bzw. seine Firma mit Darlehen oder eigenen Bauprojekten in Glashütte und Umgebung neuen Wohnraum für 60 Familien.

Unverkennbar „Glashütter Schule": Oben links eine von Richard Lange gefertigte Goldsavonnette (um 1905), oben rechts eine goldene Taschenuhr von Adolf Schneider (um 1890), in der Mitte ein vom ehemaligen Lange-Mitarbeiter Fridolin Stübner gefertigtes Beobachtungs-Chronometer (um 1900), unten links eine „Schularbeit" der Deutschen Uhrmacherschule (Walther Urban) und unten rechts eine seltene, von Moritz Grossmann gefertigte Goldsavonnette von 1870. (Foto: Auktionen Dr. Crott)

Zum 50. Jahrestag der Uhrenindustrie in Glashütte errichtete die Stadt ihrem verdienten Bürger ein Denkmal in Form eines schlichten Obelisken aus dunkelgrünem Syenit mit einem Portrait Langes im Bronze-Halbrelief.

Dennoch: Unter Ferdinand Adolph Langes Ägide war lediglich ein Grundstein gelegt – der große, weltweite Erfolg der Glashütter Uhrenindustrie im Allgemeinen und der Marke A. Lange & Söhne im Besonderen sollte sich erst in zweiter und dritter Generation einstellen.

A. Lange & Söhne: Auf dem Weg zu Weltruhm

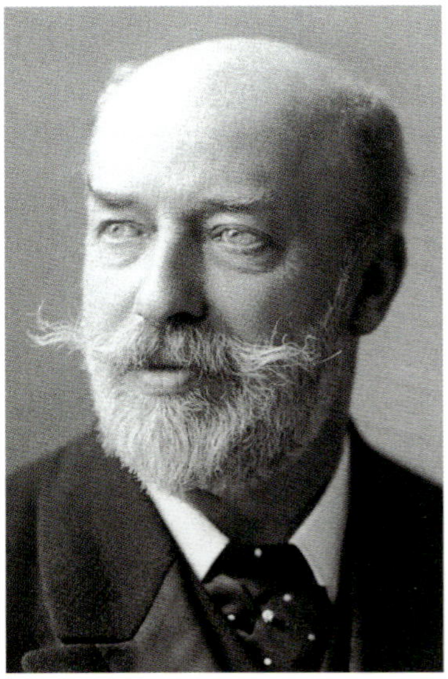

Emil Lange

Mit dem Eintritt von Adolph Langes Sohn Richard (*1845) in die Firma änderte sich die Firmenbezeichnung 1868 in „A. Lange & Söhne". Richard hatte das große Talent seines Vaters für technische Perfektion geerbt und brachte nach vierjähriger Wanderschaft (mit Stationen u. a. beim Pariser Chronometermacher und Winnerl-Schüler Simon Vissière sowie Friedrich Böhme in London) ein fundiertes Fachwissen aus allen Disziplinen des Uhrenbaus mit in das Unternehmen ein. Er erwirkte zahlreiche Patente (u. a. eine Viertelrepetition, eine „Springende Sekunde", die Nivarox-Spirale und eine Gangreserveanzeige) und erweiterte die Produktion in den 1873 bezogenen Fabrikationsräumen im neuen Stammhaus der Firma.

1871 stieß noch Richards jüngerer Bruder Emil (*1849) hinzu, der sich anfangs ganz der kaufmännischen Leitung der Firma widmete und unter anderem Kontakte in die Schweiz knüpfte, um z. B. Zifferblätter, Federn, Spiralen und später auch komplizierte Mechanikkomponenten zu beziehen, die in Glashütte in der benötigten Menge nicht hergestellt werden konnten.

Die Gründung des deutschen Reiches als Staatenbund nach dem deutsch-französischen Krieg durch Otto Fürst von Bismarck erzeugte ein starkes nationales Gefühl, das durch die Proklamation des Preußenkönigs Wilhelm I. zum Deutschen Kaiser noch verstärkt wurde. Die folgenden vierzig Jahre bis zum Ausbruch des Ersten Weltkriegs wurden zu den erfolgreichsten und glanzvollsten für die deutsche Uhrenindustrie und sahen die Entwicklung von A. Lange & Söhne zur exklusiven Luxusmarke.

Neben hochfeinen Taschenuhren in verschwenderisch verzierten Goldgehäusen produzierte Lange um die Jahrhundertwende auch in zunehmendem Maß komplizierte Uhren mit Tourbillon (in Glashütte „Drehgang" genannt), Repetitionsmechanismen, Chronographen und „ewige" Kalenderuhren. Eine zweite Produktlinie umfasste in erster Linie Taschen-Chronometer mit Ankerhemmung, die in der Königlichen Sternwarte von Leipzig auf ihre Ganggenauigkeit geprüft wurden. Dazu kamen um das Jahr 1898 Marinechronometer, Deck- und Beobachtungsuhren für die Kaiserliche Marine.

Der ständige Ausbau der Produktion machte schon 1898 einen Anbau an das erst 1873 bezogene neue

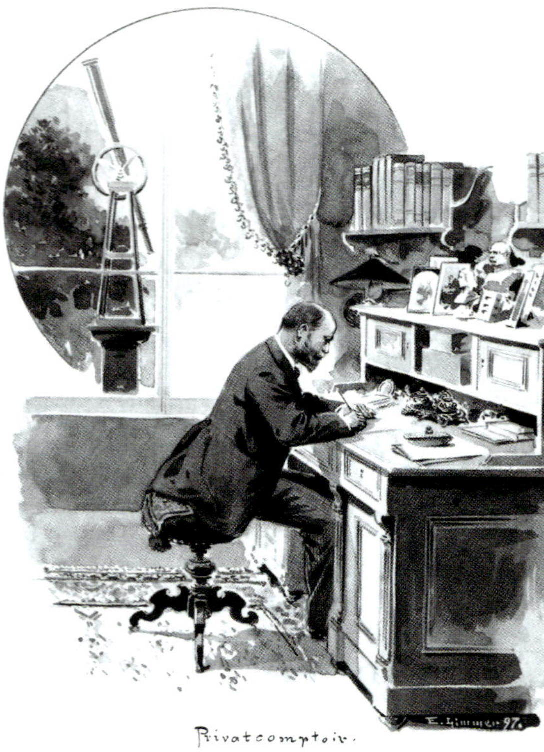

Blick in das Privat-Comptoir von Emil Lange (nach einem Aquarell von Limmer, ca. 1897).

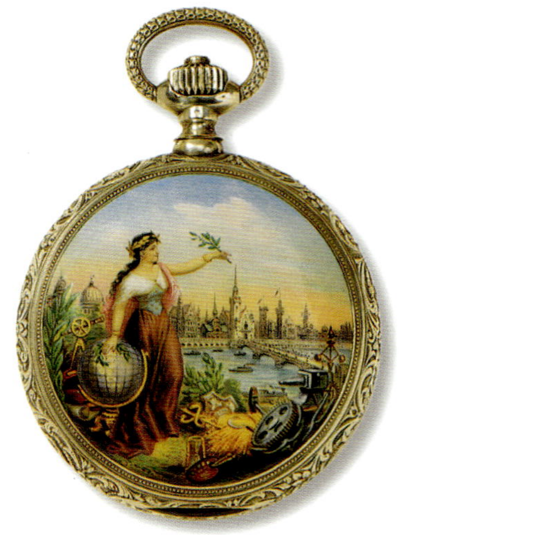

Minuten-Tourbillon, um 1900. Mit Emaille-Miniatur „Minerva vor Dresden" als Symbol für den Sieg des Friedens über die Welt durch die Handwerkskünste, die Technik und die Medizin. Vorgestellt von Emil Lange anlässlich der Pariser Weltausstellung 1900.

Stammhaus in der Altenberger Straße 1 nötig, der bereits 1906 um ein Stockwerk erweitert werden musste.

An der weitgehend manufakturellen Herstellung der hochfeinen Lange-Uhren hatte sich in all den Jahren jedoch nichts geändert, und so schickten sich verschiedene Firmen in Glashütte an, das Vakuum im unteren und mittleren Preissegment auszufüllen, darunter neue Gesellschaften wie die „Glashütter Präzisionsuhrenfabrik Akt. Ges." und die „Nomos-Uhr-Gesellschaft", die mit maschinell hergestellten oder gar zugekauften Schweizer Uhrwerken operierten. Das einzige Qualitätszugeständnis, das der nach dem Ausscheiden seines Bruders Richard allein geschäftsführende Emil Lange zu machen bereit war, beschränkte sich auf die Einführung der Handelsmarke „Deutsche Uhrenfabrikation" (DUF, vertrieben durch die Großhandlung Dürrstein, Dresden), deren Uhrwerke ohne geschraubte Lagerchatons, ohne Goldschrauben in der Unruh und mit einer Reglage in nur drei Lagen (1a-Qualität „A.L.S.": fünf Lagen) auskommen mussten.

Mit dem Ausbruch des Ersten Weltkriegs brach der Markt für die teuren Lange-Uhren beider Qualitäten zusammen, und die Firma hielt sich mit dem Ausbau der Produktion von Marinechronometern, Deck- und Beobachtungsuhren mehr schlecht als recht über Wasser. Da die preiswerten Gebrauchsuhren der anderen Glashütter Marken auf Uhrwerk- und Teile-Importe aus der Schweiz angewiesen waren, gingen diese Hersteller schon im ersten Jahr der Einfuhrsperre in Konkurs. Nach dem Ende des Krieges wurde auf Initiative des Zentralverbandes der deutschen Uhrmacher die „Deutsche Präzisions-Uhrenfabrik Glashütte in Sachsen

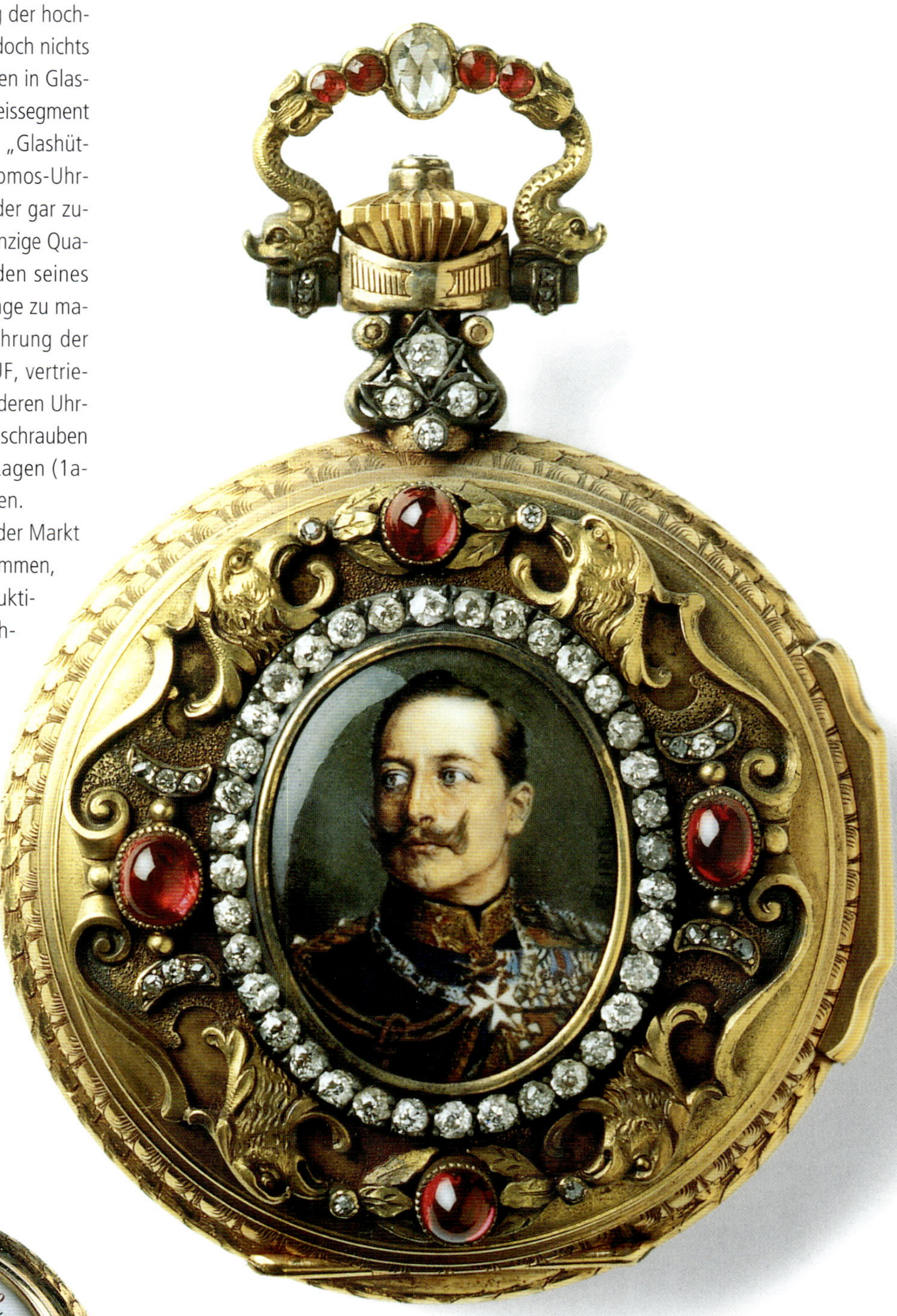

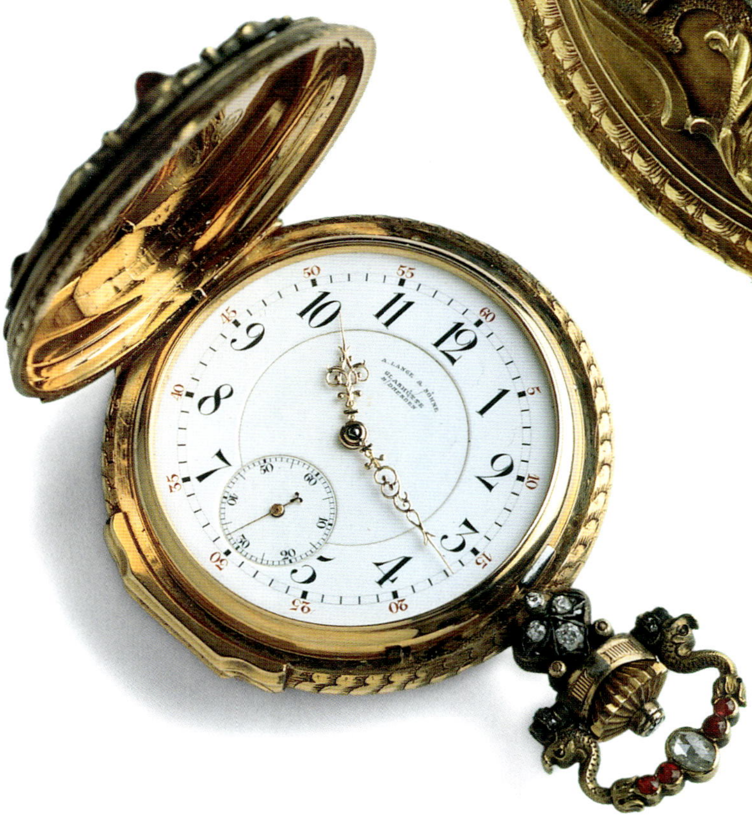

Prunk-Goldsavonnette, um 1898.
Kaiser Wilhelm II. überreichte diese Lange-Uhr dem türkischen Sultan Abdul Hamid II. anlässlich seines ersten Besuchs im Osmanischen Reich.

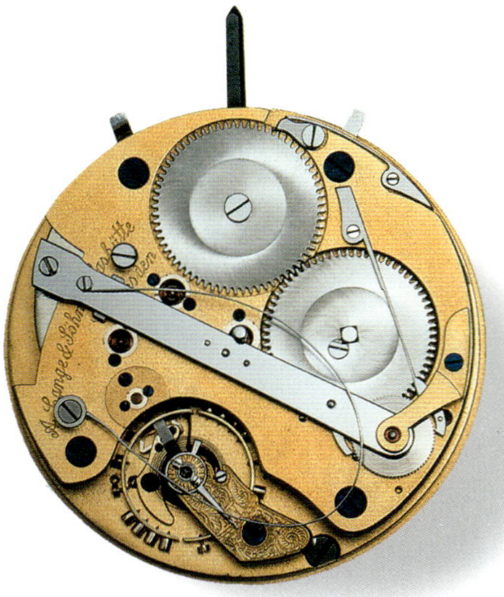

Goldtaschenuhr mit Rüttelaufzug und Auf- und Abwerk, umschaltbar auf Kronenaufzug, um 1917. Werk vergoldet in 1a-Qualität mit verschraubten Gold-Chatons.

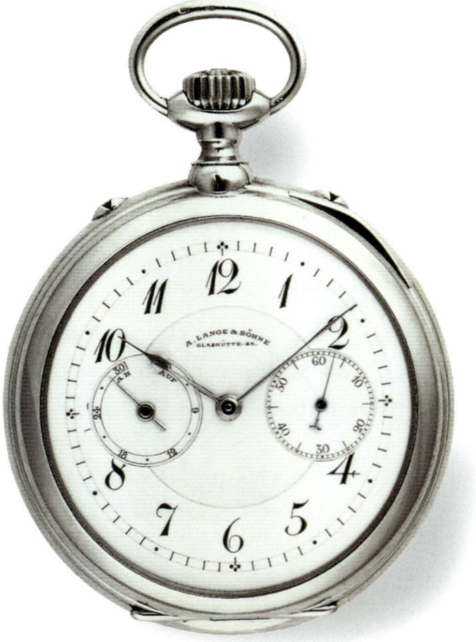

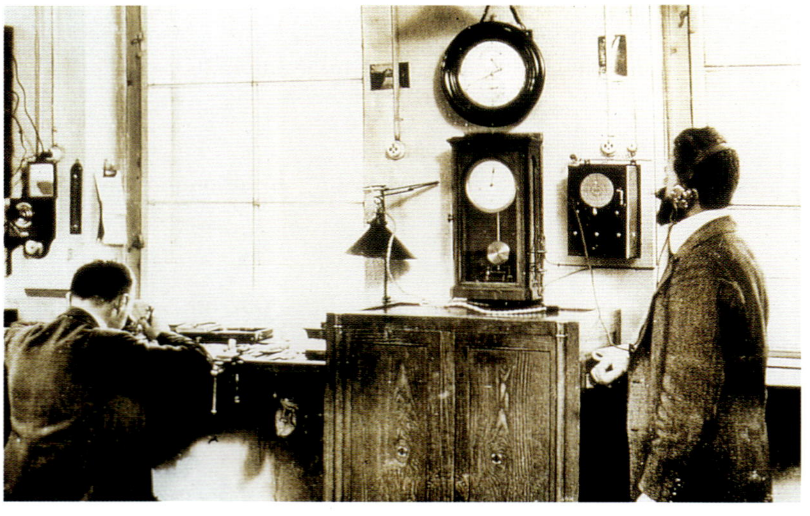

Ab 1913 verfügte Lange über eine per Langwellen-Zeitsignal gesteuerte Mutter-Uhr zur Synchronisation aller Chronometer.

eGmbH in Glashütte" (DPUG) gegründet, die auf modernen Maschinen preiswerte Großserien-Taschenuhren produzieren wollte. Emil Langes Sohn Otto reagierte mit der Konstruktion eines vereinfachten, maschinell herzustellenden Uhrwerkkalibers in (Schweizer) Klobenbauweise, das jedoch optisch die berühmte „Dreiviertelplatine" suggerierte.

Emil Lange wollte sich auf seine alten Tage nicht mehr auf die neuen Herstellungsmethoden einlassen und überließ die Geschäftsleitung der Firma im Mai 1919 seinen Söhnen Otto, Rudolf und Gerhard.

Schwere Zeiten für die dritte Generation

Die von Otto Lange neu konzipierte, preiswerte Gebrauchsuhr basierte auf dem „O.L.I.W."-Kaliber mit 43 mm Durchmesser. Die Beschreibung „Original Lange Internationales Werk" stand für ein erstmals aus maschinell nach exakten Fertigungstoleranzen gefertigten Einzelteilen zusammengefügtes Werk. Die Produktionsvorbereitungen (speziell die Vermaßung und zeichnerische Erfassung der Komponenten) nahmen mehrere Jahre in Anspruch, sodass das viel versprechende „OLIW"-Kaliber erst Anfang 1923 in Produktion gehen konnte.

Die hereinbrechende Weltwirtschaftskrise erstickte jedoch den Aufschwung der Firma im Keim: Zwei Drittel der Belegschaft mussten entlassen werden, der Rest arbeitete kurz. Preiskalkulationen wurden nahezu unmöglich: Anfangs mussten die Preislisten im 14-tägigen Wechsel neu aufgelegt werden, ab Mitte des Jahres gar täglich. Der Preis für eine OLIW-Uhr explodierte innerhalb eines Jahres auf mehrere Hundert Billionen Reichsmark.

Die Aufhebung der Einfuhrsperren für Schweizer Uhren sorgte Ende 1924 für ein böses Erwachen. In den letzten zehn Jahren hatte die vom Kriegsdienst unbelastete Schweizer Industrie eine enorme Bandbreite von preiswerten Gebrauchsuhren und modischen Armbanduhren hervorgebracht, die den zwar soliden, aber altmo-

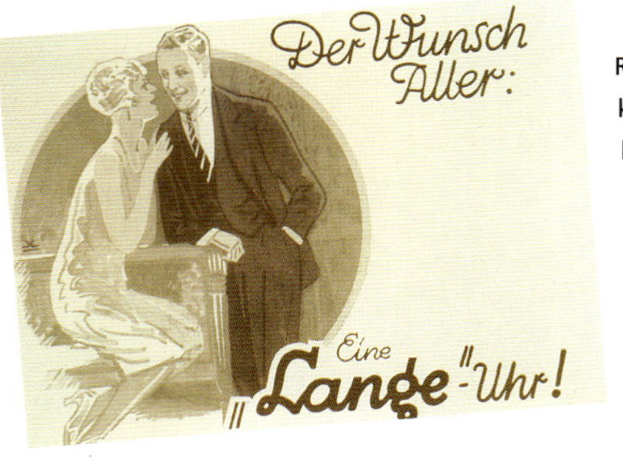

Rechte Seite: Zwei seltene Lange-Armbanduhren. Die kissenförmige Uhr stammt aus der Zeit des Ersten Weltkriegs und verfügt über ein DUF-Uhrwerk mit Dreiviertelplatine. Die tonnenförmige Uhr wurde um 1935 produziert und ist mit einem zugekauften Schweizer Brückenwerk (von Audemars Piguet) ausgestattet. (Foto: Auktionen Dr. Crott)

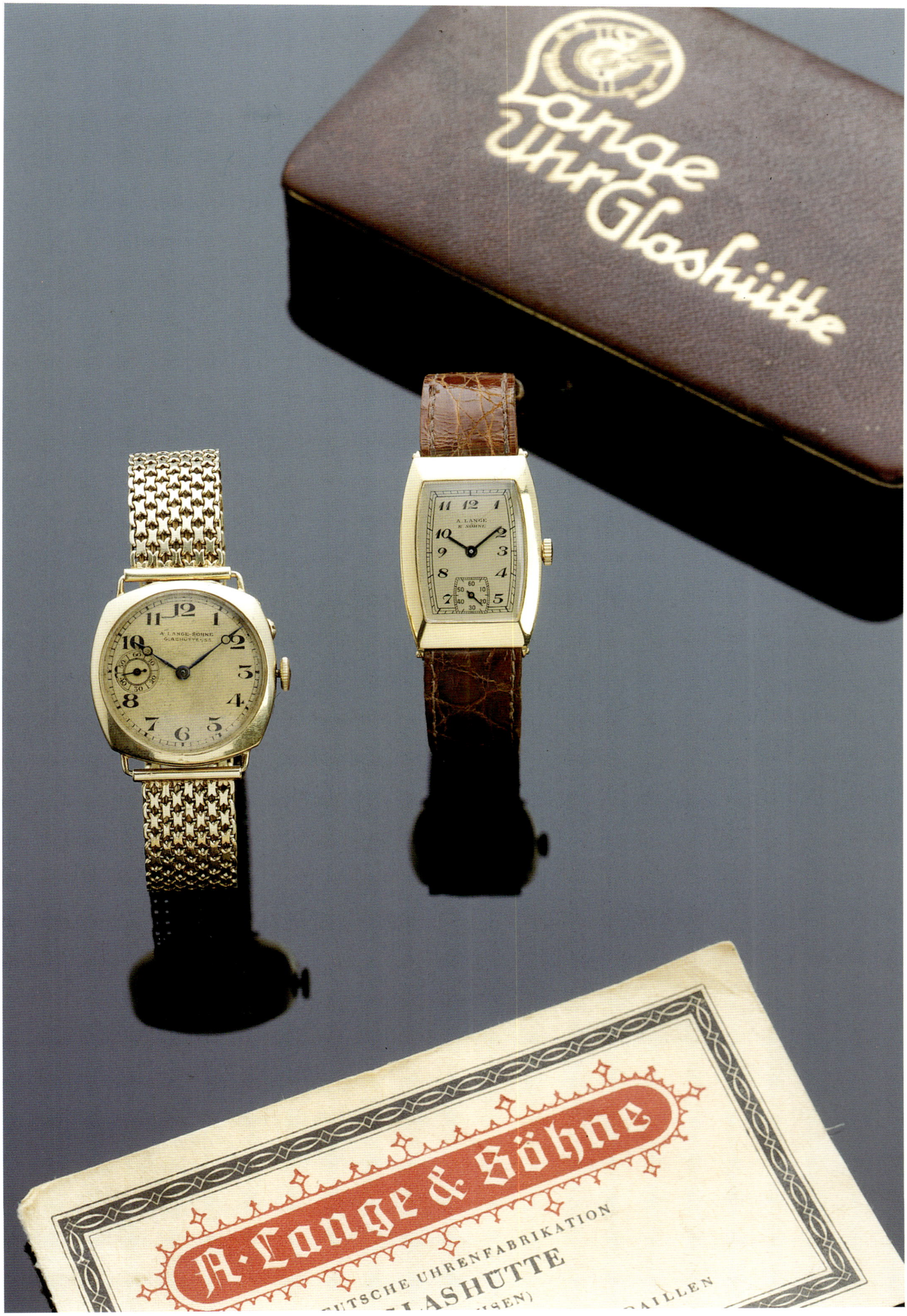
Lange
Uhr Glashütte
A. Lange & Söhne
UHRENFABRIKATION

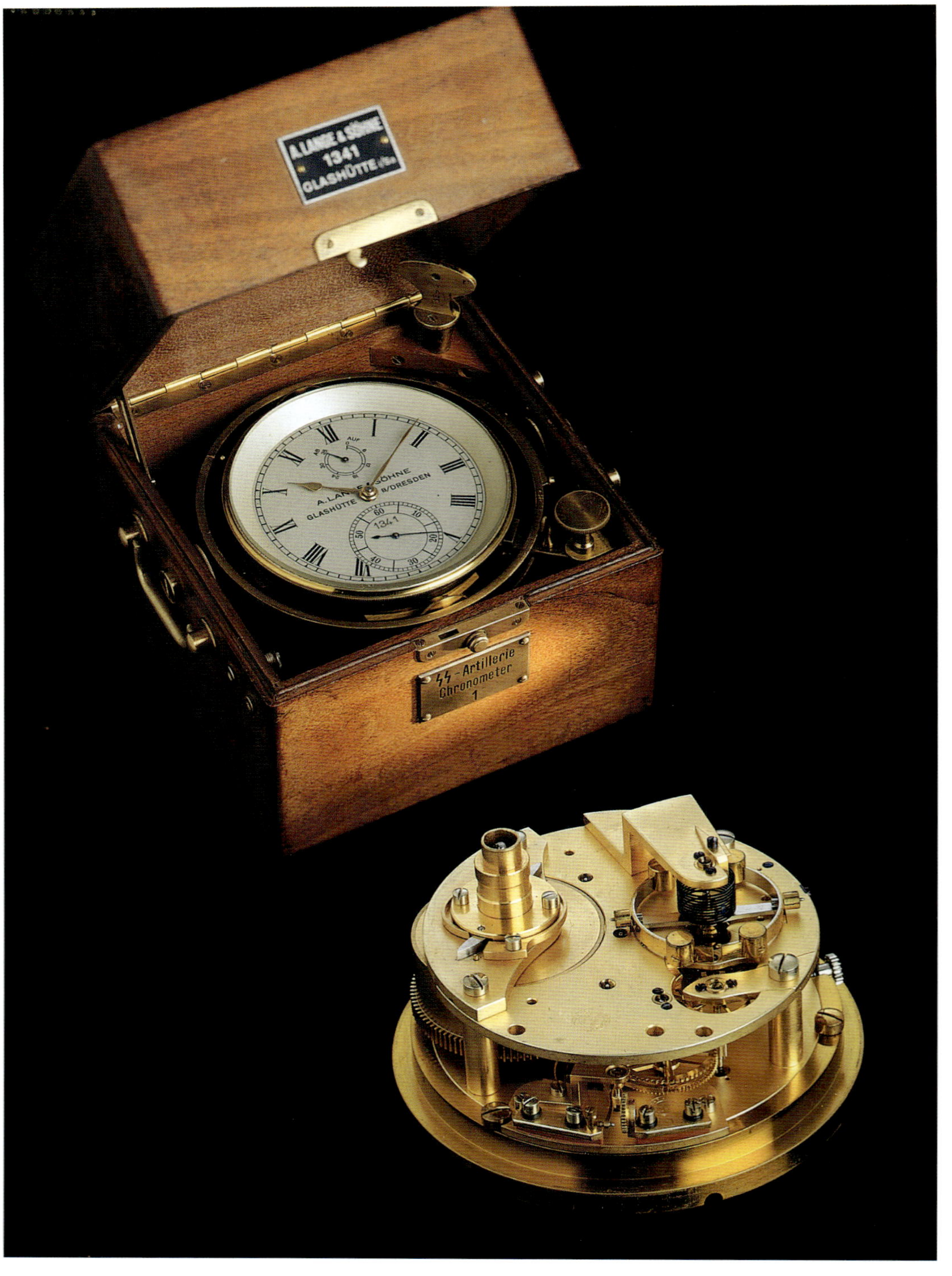

Marinechronometer mit Sonderausstattungen für den Einsatz als Chronometrier-Instrument für Feldwehrtechnik, z. B. elektrischer Sekundenkontakt, Unruh-Anhaltevorrichtung und externer Zeigerstellvorrichtung, um 1941. (Foto: Auktionen Dr. Crott)

dischen und sündhaft teuren Glashütter Produkten kaum eine Überlebenschance ließen. Nachdem Assmann und die DPUG in Konkurs gegangen waren, hingen – wieder einmal – alle Hoffnungen an Lange bzw. der neu gegründeten „Uhrenfabrik OLIW oHG in Glashütte", die neben der geschützten Marke „A. Lange & Söhne" das Überleben der Firma sicherte. Neben Lange produzierten am Ort inzwischen nur noch die Nachfolgeorganisationen der DPUG, die im Besitz der Girozentrale Sachsen befindlichen „Uhren-Rohwerke-Fabrik Glashütte" (Urofa) sowie die „Glashütter Uhrenfabrik" (Ufag, Handelsmarke „Tutima" für bessere Ausführungen).

Das Thema Armbanduhr ging in den dreißiger Jahren weitgehend spurlos an Glashütte vorbei. Lange produzierte zwar eine kleine Kollektion von runden und rechteckigen Armbanduhren für Damen und Herren, die jedoch allesamt mit aus der Schweiz zugekauften Altus-Rohwerken bestückt wurden.

Einen wirtschaftlichen Aufschwung erfuhr die Firma nach der Machtübernahme der Nationalsozialisten durch

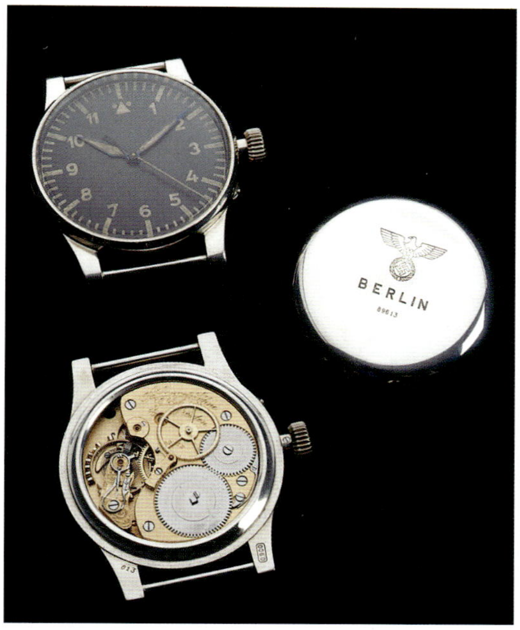

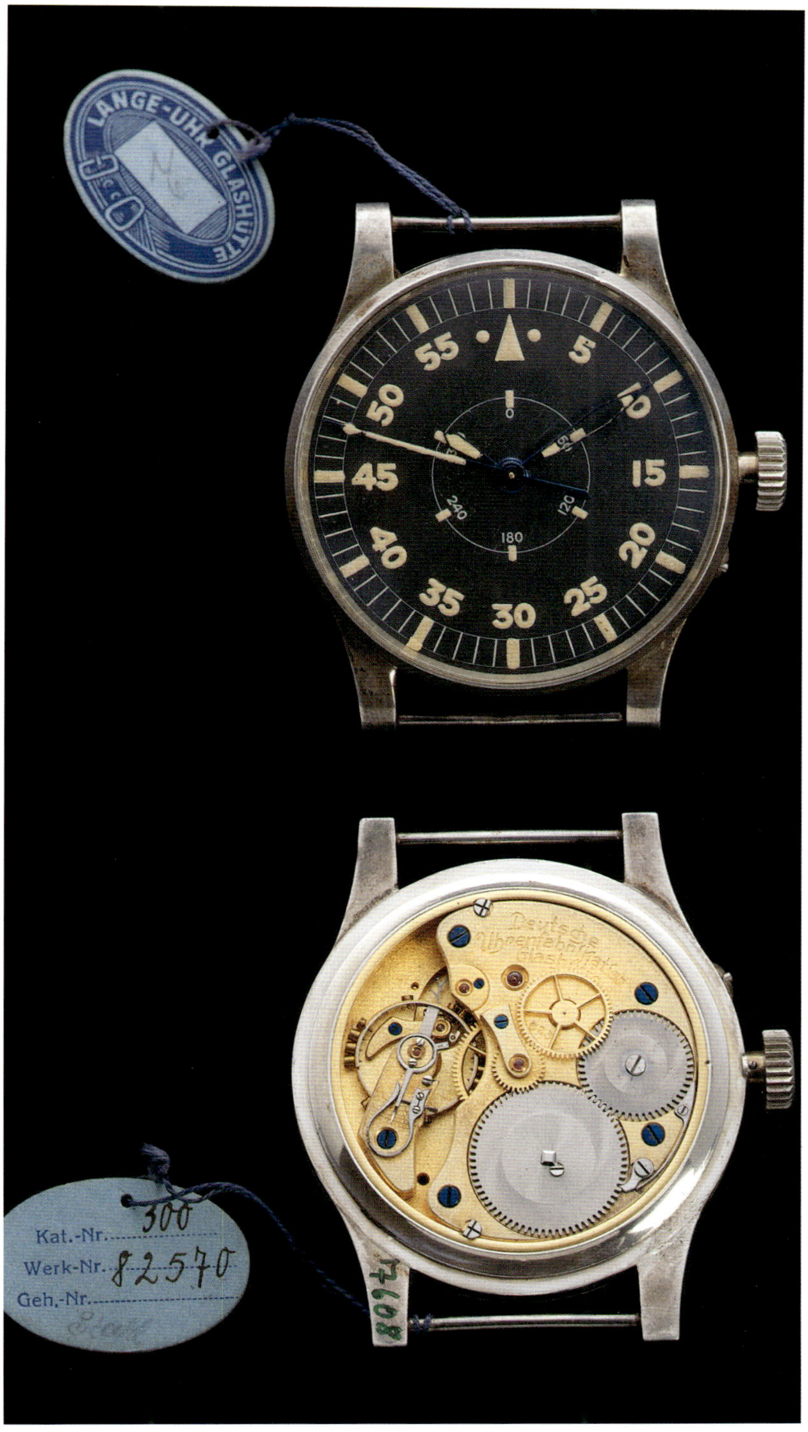

Oben: Jagdflieger-Beobachtungsuhr, um 1941. Einzigartige Silberausführung für Hermann Göring. (Foto: Auktionen Dr. Crott)

Rechts: Äußerst seltene Luftwaffen-B-Uhr mit Gradmaß-Zifferblatteinteilung, gefertigt von der Deutschen Uhrenfabrikation Glashütte auf der Basis des Lange-Kalibers 48. (Foto: Auktionen Dr. Crott)

Militäraufträge für Marinechronometer und Beobachtungsuhren. In sehr kurzer Zeit wurde das Kaliber 48 (48 mm Werkdurchmesser, kleine Sekunde; als Kaliber 48.1 mit Zentralsekunde) aus dem flachen OLIW-Taschenuhrkaliber 90 entwickelt, das in verschiedenen Militäruhren seinen Dienst verrichtete und auf Grund des großen Bedarfs auch bei anderen Firmen remontiert wurde.

Als ehemaliger Rüstungsbetrieb, dessen Standort nach dem Viermächteabkommen in die sowjetisch besetzte Zone fiel, traf Lange nach dem Krieg ein schweres Los. Durch die Vernichtung des Haupt-Produktionsgebäudes („Werft") durch Fliegerbomber noch am letzten Kriegstag (8. Mai 1945) gab es in der Firma Lange keine Produktionseinrichtungen mehr zu demontieren. Dafür holte sich die Besatzungsmacht das geistige Eigentum: Vom Kaliber 48 und dem Marine-Chronometer mussten alle technischen Unterlagen ausgeliefert werden. Das Lange-Marinechronometer wird heute noch nach diesen Plänen in Russland hergestellt. Aus Restbeständen wurden die B-Uhr und das B-Chronometer (mit Kaliber 48) gefertigt. Nebenher wurde die Taschenuhr OLIW zur Produktion vorbereitet und ein Armbanduhrwerk (Kaliber 28) entwickelt.

Mit der Enteignung am 20.4.1948 endete die Selbstständigkeit der Firma A. Lange & Söhne und damit auch die Selbstbestimmung über Qualität und Sortiment der produzierten Uhren, die noch bis 1951 unter der Markenbezeichnung „Lange VEB" verkauft wurden. Am 1. Juli 1951 erfolgte die Zusammenlegung der Glashütter Firmen A. Lange & Söhne, Urofa/Ufag, Otto Estler, Lindig & Wolf („Liwos"), R. Mühle und Gössel & Co. zu den Glashütter Uhrenbetrieben (GUB). Mit diesem Tag erloschen sämtliche Firmen- und Markennamen.

Ein Leben für den Fortschritt

Ferdinand Adolph Lange gilt nicht nur als Begründer der so genannten „Glashütter Schule" mit ihren verschiedenen charakteristischen Detaillösungen in Konstruktion und Ausarbeitung der Uhrwerke. Lange – streng genommen sollte man hier von der Dynastie Lange sprechen, denn seine Söhne und Enkel zählen gleichwohl dazu – hat weit über die Grenzen Sachsens hinaus der Uhrentechnik wertvolle Impulse vermittelt, die auch und vor allem in der Schweiz mit größtem Interesse aufgenommen wurden.

Quasi als „Grundlagenforschung" für sein ehrgeiziges Industrieprojekt abseits der etablierten Uhrmacher-Landschaften hatte sich F. A. Lange während seiner Studien- und Wanderjahre eingehend mit der Werkzeugtechnik auseinander gesetzt. Über dreißig Jahre vor der Einführung des Meters als offizielle Längenmaßeinheit in Deutschland hatte Lange bei der Berechnung seiner mechanischen Getriebe und Uhrwerke das metrische System zu Grunde gelegt und in akribischer Detailarbeit umfangreiche Umrechnungstabellen von den in England, Frankreich und der Schweiz gebräuchlichen Maßeinheiten Fuß, Zoll und Linie angefertigt. Für den geradlinigen Technokraten war es unverständlich, wie man sich mit Fuß, Zoll, Linien und Hundertstel-Linien im mathematisch schwierig umsetzbaren Zwölfer-System herumplagen konnte, wo doch bereits 1795 die Pariser „Meter-Konvention" ein auf dem Dezimalsystem begründetes Längenmaß etabliert hatte. Langes erste Werkstattausrüstung in Glashütte umfasste daher einige selbst gefertigte Messwerkzeuge, vom Dosen-Mikrometer über ein Fühlhebel-Zehntelmaß und eine Schieblehre mit Nonius.

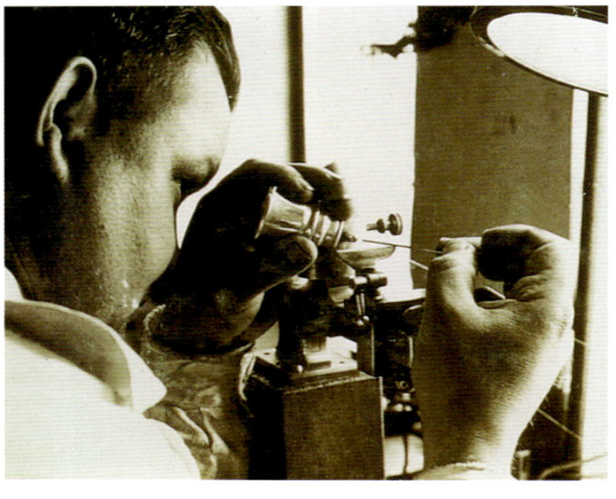

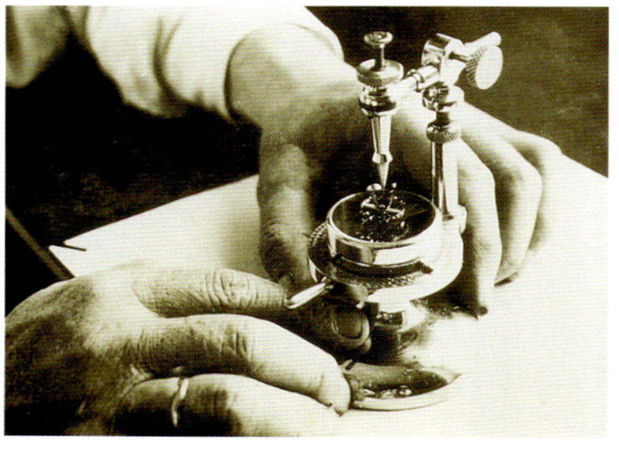

Oben: das Prüfen eines Lagersteins nach der Bearbeitung.

Rechts: das Setzen der Spirale.

Zum Schneiden der Räder und Triebe bestanden in der Uhrmacherei bis dato nur willkürliche Angaben, gestützt auf Erfahrungswerte und Probieren. Lange entwickelte nach genauen Zeichnungen zykloidische Zahnformen, die mit minimalen Reibverlusten aufeinander ablaufen konnten, und erstellte umfangreiche Verhältnis-Tabellen, mit denen man für einen gegebenen Zahnraddurchmesser – auch bei ungeraden Zähnezahlen – den Teilkreisdurchmesser, die Zahnstärke und den Zahngrund genau bestimmen konnte.

Auch in Bezug auf die Materialbearbeitung war Lange seiner Konkurrenz voraus: Er lehrte seine Schüler, die Triebe im Gegensatz zur „Schweizer Art" durch Feilen unmittelbar aus dem Stahl zu fräsen und entwickelte eigens hierfür neue Fräserformen. Kleine und größere Schwungrad-Drehbänke ersetzten die immer noch weit verbreiteten Uhrmacher-Drehbänke mit „Geigenbogen"-Antrieb, bei denen der Stichel bei jedem Umkehren der Werkstück-Drehbewegung abgehoben und neu angesetzt werden musste. Und zu guter Letzt legte Lange großen Wert darauf, den Uhrmachern und Juwelieren nur fertig regulierte Uhren auszuliefern: Bis 1845 war es gang und gäbe, dass der verkaufende Uhrmacher erst einmal einige Arbeitsstunden auf die Reglage oder gar die Gangbarmachung (!) der ungeprüft zusammengesetzten Uhrwerke zu verwenden hatte.

Stetige Weiterentwicklung

Die von F. A. Lange ausgebildeten Lehrlinge der ersten Stunde entwickelten, nachdem sie sich selbstständig gemacht hatten, die speziellen Techniken weiter. Die in Glashütte gefertigten Schrauben wurden beispielsweise nicht, wie in der Schweiz üblich, gewalzt, sondern spanabhebend nach einer von Lange erdachten Methode geschnitten. Auch der charakteristische „Glashütter Ankergang" mit seinen verdeckt eingesetzten Paletten und auf der Ein- und Ausgangsseite verschieden geformten Hebeflächen, die neue Glashütter Kompensationsunruh oder die Befestigung der Regulierschrauben der Unruh in Gewindebohrungen mit Schlitz zur federnden Schraubensicherung profitierten von der fortwährenden Entwicklungsarbeit.

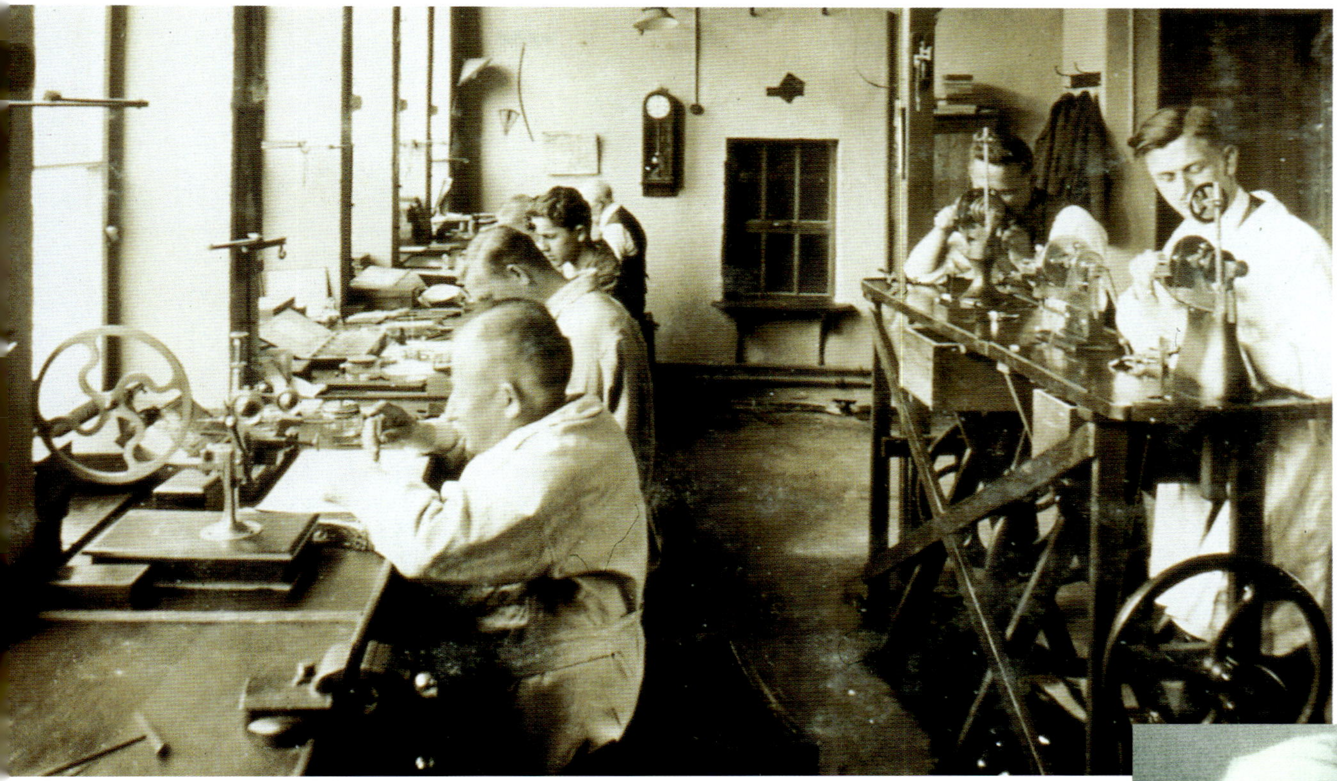

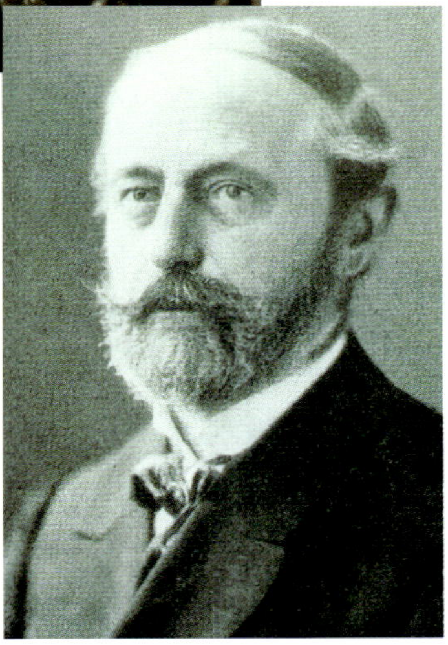

Richard Lange

Oben: Blick in die Uhrmacherwerkstatt, um 1920.

Mit der Umstellung von Schlüssel- auf Kronenaufzug erdachte Adolph Lange eine zweigeteilte Aufzugswelle, wodurch der Eingriff des Aufzugstriebs in das Kronrad nicht ausschließlich von der Gehäusepassung abhängig war. Dazu kamen später ein federbelastetes System zur Kontrolle der Eingriffskräfte sowie eine verbesserte Mechanik der Zeigerstellung.

Ein besonderes Augenmerk verdient die Entwicklungsgeschichte der Präzisions-Taschenuhr unter F. A. Lange, die in den sechziger Jahren des 19. Jahrhunderts drei Richtungen verfolgte: den konstanten Antrieb, den großen, springenden Sekundenzeiger aus der Mitte und den rückstellbaren großen Sekundenzeiger (Chronograph), allesamt aufbauend auf der einfacheren und zuverlässigeren Ankerhemmung und nicht der delikaten Chronometerhemmung. Patente erwirkte Adolph Lange u. a. auf einen Kronenaufzug, einen Zeigerstellmechanismus und eine Viertelrepetition.

Wie der Vater ...

Richard Lange setzte das Lebenswerk seines Vaters in enger Verbundenheit fort, überarbeitete den Chronographen und die „Springende Sekunde" und setzte mit einem patentierten Auf- und Abwerk (Gangreserveanzeige) einen zukunftsweisenden Akzent. Wie Reinhard Meis' Buch „A. Lange & Söhne – Eine Uhrmacher-Dynastie aus Dresden" erstmals aufzeigte, darf Richard Lange heute außerdem als geistiger Urheber der „Nivarox"-Spirale angesehen werden, da er bereits 1930 in seinem Patent zur „Metalllegierung für Uhrenfedern" die Beimengung von Beryllium zur Steigerung der Federhärte angeregt hatte. Der Schweizer Reinhard Straumann, der den Begriff „Nivarox" (zusammengesetzt aus „**ni**cht **va**riabel und **ox**idationsbeständig") prägte, musste sein diesbezüglich 1931 angemeldetes Patent auf dem Lange-Patent aufbauen. Zwar kommt Straumann der Verdienst zu, die technische Realisierung der Nivarox-Spirale durch ergänzende Legierungszusätze vorangetrieben zu haben, doch Wegbereiter für diese noch heute verwendete Beryllium-Nickel-Legierung war zweifellos Richard Lange, was bislang jedoch in keiner Publikation außer dem erwähnten Meis-Buch gewürdigt wird.

Die Liste der Patente und geschützten Gebrauchsmuster, die auf das Konto der Firma Lange bzw. ihrer jeweiligen Inhaber gehen, reicht von Gehäusekonstruktionen über Hemmungssysteme (Chronometer, Karussell), einzelne Mechanismen oder Vorrichtungen bis hin zu Materialzusammensetzungen. Ungezählt sind die Verbesserungen in kleinen Details, von der Rohfertigung über die Feinbearbeitung bis hin zur Schmiertechnik, die im Laufe der Jahrzehnte in die Produkte aus dem Hause Lange eingeflossen sind und an die man sich auf Grund der sorgfältigen Buchführung heute in Glashütte wieder mit Stolz erinnert. ■

Zeittafel

1815 Am 18.2. wird Ferdinand Adolph Lange geboren.

1830 F. A. Lange beginnt seine Uhrmacherlehre bei Johann Christian Friedrich Gutkaes.

1835 F. A. Lange beendet seine Uhrmacherlehre mit Auszeichnung.

1837 F. A. Lange zieht im August über Mainz nach Paris zu Joseph Thaddäus Winnerl.

1841 Gutkaes baut die Fünf-Minuten-Uhr für die Semperoper; F. A. Lange kehrt von seinen Wanderjahren heim und beginnt die Arbeit bei seinem einstigen Lehrmeister Gutkaes; Adolf Schneider (*1824) beginnt seine Uhrmacherlehre bei Gutkaes.

1842 F. A. Lange erwirbt das Meisterrecht und heiratet Gutkaes' älteste Tochter Antonia; Gutkaes wird zum Hofuhrmacher ernannt; Carl Moritz Grossmann beginnt seine Uhrmacherlehre bei Gutkaes.

1843 F. A. Lange unterbreitet am 25.6. dem Geheimen Regierungsrat von Weissenbach sein Industrialisierungsprojekt.

1844 F. A. Lange fragt am 11.1. schriftlich bei von Weissenbach nach; am 3.5. darf er sein endgültiges Ersuchen an die sächsische Regierung stellen.

1845 Am 3.5. fällt die Ortswahl der Regierungskommission für Langes Industrialisierungsprojekt auf Glashütte; am 21.5. wird der Vertrag zwischen Lange und dem Kgl. Sächs. Ministerium des Innern unterzeichnet; am 7. Dezember wird die Uhrenfabrikation Lange & Comp. in Glashütte gegründet; am 17.12. wird F. A. Langes Sohn Richard geboren.

1847 Adolf Schneider heiratet Gutkaes' jüngste Tochter Emma; Carl Moritz Grossmann wird Mitarbeiter von Lange.

1848 Gründung einer eigenen Gehäusewerkstatt bei Lange; Geselle Junknickel macht sich als Räderfräser selbstständig; Geselle Weichholdt macht sich als Hersteller von Hemmrädern selbstständig, übernimmt später auch die Triebfertigung; Geselle Lissner beginnt Schraubenherstellung; Geselle Gläser macht sich als Zeigerhersteller selbstständig; F. A. Lange wird Bürgermeister von Glashütte und übt das Amt 18 Jahre lang aus.

1849 Am 30.8. wird Emil Lange geboren.

1850 Julius Assmann beginnt als Uhrmacher bei Lange.

1851 Adolf Schneider gründet eine eigene Uhrenfabrikation in Glashütte.

1852 Julius Assmann macht sich mit einer eigenen Uhrenfabrikation in Glashütte selbstständig.

1854 Carl Moritz Grossmann gründet eine eigene Uhrenfabrikation in Glashütte.

1861 Lange konstruiert eine Taschenuhr mit springender Sekunde („seconde morte") und nur einem Federhaus.

1863 Lange konstruiert eine Taschenuhr mit Stoppvorrichtung (Chronograph).

1864 Einführung der typischen „Dreiviertelplatine" aus Gründen der stabilen, verzugs- und spannungsfreien Lagerung des Räderwerks

1865 Julius Assmann heiratet in zweiter Ehe F. A. Langes älteste Tochter Marie.

1866 Lange lässt in den USA den Kronenaufzug und eine einfache Viertelrepetition patentieren; Lange entwickelt eine Kalenderuhr mit Datum, Wochentag, Monat und Mondalter.

1868 Richard Lange tritt als Teilhaber in den väterlichen Betrieb ein.

1869 Lange erhält in den USA ein Patent auf den verbesserten Zeigerstellmechanismus.

1871 Emil Lange tritt als Teilhaber in den väterlichen Betrieb ein.

1872 Richard Lange heiratet die Tochter des Berliner Großuhrenfabrikanten Roessner.

1873 Bezug des neuen Lange-Stammhauses in der Altenberger Straße 1

1874 Lange präsentiert das mit 25 mm Werkdurchmesser kleinste Damen-Ankerwerk mit Sekundenanzeige.

1875 Am 3.12. stirbt Ferdinand Adolph Lange.

1877 Lange erhält Deutsches Reichs-Patent auf seine „Springende Sekunde".

1878 Gründung der Deutschen Uhrmacherschule in Glashütte, am 1.5. Unterrichtsbeginn unter dem Vorsitz von Carl Moritz Grossmann

1879 Lange erhält Deutsches Reichs-Patent auf sein Auf- und Abwerk.

1882 Produktion eines Taschenchronometers mit Antrieb über Kette und Schnecke

1885 A. Lange & Söhne beschäftigt 60 Mitarbeiter.

1887 Richard Lange scheidet aus gesundheitlichen Gründen aus der Firma aus und überlässt Bruder Emil allein die Führung.

1888 Richard Lange erhält Deutsches Reichs-Patent auf eine verbesserte „Springende Sekunde".

1891 Richard Lange erhält zwei Deutsche Reichs-Patente auf verbesserte Chronometerhemmungen.

1892 Lange erhält Deutsches Reichs-Gebrauchs-Muster für eine Taschenuhr mit Minutenzähler.

1896 Die Lange'sche Uhrenfabrik wird mit Hilfe einer Wasserturbine elektrifiziert.

1898 Umbau des Lange-Stammhauses mit Anbau neuer Fertigungsstätten; Beginn der Serienproduktion von Marine-Chronometern und B-Uhren

1899 Lange erhält Deutsches Reichs-Gebrauchs-Muster für ein „Taschenuhrwerk mit sich drehenden Gangteilen" (Karussell).

1906 Erweiterungsanbau der Fabrik (Rückgebäude aufgestockt)

1908 Inbetriebnahme einer neuen, größeren Kraftstation

1919 Emil Lange übergibt die Leitung der Firma seinen Söhnen Otto (*1878), Rudolf (*1884) und Gerhard (*1892).

1920 Otto Lange erhält Deutsches Reichs-Gebrauchs-Muster für die OLIW-Uhr.

1924 Die 1914 verhängte Einfuhrsperre für Schweizer Uhren wird aufgehoben.

1925 Gründung der Uhrenfabrik OLIW oHG in Glashütte

1930 Richard Lange erhält Deutsches Reichs-Patent für eine Beryllium-Nickel-Legierung.

1938 Produktionsbeginn der Kaliberfamilie 48 für Fliegeruhren und Marine-B-Uhren

1945 Am 8.5., dem letzten Kriegstag, wird die Fabrik ausgebombt; Wiederaufnahme der Produktion des Kaliber 48 aus Restbeständen.

1946 Am 18.3. Beschlagnahmung der Firma durch die Sowjetische Militäradministration, am 26.4. Zurückgabe an ihre Eigentümer

1948 Am 20.4. erneute Beschlagnahmung und Enteignung, Umwandlung in „Mechanik Lange & Söhne VEB"

1951 Am 1.7. Gründung der Glashütter Uhrenbetriebe durch Zusammenlegung der Betriebe A. Lange & Söhne, Urofa/Ufag, Otto Estler, Lindig & Wolf (Liwos), R. Mühle und Gössel & Co.

1990 Am 7.12., exakt 145 Jahre nach der ursprünglichen Firmengründung durch seinen Urgroßvater, meldet Walter Lange die Firma Lange Uhren GmbH in Glashütte neu an und lässt die Marke „A. Lange & Söhne" weltweit rechtlich schützen.

1994 Im Oktober verlassen die ersten „Lange-Uhren der Neuzeit" die Fertigungsräume im Gebäude der ehemaligen Präzisions-Pendeluhrenfabrik Strasser & Rohde, der neuen Heimstatt der Lange Uhren GmbH. Es sind dies die Modelle „Lange 1", „Arkade", „Saxonia" und das Tourbillon „Pour le Mérite".

1995 Walter Lange wird Ehrenbürger der Stadt Glashütte; die „Lange 1" wird von den Lesern der Zeitschrift ArmbandUhren zur „Uhr des Jahres" gewählt.

1997 Die „Lange 1" wird von den Lesern der „WELT am SONNTAG" und „ArmbandUhren" erneut zur „Uhr des Jahres" gewählt.

1998 Einweihung der zweiten Produktionsstätte („Lange II") in der ehemaligen Rechenmaschinenfabrik „Archimedes", die sich unmittelbar neben dem ersten Fertigungsgebäude befindet; die „Langematik" wird von den Lesern der „WELT am SONNTAG" und „ArmbandUhren" zur „Uhr des Jahres" gewählt.

2000 Ende Juli wird die Lange Uhren GmbH zusammen mit den LMH-Schwesterfirmen Jaeger-LeCoultre und IWC an Richemont verkauft.

2001 Am 1.10. verstirbt Günter Blümlein nach kurzem, schwerem Leiden. Am 7.12. wird das renovierte und umgebaute Lange-Stammhaus wieder als Produktionsstätte, Uhrmacherschule und Verwaltungsgebäude in Betrieb genommen. Der Bahnhofsvorplatz wird in Ferdinand-Adolph-Lange-Platz umbenannt.

2002 Die „Langematik Perpetual" wird von den Lesern der „WELT am SONNTAG" und „ArmbandUhren" zur „Uhr des Jahres" gewählt.

Bibliographie

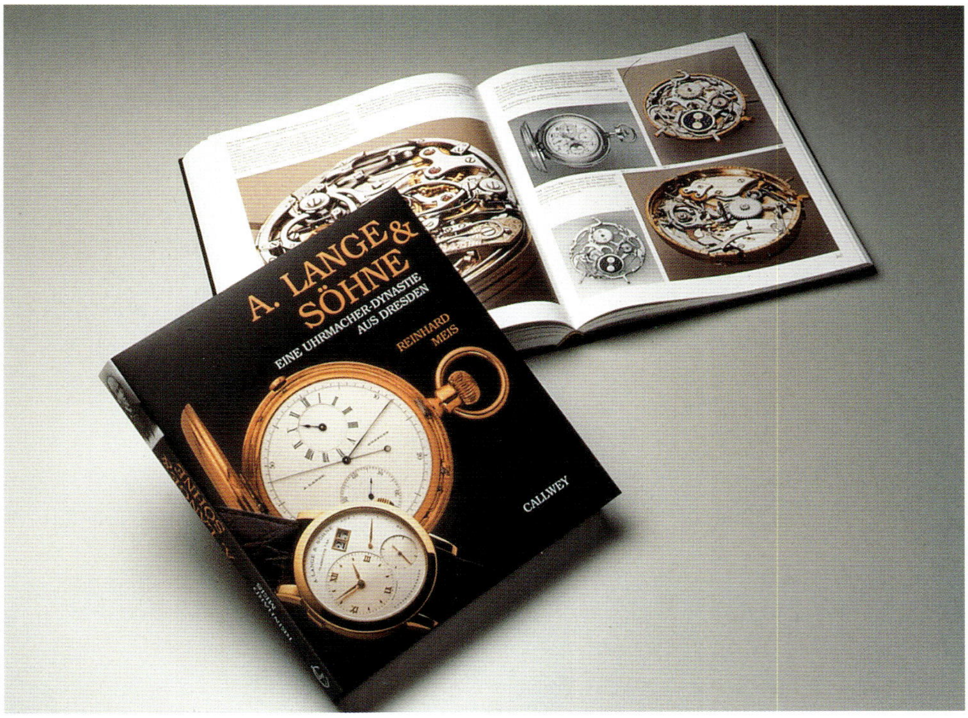

Die vorstehenden Kapitel über die Frühgeschichte der Uhrmacherei in Dresden und im sächsischen Erzgebirge sowie über die erste Blütezeit der Firma A. Lange & Söhne stützen sich über weite Strecken auf das Buch „A. Lange & Söhne – Eine Uhrmacher-Dynastie aus Dresden" von Reinhard Meis. In langjähriger Tätigkeit hat der renommierte Fachautor, selbst maßgeblich an der Konzeption und Realisierung der Lange-Armbanduhren beteiligt, durch Recherchen vor Ort und in den Archiven sowie im Gespräch mit Zeitzeugen und Sammlern geschichtliche Informationen, technische Details, politische Zusammenhänge und persönliche Erinnerungen zu einem vielschichtigen Mosaik zusammengetragen, das wohl zu Recht als neues Standardwerk zur Uhren-Geschichte Glashüttes angesehen werden darf.

Die vorstehenden Kapitel greifen indes nur einige dem unmittelbaren geschichtlichen Hintergrund der Lange-Armbanduhren dienende Informationsfäden des Buches auf, das auf fast 400 Seiten nicht nur mit zahlreichen Uhren-Abbildungen, Reproduktionen von Originalskizzen und Patentschriften viel tiefer in die Materie eindringt, sondern auch Langes sämtlichen Mitbewerbern in Glashütte bzw. deren Werk den gebührenden Platz einräumt.

Als eines der ersten Bücher zum Thema Lange muss an dieser Stelle auch das Werk von Martin Huber „Die Uhren von A. Lange & Söhne, Glashütte/Sa." erwähnt werden. Der Autor hat als herausragender Kenner von Lange-Taschenuhren großen Anteil an der neuen Popularität der Marke, was Günter Blümlein zu der Bemerkung führte: „Wir mögen zwar die Legende wieder zur Uhr gemacht haben, aber Martin Huber hat die Uhren erst zur Legende gemacht."

Und noch ein Mann hat sich mit seinen Büchern zum Thema Glashütter Uhren und Deutsche Uhrmacherschule um die Renaissance des legendären Uhrenstandorts verdient gemacht und wurde für sein unermüdliches Engagement mit der Ehrenbürgerwürde der Stadt Glashütte geehrt: Kurt Herkner, der auf seine „alten Tage" sogar noch den Umgang mit dem Computer erlernte, um seine Bücher im Eigenverlag herauszubringen, weil sich damals kein etablierter Verlag auf dieses exotische Thema einlassen wollte. ■

Reinhard Meis
A. Lange & Söhne – Eine Uhrmacher-Dynastie aus Dresden
Callwey-Verlag
ISBN 3-7667-1286-1
148,- €

Martin Huber
Die Uhren von A. Lange & Söhne
Callwey-Verlag
ISBN 3-7667-1266-7
49,95 €

Martin Huber
Die Lange Liste
(Ergänzungsband mit Werknummern von Taschen- und Armbanduhren)
ca. 40,- €

Kurt Herkner
Glashütte und seine Uhren
Herkner-Verlag
ISBN 3-924211-05-1
vergriffen

Kurt Herkner
Glashütter Armbanduhren
Herkner-Verlag
ISBN 3-924211-06-x
ca. 105,- €

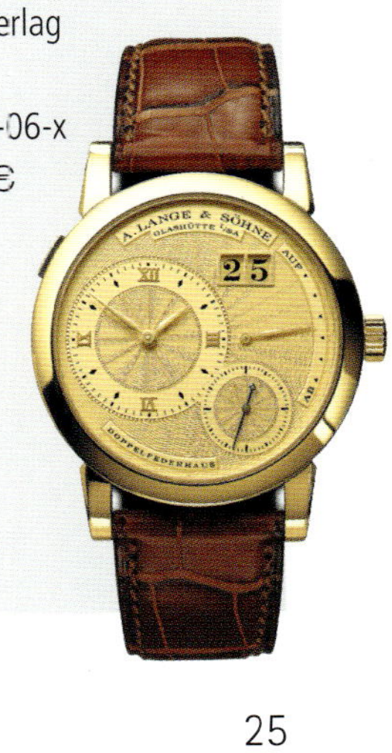

Antritt eines großen Erbes

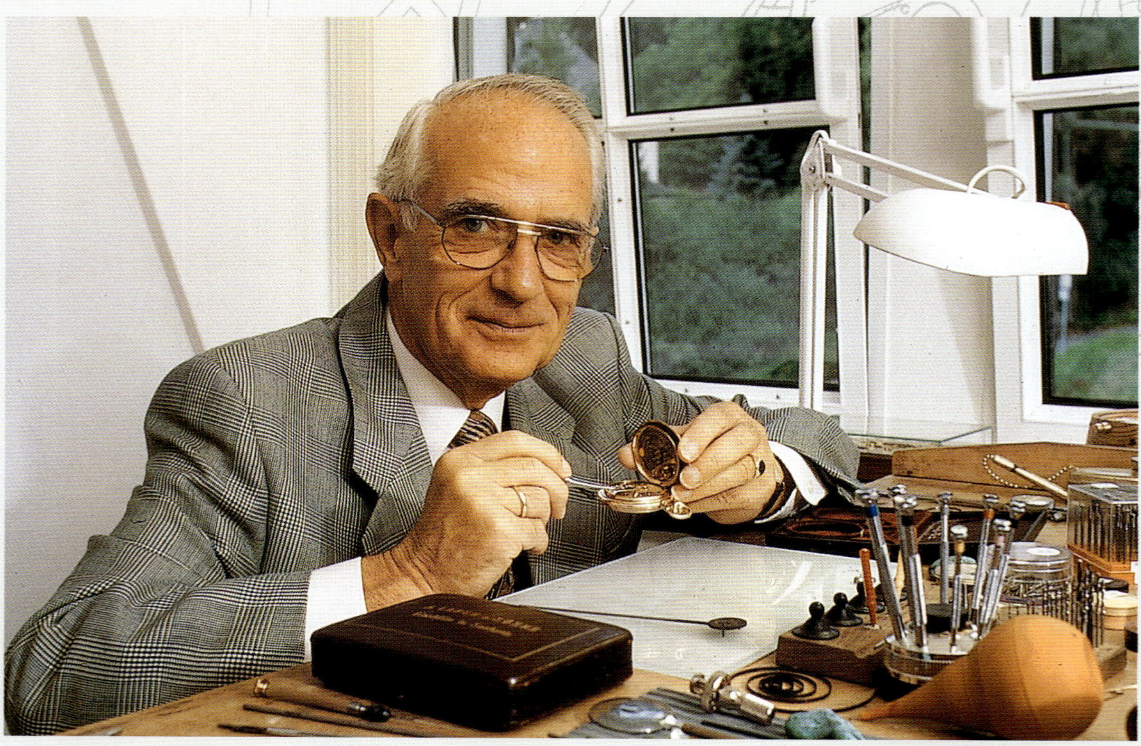

Walter Lange bei seiner liebsten Beschäftigung: dem Studium einer alten Lange-Taschenuhr. Seine Meinung ist maßgebend, wenn es um die „Lange-typische" Ausführung neuer Werke geht.

Walter Lange wurde am 29. Juli 1924 als viertes Kind von Rudolf Lange (1884 - 1954) in Dresden geboren. Vor Abschluss seiner Ausbildung zum Uhrmacher wurde der noch nicht Zwanzigjährige zum Kriegsdienst eingezogen und im Februar 1945 bei Königsberg (Ostpreußen) schwer verwundet. Auf einer abenteuerlichen Odyssee über die Ostsee und Skandinavien kehrte er kurz vor Kriegsende anlässlich eines Genesungsurlaubs in die Heimat zurück und erlebte in Glashütte die Zerstörung der Lange´schen Produktionsstätten durch Fliegerbomben und den Einmarsch der Roten Armee.

Gemeinsame Inhaber der Firma waren damals Walter Langes Vater Rudolf und seine Brüder Otto und Gerhard Lange. Gegen eine erste Beschlagnahme des Unternehmens im März 1946 durch die Sowjetische Miltäradministration konnte die Familie noch erfolgreich Einspruch erheben, doch bereits drei Tage nach Aufhebung des Sequestrierungsbefehls wurde die Firma am 20. April 1948 zwangsenteignet und in einen „volkseigenen Betrieb" umgewandelt. Den ehemaligen Besitzern wurde das Betreten der Fabrikationsräume untersagt.

Da Walter Lange noch kein Mitinhaber war, durfte er weiter im Betrieb arbeiten, floh jedoch bald in den Westen, als seine Weigerung zum FDGB-Beitritt mit einer Zwangsverpflichtung zum Uranbergbau vergolten wurde.

Mit dem sich abzeichnenden Zusammenbruch der DDR und der mit einem Mal in greifbare Nähe gerückten Wiedervereinigung der beiden deutschen Staaten konnte Walter Lange wieder Mut schöpfen, den nie ganz aufgegebenen Traum von der Wiederauferstehung „seiner" Marke doch noch in die Tat umsetzen zu können. Bei der International Watch Co. in Schaffhausen fand er in Günter Blümlein einen begeisterungsfähigen und tatkräftigen Verbündeten, der die bestehenden Strukturen innerhalb der Uhrengruppe LMH („Les Manufactures Horlogères", Kapitalmehrheit damals VDO Mannesmann) zur finanziellen, fachlichen und industriellen Unterstützung bereitstellte.

Das „Gesicht" und die Konstruktionsmerkmale der neuen Lange-Uhren mögen das Produkt einer hochmotivierten Teamarbeit sein – die „Abnahme" der von Werkkonstrukteur Helmut Geyer und seinen Mitarbeitern oder dem „Design-Team" unter der Leitung von Reinhard Meis vorgelegten Skizzen und Prototypen obliegt in letzter Instanz stets auch Walter Lange, dem „Wahrer der Glashütter Uhrenbau-Tradition".

Doch auch zwischen den Entstehungszyklen neuer Modelle oder Modellvarianten kommt der heute 78-jährige „Uhr-Enkel" selten zur Ruhe. Als Gründer-Erbe und lebender Zeitzeuge nimmt Walter Lange seine Rolle als Botschafter der Marke seines Urgroßvaters sehr ernst. Repräsentationspflichten bei Empfängen, Ehrungen oder Konzessionärs-Neueröffnungen halten ihn das ganze Jahr über auf Trab.

1995 wurde Walter Lange zum Ehrenbürger der Stadt Glashütte ernannt, die bereits zum zweiten Mal in ihrer Geschichte einem Vertreter der Familie Lange so viel zu verdanken hat.

Sachsens Ministerpräsident Kurt Biedenkopf ehrte den unermüdlichen Streiter für die deutsche Einheit und den „Aufbau Ost" 1998 mit dem Sächsischen Verdienstorden für sein von Höhen und Tiefen geprägtes und endlich doch erfolgreiches Lebenswerk.

Der nach langen Wirren und Verhandlungen im Jahr 2000 glücklich vollendete (Wieder-)Erwerb des 1873 erbauten Familien- und Firmensitzes muss ihm eine persönliche Genugtuung gewesen sein, zumal das Lange-Stammhaus heute wieder als Produktionsstätte, Uhrmacherschule und Verwaltungsgebäude genutzt wird.

Und auch seinem Urgroßvater wurde postum nochmals große Ehre zuteil: Die Stadt Glashütte benannte den anliegenden Bahnhofsvorplatz in „Ferdinand-Adolph-Lange-Platz" um und gab dem Lange-Stammhaus die Nummer 1. Und auch eine aufwändig sanierte Postmeilensäule aus dem 18. Jahrhundert steht nun wieder, wie vor 100 Jahren, am historischen Standort vor dem Stammhaus.

Seinen vielfältigen Repräsentationspflichten als „Antlitz und Gedächtnis" der Uhrenmarke A. Lange & Söhne kommt der vitale End-Siebziger noch immer mit großem Enthusiasmus nach, auch wenn ihm das Reisen in fremde Länder nach dem Tod seiner geliebten Frau Anfang 2002 etwas beschwerlicher geworden ist. Dafür erwuchs ihm mit Adoptivsohn Benjamin ein aufmerksamer Begleiter und gewandter Assistent, der wohl dereinst in die Fußstapfen seiner Vorväter treten und das Unternehmen A. Lange & Söhne in die nächste Generation führen wird. ■

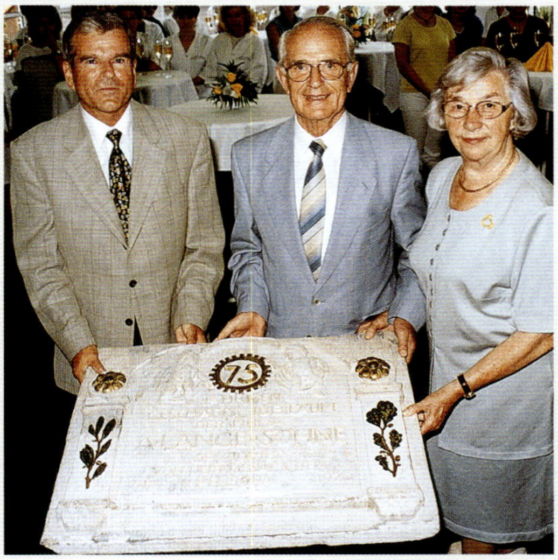

Walter und Jutta Lange empfangen aus der Hand von Bürgermeister Frank Reichel eine Steinplatte, die die ehemalige Lange-Belegschaft anlässlich des 75-jährigen Firmenjubiläums 1920 hatte anfertigen lassen.

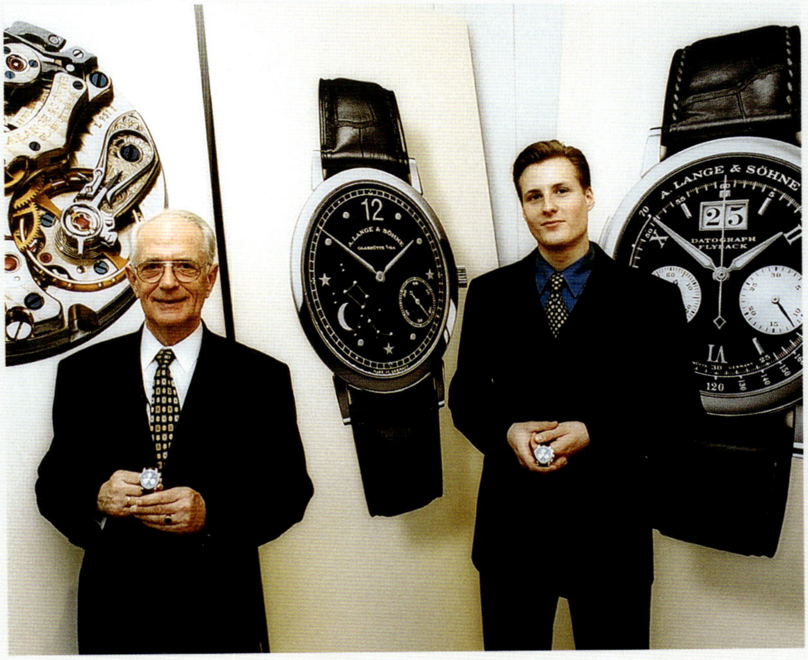

Mit Benjamin Lange tritt eine neue Generation in die Fußstapfen des legendären Gründervaters.

Zwischen den Zeiten

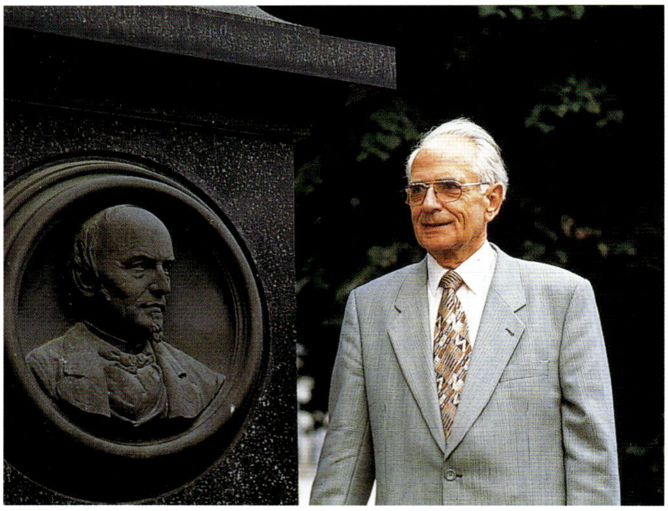

Walter Lange vor dem Gedenkstein zu Ehren seines Urgroßvaters in Glashütte.

Walter Lange, Urenkel von Ferdinand Adolph Lange, spiritueller Vater, Initiator, Gründer und Galionsfigur der „Lange-Uhren der Neuzeit" spricht über die „dunklen Jahre" zwischen der glanzvollen Taschenuhr-Epoche und der beispiellosen Armbanduhren-Erfolgsstory nach der politischen Wiedervereinigung.

Herr Lange, die große Zeit der Taschenuhren war ja mit dem Ausbruch des Ersten Weltkriegs unwiederbringlich vorbei.
Welche Beziehung haben Sie, der Sie ja damals noch nicht einmal geboren waren, zu den hochfeinen Taschenuhren von A. Lange & Söhne?

■ **Walter Lange:** Ich lernte diese Uhren im Zuge meiner Arbeit als Uhrmacher in der Reparaturabteilung sehr genau kennen. Aber Sie haben schon Recht, ich bin im Grunde ein Kind der Neuzeit. Anfang der zwanziger Jahre wurde die OLIW-Uhr entwickelt, die bereits über austauschbare Einzelteile verfügte. Bei den alten Taschenuhren wurden hingegen fast alle Teile von Hand eingepasst.

Wann traten Sie in die Firma Ihrer Familie ein?

■ **Walter Lange:** Nach meiner Heimkehr von der Front im April '45 arbeitete ich ein paar Monate in der Firma, in erster Linie am Wiederaufbau. Buchstäblich in den letzten Kriegsstunden, am 8. Mai 1945, brannte unser Haupt-Produktionsgebäude durch Bombenvolltreffer völlig aus, nur die Turbine zur Stromerzeugung war unbeschädigt geblieben. Im Herbst '45 begann wieder der Schulbetrieb an der Deutschen Uhrmacherschule, und ich beendete 1947 unter Alfred Helwig meine wegen des Wehrdienstes unterbrochene Ausbildung. Anschließend arbeitete ich in der Firma in verschiedenen Abteilungen.

Bis zum Kriegsende hatten wir das Kaliber 48 als Deckuhr und Fliegerarmbanduhr produziert, und dann wurde das Werk auch in Marinechronometer eingebaut. Nach dem Krieg standen wir buchstäblich vor dem Nichts. Mein Onkel Otto, der dominante Senior unserer Familie, wollte wieder Taschenuhren auflegen, und zwar mit dem offenen OLIW-Werk.

Ich sprach mich mit allem Nachdruck dafür aus, unbedingt eine Armbanduhr bzw. ein Armbanduhrwerk zu entwickeln. Es entstand das Kaliber 28, im Prinzip eine maßstäbliche Verkleinerung des Kaliber 48. Leider ging es erst nach der Enteignung im Jahre 1949 in Produktion. Von 1949 bis 1951 liefen die Uhren unter dem Namen „Lange VEB Glashütte", ab 1951 unter „GUB Glashütte/Sa". Die Uhren erhielten das DDR-Qualitätszeichen „Q", und bis 1957 wurden insgesamt 22.900 Stück hergestellt.

Stichwort „Enteignung" – diese brachte in Ihrem Falle ja zusätzliche Repressalien mit sich?

Walter Lange: Nach der Enteignung durfte ich im Betrieb weiterarbeiten, sollte dann aber dem so genannten „Freien Deutschen Gewerkschaftsbund" (FDGB) beitreten. Ich ließ mir die Statuten zeigen, um über die Bedingungen und Verpflichtungen einer Mitgliedschaft informiert zu sein. Und in denen stand zuoberst, dass sich das Mitglied mit allen Beschlüssen des Vorstands einverstanden erklärt. Da sagte ich denen „Sie wissen doch, wie das hier gelaufen ist: Da kamen zwei von der Gewerkschafts-Kreisleitung und der SED-Kreisleiter und haben den Betrieb für beschlagnahmt erklärt. Tut mir Leid, da kann ich nicht beitreten." Die drei Inhaber lehnten ab, ein Beschlagnahme-Dekret zu unterzeichnen, und durften von Stund' an den Betrieb nicht mehr betreten. Ich bekam eine Vorladung zum Arbeitsamt und dort eine Verpflichtung in den Uranbergbau. Am 15. November 1948 sollte ich mich zur „Arbeit" melden. Das habe ich aber lieber unterlassen und bin stattdessen in den Westen geflüchtet.

Das Datum der Enteignung, der 20. April 1948, wurde nach der Wiedervereinigung auf tragische Art äußerst wichtig für mich. Im Einigungsvertrag wurde nämlich festgelegt, sämtliche im Zeitraum zwischen Kriegsende (8. Mai 1945) und Gründung der DDR (7. Oktober 1949) durchgeführten Enteignungen nicht rückgängig zu machen. Die in dieser rechtlosen Zeit enteigneten Liegenschaften fielen dem westdeutschen Fiskus zu, mit der Abwicklung (Veräußerung) wurde die Treuhandanstalt betraut, eine Unterabteilung des Finanzministeriums. Eine Gruppe Enteigneter klagte vor dem Bundesverfassungsgericht, das in seinem Urteil vom 23. April 1991 die Unumkehrbarkeit der Enteignungen festschrieb. Diese „rechtsstaatliche" Entscheidung empfand ich wie eine „zweite Enteignung", die mich mehr aufwühlte als die 1948 im Unrechtsstaat vollzogene.

Alle nach 1949 enteigneten Besitztümer und Produktionseinrichtungen wurden auf Antrag hingegen wieder zurückgegeben. Die Eichlers, meine Cousins, erhielten das Gebäude der „Archimedes"-Rechenmaschinenfabrik deshalb wieder zurück, und wir konnten es den Erben abkaufen, um darin die „Lange II" unterzubringen.

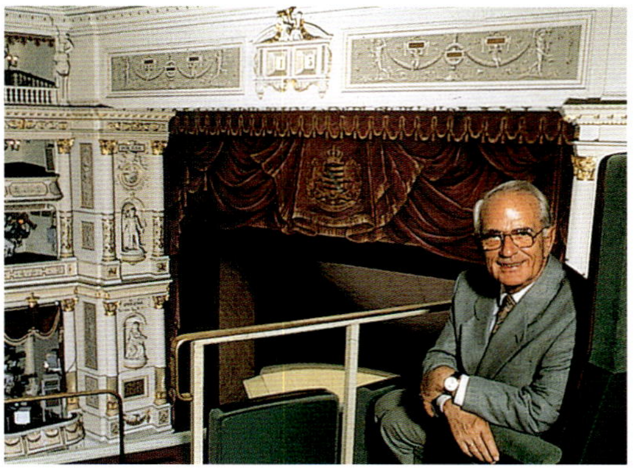

Walter Lange neben der berühmten „Fünf-Minuten-Uhr" von Johann Christian Friedrich Gutkaes in der Dresdner Semperoper.

Wie ging es dann weiter?

Walter Lange: Ich ging als Uhrmacher nach Bayern zu Dr. Kurtz (ehem. Direktor der Urofa/Ufag, Anm. d. Red.), meiner einzigen Anlaufstelle im Westen. Meine Eltern und Verwandten waren alle im Osten, und ich musste zusehen, wie ich meinen Lebensunterhalt verdiente. Lebensmittel waren noch rationiert, und um eine Lebensmittelkarte und eine Aufenthaltsgenehmigung zu bekommen, musste ich zuerst als Flüchtling anerkannt werden. Mein Weg führte mich zunächst in den Norden nach Hof-Moschendorf in das berüchtigte Lager, wo über die Anerkennung oder Ablehnung von „Zonen-Flüchtlingen" befunden wurde. Nach Jahren gab es die ersten DDR-Einreisegenehmigungen für „Sowjetzonen-Flüchtlinge", und doch wagte ich mich erst 1976 zum ersten Mal wieder nach Glashütte. Mein Onkel Otto war 1972 gestorben, und seine Haushälterin riet mir, seine Hinterlassenschaft, insbesondere Archivmaterial, zu sichten und in Sicherheit zu bringen. Diese Papiere waren für mich von unschätzbarem Wert, und Sie können sich vorstellen, welche Nervenkraft es mich kostete, als ich sie auf dem Rücksitz meines Wagens unter einer Reisedecke in den Westen brachte.

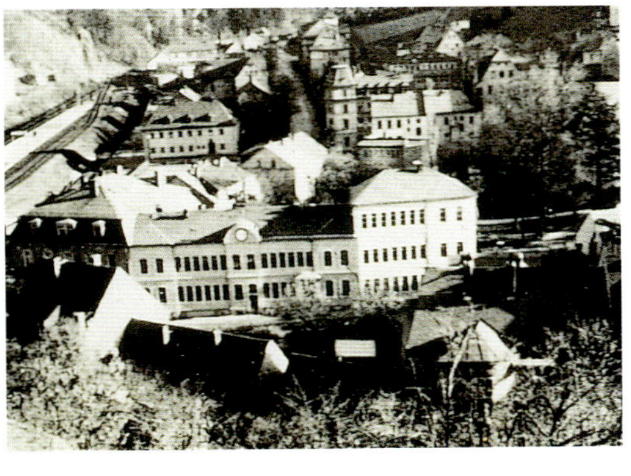

„... nur die Turbine zur Stromerzeugung war unbeschädigt geblieben."

Das Ende einer Ära: die nach dem Bombenangriff in den letzten Kriegstagen komplett zerstörten Produktionsanlagen der Firma A. Lange & Söhne.

Wie dem auch sei, zunächst war ich also bei Dr. Kurtz als Uhrmacher untergekommen, der aus einer Betriebsverlagerung wieder eine kleine Firma aufbaute („Glashütter Tradition"). Dort lernte ich auch meine Frau kennen. 1950 war eine wirtschaftliche Flaute, und wir suchten uns in der Uhren- und Schmuckstadt Pforzheim eine neue Tätigkeit. Mein älterer, mittlerweile verstorbener Bruder Ferdinand war auch nach Pforzheim übersiedelt, und wir nahmen Kontakt zur Firma Altus in Biel/Schweiz auf, von der wir auch vor dem Krieg Werke bezogen hatten. Ende der sechziger Jahre wollten wir aber wieder Lange-Uhren im Westen bauen und vermarkten. In der IWC in Schaffhausen machten wir den geeigneten Partner für ein solches Vorhaben aus. Es entstanden erste Taschenuhren mit der Aufschrift „A. Lange vormals Glashütte". Diese Gravur schmückte auch die Platinen des hochwertigen IWC-Uhrwerks, einträchtig neben dem „Probus Scafusiae". Dass ein solcher Versuch letztlich „danebengehen" musste, hatte seine Gründe in der Marktsituation.

In den Beständen der Lange Uhren GmbH und der IWC Schaffhausen schlummern heute noch einige Exemplare dieses Projekts, bestens behütet in den Tresoren als Zeugen des Beginns einer uhrmacherischen Freundschaft zwischen Schaffhausen und mir, die letztlich Jahrzehnte später doch noch ihre Früchte tragen sollte.

Wo wäre Ihrer Meinung nach Lange heute, wenn die Firma nicht unversehens hinter dem Eisernen Vorhang gelandet wäre?

■ **Walter Lange:** Die Frage kann man, glaube ich, nicht so ohne weiteres beantworten. Man weiß es nicht. Die OLIW wurde neben der Armbanduhr Kaliber 28 wieder aufgelegt. In den fünfziger Jahren boomte im Westen das „Wirtschaftswunder" und es waren große Stückzahlen gefragt. Armbanduhren waren noch kein Luxusgut, sondern ein Grundbedürfnis. Die Schweizer Industrie, die Pforzheimer Hersteller und auch der Gigant Junghans im Südschwarzwald waren voll ausgelastet und konnten den Bedarf kaum decken. Die völlig demontierte Urofa/Ufag musste unter größten Schwierigkeiten eine Produktion von Null anfangen, genauso wie wir. Dann kam die Quarzuhr auf den Markt, die mechanische Uhr war plötzlich kaum mehr gefragt. Der allgemeine Niedergang der Uhrenfabrikation ist Ihnen ja selbst bestens bekannt.

Wird es je wieder eine Lange-Taschenuhr geben?

■ **Walter Lange:** Es gäbe so viel zu tun, wenn man nur die Zeit dazu hätte. Sicher, eine neue Lange-Taschenuhr wäre ein sehr verlockendes Thema. Aber die Umsetzung nimmt halt viel Zeit und Energie in Anspruch, im Design, in der Werkekonstruktion, in der Produktionsvorbereitung. Einfach eine alte Taschenuhr abzukupfern kommt dabei nicht in Frage, das könnten wir den treuen Lange-Uhrensammlern nicht antun, wo die Originale auf Auktionen die höchsten Preise erzielen. Man muss mit einer Tradition, wie wir sie haben, behutsam umgehen. Eine neue Lange-Taschenuhr müsste eine Uhr im Hier und Jetzt sein, genauso wie die Armbanduhren. Über den Absatz einer solchen Uhr – wenn sie denn so gut gemacht wäre, wie es dieser Name auf dem Zifferblatt gebietet – müsste man sich bei den kleinen Stückzahlen sicher keine Sorgen machen. Aber momentan haben wir keine Zeit, uns um eine solche Option zu kümmern. Und wenn Sie sehen, was in den nächsten Jahren auf dem Sektor Armbanduhren noch alles kommt, werden Sie verstehen, warum wir uns nicht auf die heute doch sehr kleine Marktnische der Taschenuhren konzentrieren können. ■

Walter Lange mit Rolf Lang, dem Leiter der Abteilung „Sonderuhren".

„... es gäbe so viel zu tun, wenn man nur die Zeit dazu hätte ..."

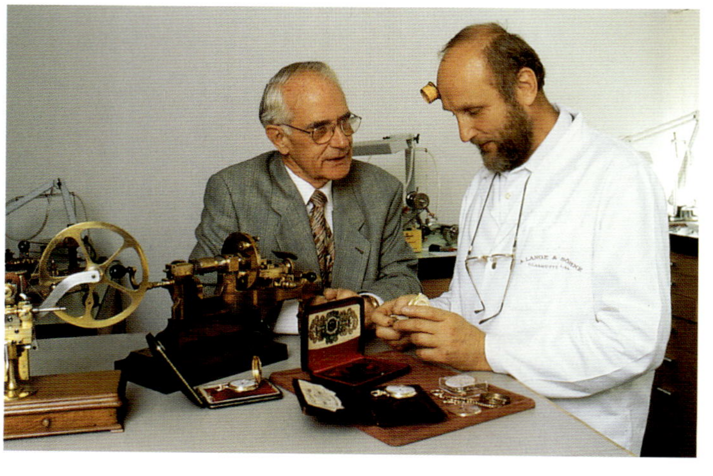

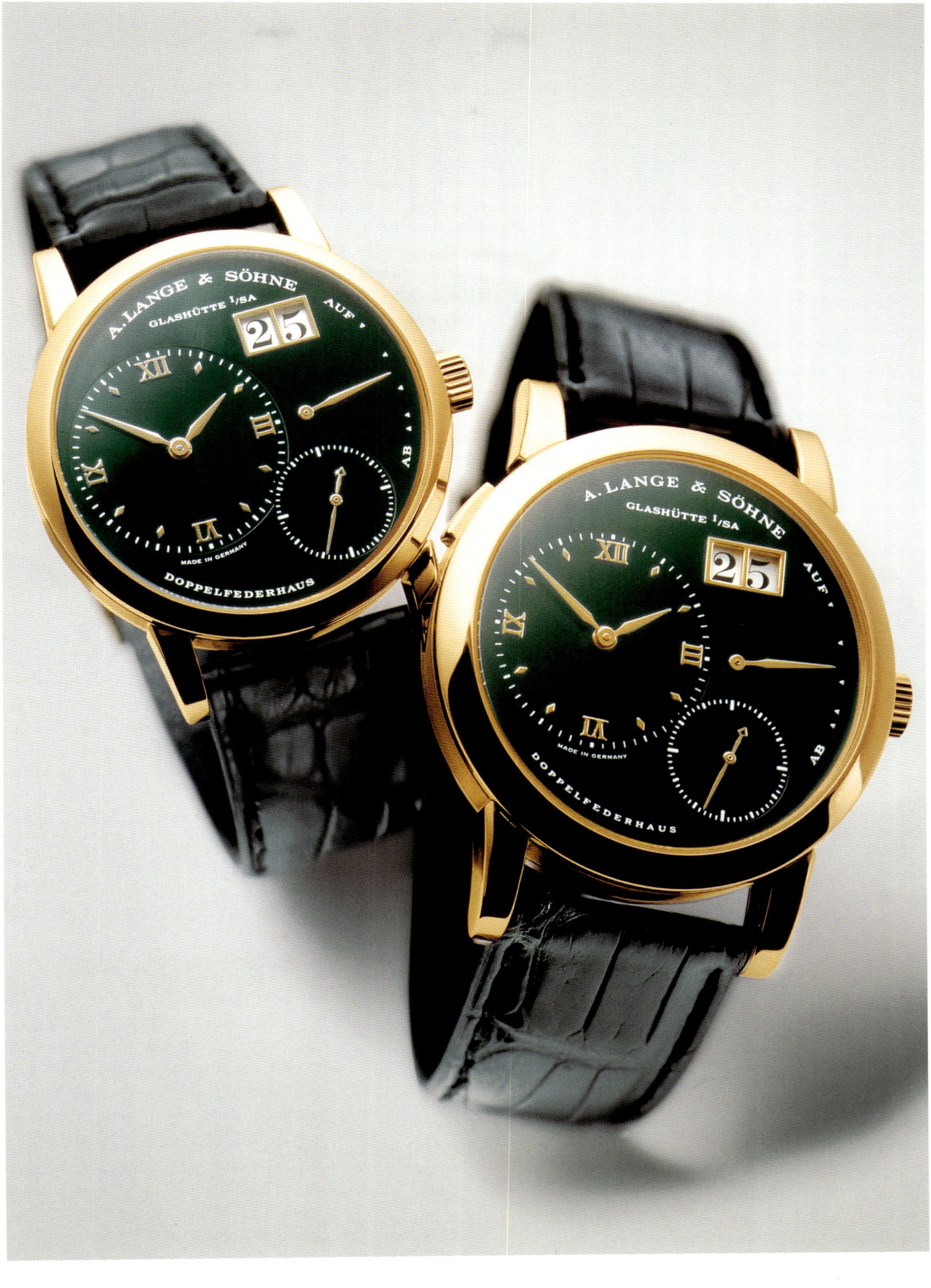
A. LANGE & SÖHNE
GLASHÜTTE I/SA
25
AUF
AB
MADE IN GERMANY
DOPPELFEDERHAUS
A. LANGE & SÖHNE
GLASHÜTTE I/SA
25
AUF
AB
MADE IN GERMANY
DOPPELFEDERHAUS

Die Legende wurde wieder zur Uhr

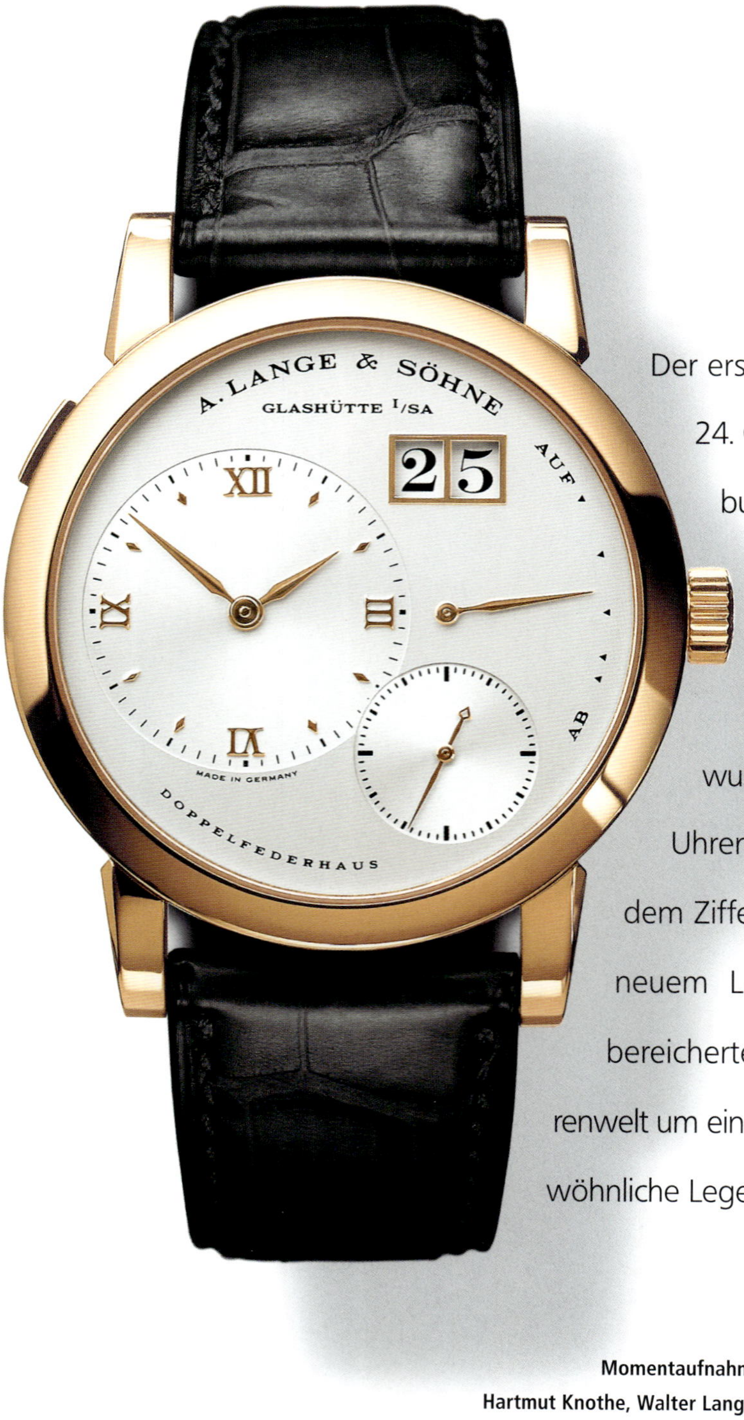

Der erste öffentliche Auftritt der neuen Lange-Uhren am 24. Oktober 1994 setzte ein weltweites Signal: Hier war buchstäblich aus Ruinen etwas ganz Besonderes entstanden. Etwas, das sich schon auf den ersten Blick von allem bisher da Gewesenen unterschied und das auch dem zweiten und dritten Blick selbstbewusst standhielt. Die greif- und belegbare Exzellenz der Uhren mit dem stolzen Signet „A. Lange & Söhne" auf dem Zifferblatt erweckte einen 145 Jahre alten Mythos zu neuem Leben und bereicherte die Uhrenwelt um eine außergewöhnliche Legende.

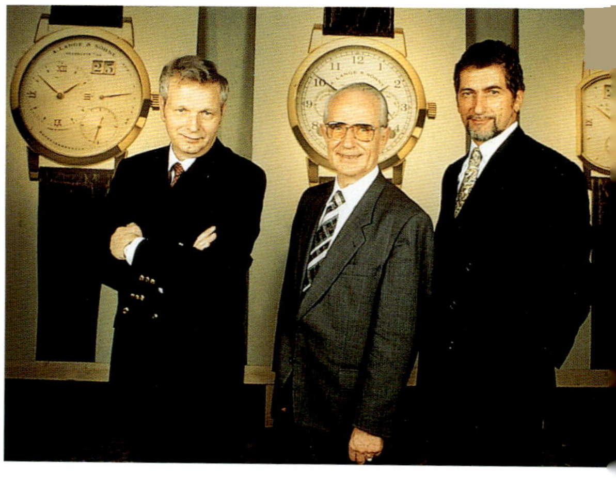

Momentaufnahme im Herbst 1994:
Hartmut Knothe, Walter Lange, Günter Blümlein

Keine vier Jahre nach der Neuanmeldung des Markennamens „A. Lange & Söhne" hatten sich die Gerüchte um die „deutsche Luxusuhr" zu einer sauber strukturierten, vier Modelle umfassenden Kollektion verdichtet: die „Lange 1", die „Saxonia", die Damenuhr „Arkade" und das Tourbillon „Pour le Mérite".

Der Aufbau der neuen, alten Marke, die Entwicklung des Produkts, die Einrichtung der Fertigungsstätte und die Ausbildung der Mitarbeiter war ein Wettlauf mit der Zeit gewesen: Niemand wusste vorherzusagen, wie lange die Euphorie um die Wiedervereinigung anhalten würde, und doch musste man genau diese Stimmung ausnutzen, um möglichst rasch vorzeigbare Erfolge zu erzielen.

Mit der Fokussierung auf das absolute Spitzensegment der Uhren-Pyramide hatte man sich ein ehrgeiziges Ziel gesetzt. Einstands-Investitionen in Höhe von 20 Mio. DM standen auf dem Spiel, und durch den Anteil an staatlichen Fördermitteln stand man bei der Treuhandanstalt im Wort. Die Wirtschaft der neuen Bundesländer brauchte den Achtungserfolg mindestens ebenso dringend wie die Verantwortlichen gegenüber der Mannesmann/VDO-Uhrengruppe.

Das aus freien Stücken angetretene Erbe erwies sich als schwere Bürde, denn unter dem Signet „Lange, Glashütte" erwartete die feine Uhren-Gesellschaft natürlich Außergewöhnliches, was man den seit 40 Jahren darbenden Freunden deutscher Uhrmacherkunst auch bereits wenige Wochen nach Bekanntgabe der Firmengründung vollmundig versprochen hatte.

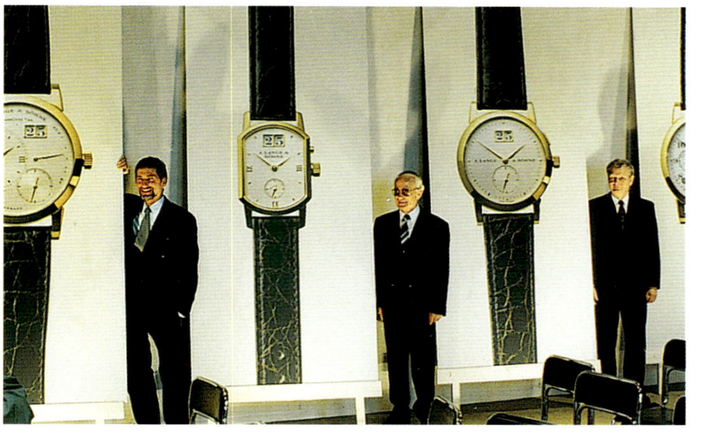

Unter dem Signet „Lange" erwartete man natürlich etwas Außergewöhnliches ...

Die Uhrenwelt hielt den Atem an

Doch das am 24. Oktober 1994 präsentierte Resultat übertraf die kühnsten Erwartungen. Mit großem Einfühlungsvermögen wurde Langes Uhren-Philosophie miniaturisiert und in die Neuzeit transportiert. Gleichsam mit 70 Jahren Verspätung bewiesen die Lange-Nachfolger der dritten Generation, dass sich die grundlegenden Tugenden hochfeiner Taschenuhren auch auf Armbanduhren übertragen lassen. So waren vier „tugendhafte" Uhren entstanden, auf die Gründervater Ferdinand Adolph Lange zweifellos stolz gewesen wäre: nach außen schlicht, aber nicht banal, und inwendig in schönster Glashütter Tradition mit geschliffener Dreiviertelplatine aus strahlendem Neusilber, verschraubten Lagerstein-Châtons und zahlreichen technischen Feinheiten ausgestattet, die einst den legendären Ruf der Lange-Taschenuhren begründet hatten.

Die durchweg aus Ortskräften zusammengestellte Lange-Mannschaft aus anfangs 48 Mitarbeitern unter der Leitung von Ex-GUB-Geschäftsführer Hartmut Knothe hatte bei der IWC in Schaffhausen eine zusätzliche Ausbildung in den modernsten Produktions- und Messtechniken durchlaufen, um die zum Teil eigens für die Lange Uhren GmbH entwickelten hochpräzisen CNC-Maschinen bedienen zu können. Was hingegen die handwerklichen Fertigkeiten der jungen Uhrmacher, Konstrukteure, Ingenieure und Werkzeugmacher anbetraf, so zeigten sich die Schweizer „Ausbilder" vom hohen technischen Ausbildungsstand in der ehemaligen DDR überrascht. Und die Motivation der Lange-Mannschaft beschleunigte den Know-how-Transfer ungemein.

Doch auch der Umgang mit der Verantwortung für die eigene Geschichte musste gelernt werden, denn an die „gute, alte Zeit" erinnerte sich außer Walter Lange, dem Urenkel des Firmengründers, in Glashütte kaum noch jemand. Der wöchentliche Besuch im Glashütter Uhrenmuseum, der in gewisser Weise ein Bestandteil des „Lehrplans" war, schärfte den Blick für die in 40 Jahren VEB-Großserienproduktion verloren gegangenen uhrmacherischen Feinheiten.

Und so hatte im Verlauf der vierjährigen Vorbereitungszeit der Begriff „deutsche Luxusuhr" fühl- und sichtbare Gestalt angenommen, hatten sich langsam die neuen und alten Kriterien für die „Glashütter Uhrenbaukunst" herauskristallisiert und Schritt um Schritt die in hundert Jahren unveränderten Merkmale der berühmten „Lange Qualität 1a" rehabilitiert. ■

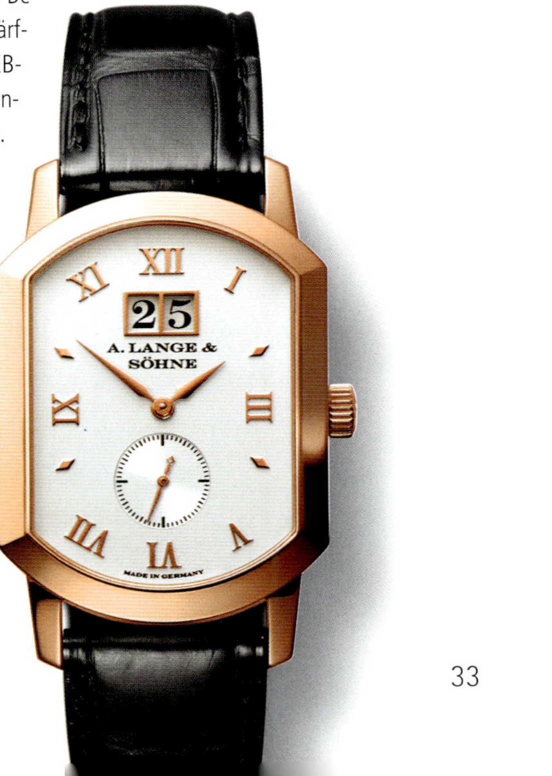

Der Uhr-Macher

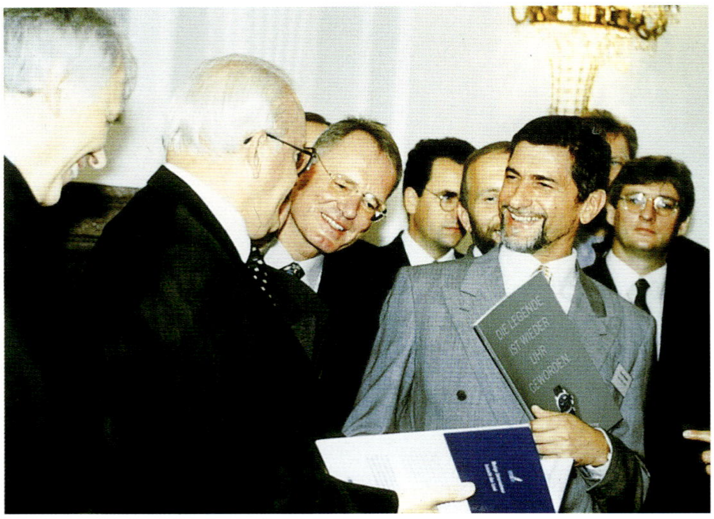

Bundespräsident Roman Herzog ehrt Günter Blümlein im Rahmen der Initiative „Mutige Unternehmer braucht das Land" im Juni 1997.

An dieser Stelle stand in der Erstauflage des Sonderheftes von 1999 ein einfühlsames Portrait des visionären Lange-Mitgründers und Geschäftsführers Günter Blümlein. Autor Manfred Fritz fand damals ein schönes Bild für den Tatendrang des gebürtigen Nürnbergers: Seine Lieblingsdisziplin sei es, eine Eisenbahn, die vom Gleis gefallen ist, wieder auf die Schienen zu stellen und anzuschieben. Dreimal hat Günter Blümlein aufgestellt und angeschoben, und alle drei Lokomotiven – IWC, Jaeger-LeCoultre und A. Lange & Söhne – fuhren danach unter Volldampf ins Topsegment der Uhrenbranche.

Kurz nachdem Günter Blümlein seine drei „Kinder", wie er die in der Gruppe „Les Manufactures Horlogères" (LMH) zusammengefassten Uhrenmarken auch gerne nannte, erfolgreich unter die Fittiche des Richemont-Konzerns geführt hatte, sprang sein eigener Lebenszug von den Gleisen, und kein Freund, kein Arzt konnte ihn wieder auf die Schienen stellen: Günter Blümlein starb im Oktober 2001 nach kurzem, schwerem Leiden. Er hatte in seinen 58 Jahren Großes und Großartiges geleistet, und doch hätte es für ihn noch so viel zu tun gegeben.

Manfred Fritz lässt das Leben eines der charismatischsten und erfolgreichsten Manager der Uhrenbranche Revue passieren:

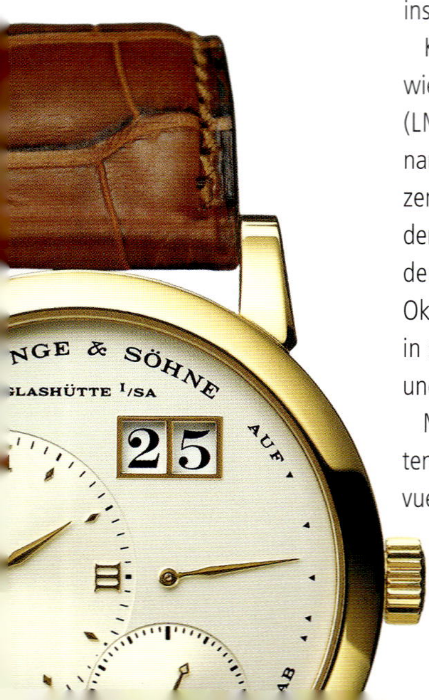

Günter Blümlein, Jahrgang 43, brachte eine ideale Kombination von Kenntnissen und Erfahrungen mit: Als Diplom-Ingenieur der Feinwerktechnik hatte er beim Diehl-Konzern in Nürnberg in der Entwicklungsabteilung gearbeitet, dann seine Fähigkeit im Bereich Marketing erprobt. Von Nürnberg war er zur Konzern-Tochter Junghans in den Schwarzwald gewechselt – damals die größte Uhrenfabrik der Welt –, hatte die Leitung des Qualitätswesens übernommen, wurde später stellvertretender Gesamtleiter Technik und schließlich Geschäftsführer Marketing und Vertrieb. Eine Karriere-Langstrecke ohne Brüche.

Und dann passierte Ende der siebziger Jahre das, was der Schweizer Uhrenindustrie heute wie ein böser Albtraum erscheint: Die Quarz-Invasion aus Japan dezimierte den bedeutendsten helvetischen Industriezweig. Die deutsche VDO Adolf Schindling AG, die eine europäische Uhrenholding als Gegengewicht schmieden wollte, hatte IWC und Jaeger-LeCoultre sowie ein französisches Unternehmen erworben. Aus der großen, europäischen Lösung wurde nichts. Aber die beiden einst renommierten Schweizer Unternehmen brauchten einen, der sie wieder auf die Schienen stellte. Und der hieß Blümlein. Aus der IWC machte er binnen kurzem eine uhrmacherische Technologieschmiede, die weder vor Titan noch Keramik als Werkstoff Halt machte. Blümlein mit seiner geradezu raubtierhaften Witterung für Marktströmungen begriff auch als einer der ersten, dass sich die Quarzuhr als Massenprodukt ganz schnell zu Tode siegen würde. Die Spreu trennte sich vom Weizen. Hochwertige Mechanik mit und ohne Zusatzfunktionen war die Antwort für das hochpreisige Marktsegment. Und die deklinierte er in Schaffhausen an unverwechselbaren, betont männlichen Uhren durch, über die erfolgreichste Kalendariumsuhr aller Zeiten, die „Da Vinci", bis hin zur „Grande Complication".

Ab 1984 hatte der mit einer Französin verheiratete, polyglotte Manager auch bei Jaeger-LeCoultre in Le Sentier als Firmenchef einen ständigen Schreibtisch, pendelte alle zwei Wochen zwischen Schaffhausen und dem Vallée de Joux und brachte die Schwester in der Romandie wieder zu Glanz. Denn die hatte alle guten Anlagen, die man jetzt brauchte, das Know-how, die Spitzenuhrmacher, Produktionskapazitäten – nur nicht die richtigen Produkte und kein Marketing. Also wieder: auf die Schienen

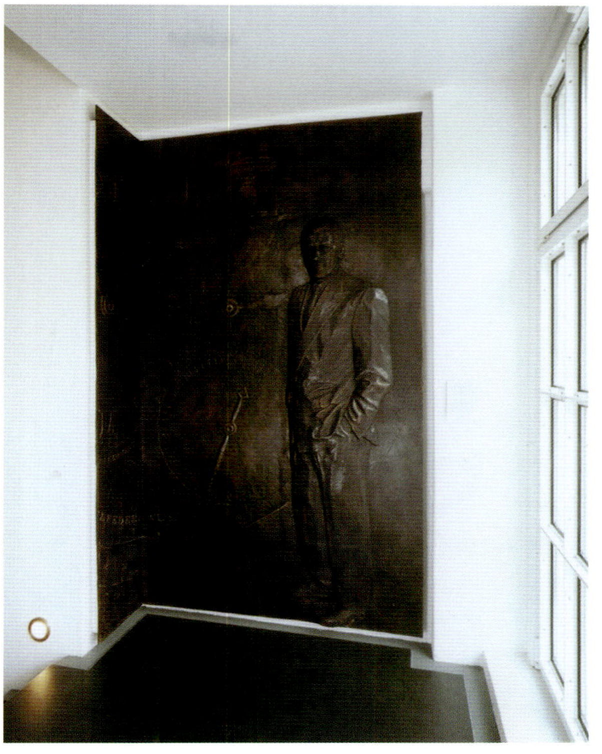

Seit dem 1. Oktober 2002 erinnert ein bronzenes Halbrelief im Lange-Showroom an den charismatischen Marken-Mitbegründer.

stellen und anschieben. Blümlein reduzierte eine abenteuerlich breite Produktpalette, weckte das uhrmacherische Dornröschen „Reverso" auf, gab ihr die elegante „Master-Linie" dazu und positionierte die vornehme Marke mit den feinen mechanischen Werken komplementär zu den technisch interessanten „Männeruhren" aus Schaffhausen.

Bis dahin: Haute Horlogerie mit zwei Sternen. Der dritte und für ihn glänzendste Stern ging 1990 überraschend im Osten auf. Nach der Wende und mit der Gründung der Lange Uhren GmbH durch Walter Lange. Mit einer kräftigen Anschubfinanzierung, Ausbildungs-Know-how aus der Uhrengruppe und zunächst 48 hervorragenden Fachkräften in Glashütte plante und realisierte er zusammen mit Walter Lange die erstaunlichste Erfolgsstory der neueren Uhrengeschichte. Für ihn war das damals, wie er gerne zugab, auch eine „patriotische" Herausforderung. Doch trotz des großen Namens, der die deutsche Feinuhrmacherei von 1845 bis 1945 zu Weltruhm gebracht hatte, musste man in Glashütte praktisch bei Null anfangen. Darin lag allerdings auch eine riesengroße Chance für einen wie Blümlein: Die Richtung – an die Spitze des Luxusuhrenmarktes – war vorgegeben, aber diesmal mussten sogar noch die Gleise neu verlegt werden.

Das Ergebnis – von der mit Preisen und Auszeichnungen geradezu überschütteten Lange 1 über die Langematik bis zum Tourbillon – kann besichtigt werden. Und wird mit Argusaugen beobachtet. Denn es setzte neue Maßstäbe in puncto Qualität und Innovation und hat, mit einer klugen Marktstrategie, das uhrmacherische „Made in Germany" im Weltmarkt wieder positioniert. Ganz oben. ■

MANFRED FRITZ

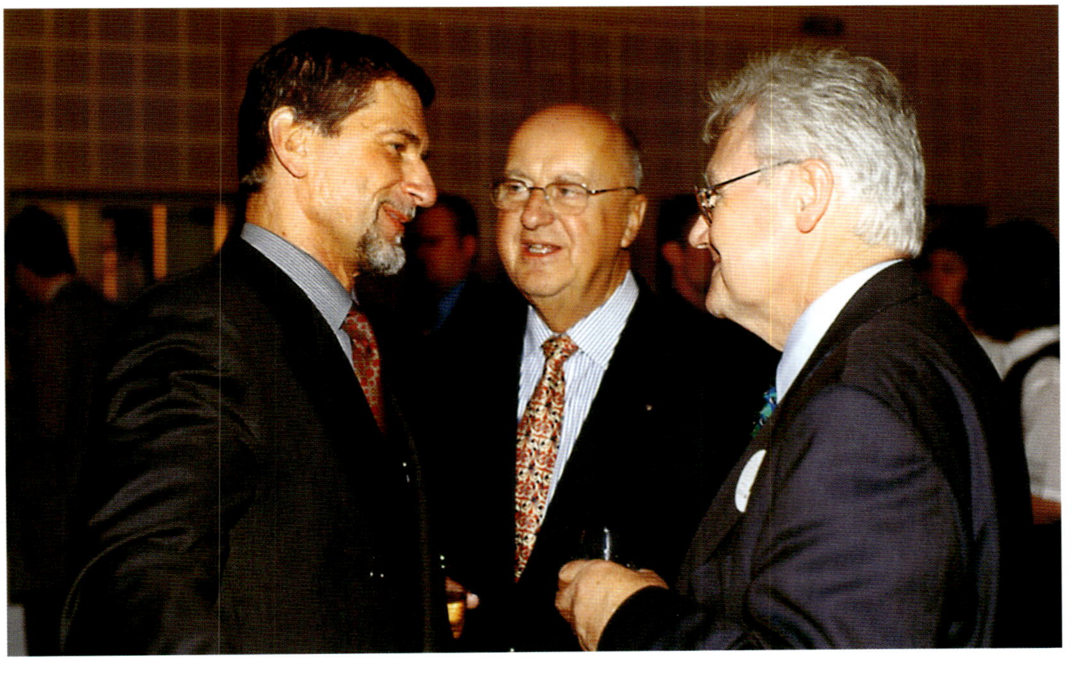

Anlässlich der Prämierung der Lange 1 zur „Uhr des Jahres 1995" (erste von inzwischen zahlreichen Auszeichnungen der Marke): Günter Blümlein mit Jean-François Habersaat vom Verband der Schweizer Uhrenindustrie und Michel Mamie von der Messe Basel.

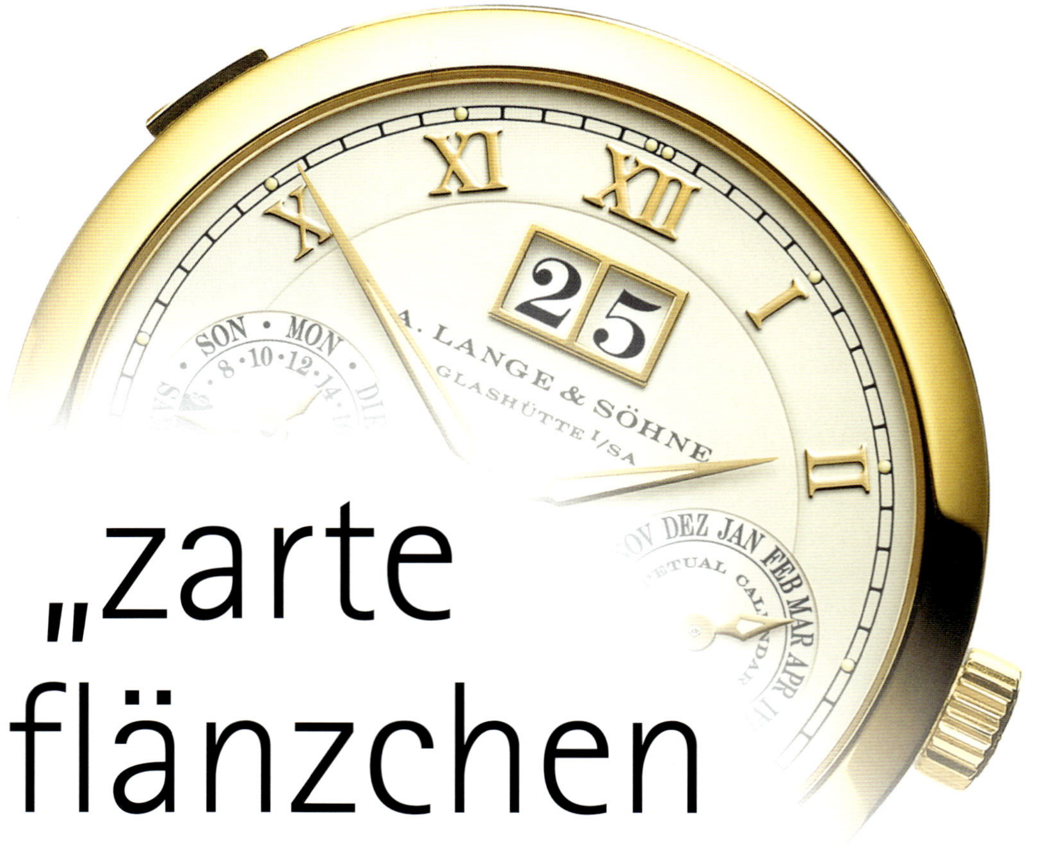

Das „zarte Pflänzchen Lange"

Günter Blümlein, der inzwischen verstorbene Geschäftsführer von A. Lange & Söhne, sprach im Winter 1998/99 mit uns über die schwierige Wiederbelebung des Markennamens, das Konzept der neuen Lange-Uhren, „typisch deutsches" Design, den internationalen Erfolg und die langfristigen Zukunftsaussichten für Uhren „Made in Germany".

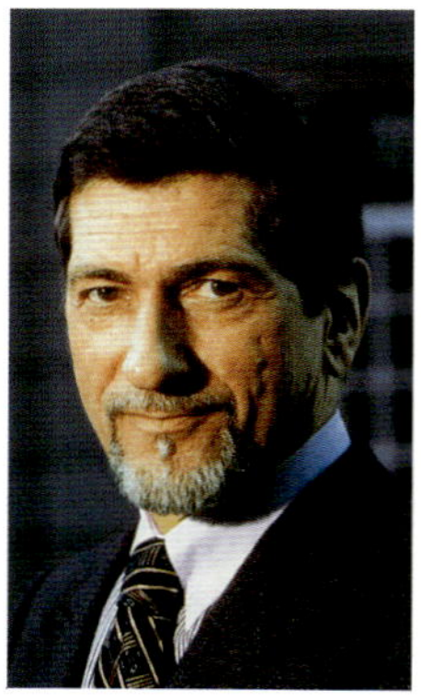

Wann begann für Sie das „Projekt Lange"?

Günter Blümlein: 1989, als das Staatsgebilde der DDR in Auflösung begriffen war und die ersten „Republikflüchtlinge" über Ungarn in die Bundesrepublik gelangten, fiel bei uns (der Uhrengruppe der deutschen Mannesmann/VDO, der Günter Blümlein seinerzeit als Präsident vorstand, Red.) das Stichwort „Glashütte" und „A. Lange & Söhne". Wie wir darauf kamen? Der damalige Aufsichtsratsvorsitzende von VDO, Albert Keck, war selbst gelernter Uhrmacher; sein Lehrmeister war aus der Glashütter Uhrmacherschule gekommen, und die IWC hatte in den sechziger Jahren schon einmal mit Walter Lange, dem Urenkel von Ferdinand Adolph Lange, eine Zusammenarbeit zum Bau von Lange-Uhren im Westen geplant – die allerdings scheitern musste, weil eine Marke wie A. Lange & Söhne am kollektiven Geist einer Region hängt. Man kann sie nicht einfach auf ein fremdes Uhrwerk aufpflanzen, noch dazu auf ein schweizerisches.

Aus anfänglich eher patriotisch orientierten Gefühlen heraus haben Walter Lange und wir noch im Herbst

© Isolde Fischer, Glashütte

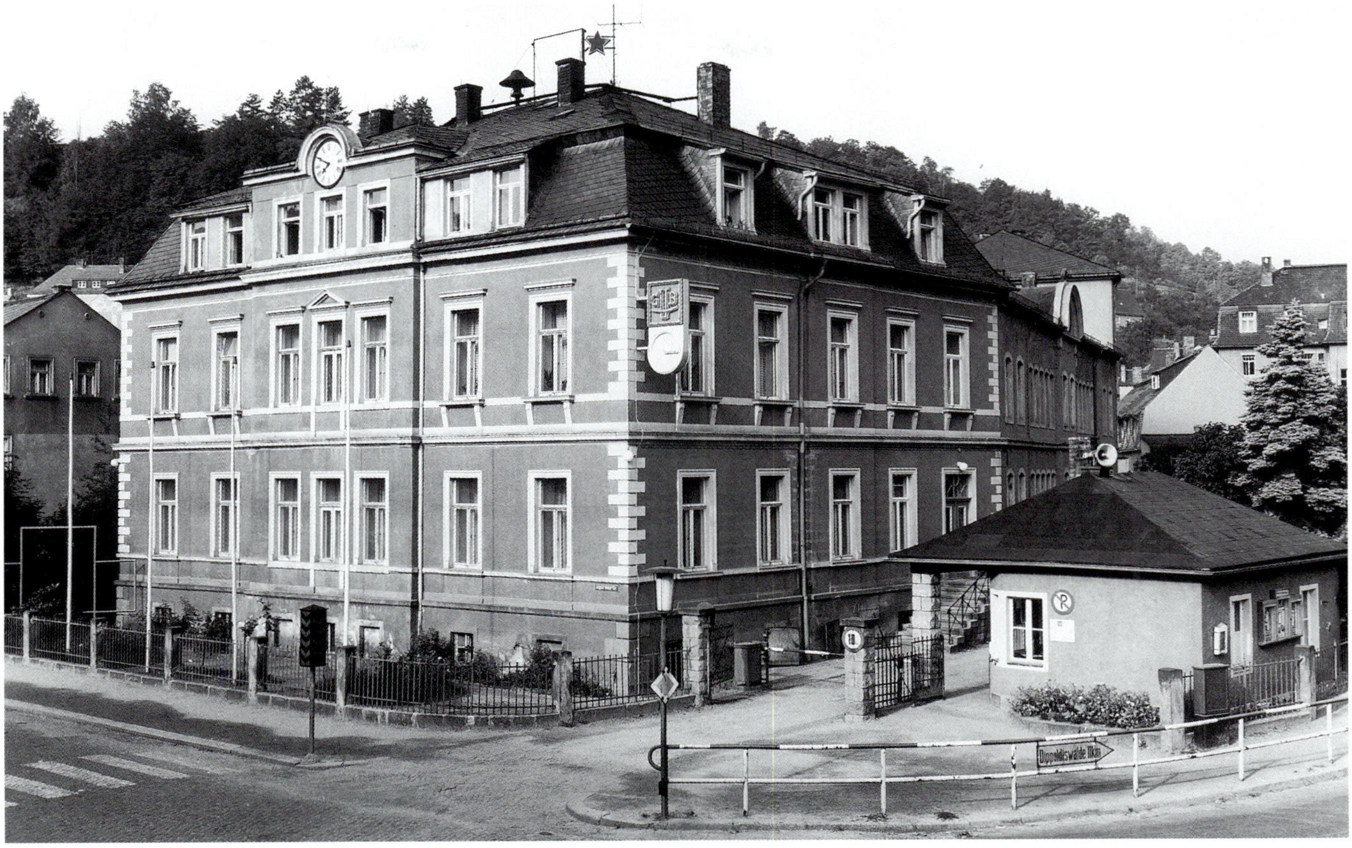

... mir war klar, dass das „zarte Pflänzchen Lange" nur freigestellt eine Chance zum Gelingen hatte.

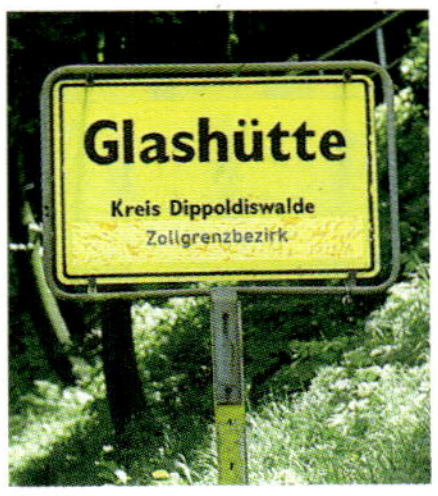

1989 dem Leiter des damaligen Großkombinats Elektronik und Feinwerktechnik unsere Ideen für eine Hilfestellung für die Raumschaft Glashütte unterbreitet. Das Großkombinat bestand seinerzeit aus der „Robotron", den diversen Computerchip- und Rechenmaschinenherstellern sowie den Uhrenfirmen Ruhla und Glashütter Uhrenbetriebe (GUB) mit insgesamt etwa 40.000 Beschäftigten. Unsere Idee war es, mit Hilfe unseres Know-hows ein „Joint Venture" mit der Uhrengruppe im Osten einzugehen. Wir haben wohl als eine der Ersten überhaupt ein ernsthaftes und motiviertes Interesse an einem industriellen Engagement in Ostdeutschland gezeigt.

Bereits im Februar 1990 konnten wir Glashütte, d. h. die GUB besuchen, und wir waren einigermaßen ernüchtert. Was wir uns in unseren theoretischen Überlegungen zurechtgelegt hatten, konnten wir nach dem ersten Augenschein nur unterstreichen: Es stand für uns außer Frage, dass das in einem Joint Venture angedachte Unternehmen „A. Lange & Söhne" auf jeden Fall aus dem viel zu großen VEB-Kombinat herausgehalten werden musste. Lange sollte ein selbstständiges Unternehmen werden, qualitäts- und marktorientiert, frei von geistigen und materiellen Altlasten, unter denen ein Aufbruch an die Spitze der Luxusuhren-Branche schlichtweg undenkbar gewesen wäre.

Davon wollten die Kombinatsleiter jedoch nichts wissen: Wir sollten, wenn schon, den gesamten Apparat in Glashütte mit seinen damals knapp 2000 Beschäftigten übernehmen. Bedenken Sie: Das war ein gutes halbes Jahr vor der Wiedervereinigung, und an der Kombinatsleitung führte damals kein Weg vorbei! Diese hatte zwar durchaus Interesse an einer Zusammenarbeit mit uns und wollte auch Herrn Lange in seine, wie sie sagten „historische Pflicht" nehmen. Nun, ich kannte ja Betriebe dieser Größenordnung mit ihren zum Teil riesigen Produktionsstückzahlen aus eigener Erfahrung (Günter Blümlein war lange Jahre Geschäftsführer bei Junghans, Red.), und mir war klar, dass das „zarte Pflänzchen Lange" nur freigestellt eine Chance zum Gelingen hatte.

Der Gedanke an ein Joint Venture wurde dann von der überraschend schnell vollzogenen Wiedervereinigung überholt, und am 7. Dezember 1990 schritt Walter Lange zur Tat und gründete seine „Lange Uhren GmbH", an der sich unsere Uhrengruppe im Zuge einer substanziellen Kapital-

Für die Uhrmacher in Glashütte war Patek Philippe im 1000 Kilometer entfernten Genf kein Vergleichsmaßstab.

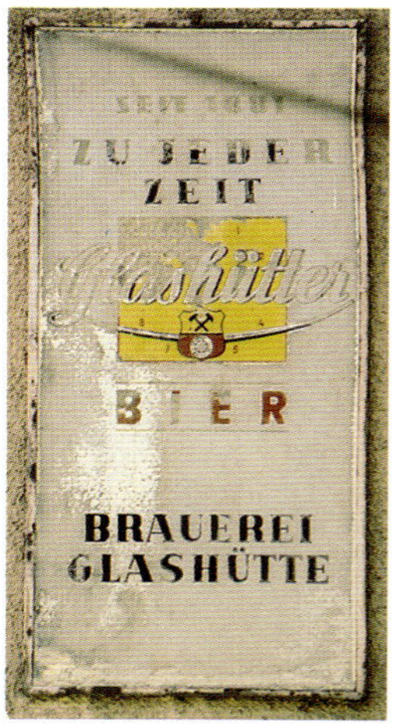

erhöhung mehrheitlich beteiligte. Die erste Firmenanschrift lautete „Ernst-Thälmann-Straße 7", die Privatanschrift einer Volksschulkameradin von Walter Lange.

Wir starteten mit dem Unternehmen also quasi aus dem Nichts! Aber vielleicht hat uns gerade das katastrophale Umfeld, dieser Zustand der „Stunde Null" zu all dem beflügelt und ermutigt, was die Uhrenwelt vier Jahre später mit zunehmendem Staunen zur Kenntnis nahm.

Wie ging es nach der Firmengründung weiter? Vor Ort in Glashütte hatten Sie ja noch nichts, keine Fabrik, keine Mitarbeiter ...

Günter Blümlein: Unsere ersten Mitarbeiter suchten wir zum Beispiel per Aushang am schwarzen Brett der GUB, und das war für alle Beteiligten völlig in Ordnung, denn es gab ja außerhalb dieses Großbetriebs nirgendwo Personal in Glashütte. Mit dem Wegbrechen der alten Märkte der DDR brach auch das Geschäft der GUB zusammen, und das Personal musste drastisch reduziert werden, wie Sie es ja selbst miterlebt haben in den vier Jahren zwischen 1991 und 1994. Letztlich wurde diese große Firma zurückgeführt auf einen verbleibenden Betrieb von etwa 70 Leuten, der sich seit 1994 in einer Neuausrichtung unter der Führung von Heinz Pfeifer nun wieder sehr erfolgreich entwickelt.

Aber zurück ins Jahr 1990, als wir einen Stamm von Mitarbeitern aufbauen wollten. Sie müssen nicht glauben, dass die Leute in Scharen zu uns gekommen wären! Die meisten GUB-Beschäftigten hofften noch immer auf eine „Komplettlösung", d. h. auf jemanden, der den Großbetrieb als Ganzes übernehmen wollte. Wir waren für viele dort mit unserem Traum eines Comebacks von A. Lange & Söhne so etwas wie Exoten – verständlich auch, wenn man sich erinnert, dass es Marketing im westlichen Sinn in der DDR ja nie gegeben hatte. Die GUB war die berufliche Heimat für zwei Generationen von Glashüttern gewesen. Freies Unternehmertum à la Lange war den Menschen ja als „klassenfeindlich" bekannt.

Aber immerhin hatten wir etwa 120 Bewerbungen für den benötigten ersten Stamm an Mitarbeitern, aus denen wir ein gutes Dutzend hervorragender Fachleute auswählten. Unter den Bewerberinnen und Bewerbern waren einige, deren Großväter schon bei Lange gearbeitet hatten. Einer brachte in einem Schächtelchen sorgfältig verpackte Teile eines angefangenen Tourbillons mit, an dem sein Vater oder Großvater damals noch gearbeitet hatte. Oder da war eine Konstrukteurin, die sich bei Walter Lange spontan im Ort – auf der Straße – beworben hat und sich mit den Worten vorstellte: „Ich bin die Enkelin Ihres früheren Chronometermachers Herr Soundso." Das war für Herrn Lange natürlich Referenz genug, uns die Dame wärmstens zu empfehlen.

Die damalige Kombinatsleitung und später dann auch die hinzugestoßene Treuhandanstalt haben unser Bemühen um die Schaffung von hochqualifizierten Arbeitsplätzen begrüßt. Da auch alle zur Verfügung stehenden Räumlichkeiten in Glashütte damals zum Kombinat gehörten, wurde das Stammhaus der Firma Lange geräumt und für unsere Zwecke vorbereitet. Hartmut Knothe, damals noch Direktor der zentralen Betriebsfachschule „Makarenko", die auch zur GUB gehörte, war unser erster Mitarbeiter und hatte sein Büro in der Altenberger Straße 1.

Augenblick – die Firma Lange Uhren GmbH hat doch ihren Sitz in der Altenberger Straße 15, der ehemaligen Präzisionsuhrenfabrik von Strasser & Rohde?

Günter Blümlein: Das ist richtig. Aber 1991 wechselten die Zuständigkeiten bei der Treuhandanstalt von Thüringen nach Berlin, und mit einem Mal wurde das Angebot, das Lange-Stammhaus samt Archiv und Museum an uns zu übertragen, wieder zurückgezogen. Da saßen wir also erstmals wieder auf der Straße. Im ehemaligen Produktionsgebäude der Präzisionsuhrenfabrik Strasser & Rohde fand Lange dann aber doch eine würdige Heimstatt.

Die Raum-Probleme waren aber sicher nicht die einzigen, mit denen Sie sich damals herumschlagen mussten. Es gab doch mit der GUB bzw. Treuhand auch Ärger wegen der Markenrechte?

Günter Blümlein: Das ist schon eine etwas längere Geschichte. Rückblickend betrachtet hatten wir bis Frühjahr 1993 ein ziemlich unwürdiges Hickhack mit der Treuhand bzw. der GUB um die Namens- bzw. Markenrechte, bis hin zu juristischen Auseinandersetzungen. Sie müssen wissen, dass ja alle an den früheren Glashütter Uhrenmanufakturen hängenden Warenzeichen untergegangen bzw. nach dem ab 1993 neu gültigen Markengesetz der BRD nicht mehr zulässig waren. Aber es konnte ja in niemandes Interesse sein, die Zukunft von Glashütte den Richtern und Rechtsanwälten zu überlassen. Glashütte musste den Uhrmachern gehören, deswegen waren wir ja überhaupt dorthin gegangen.

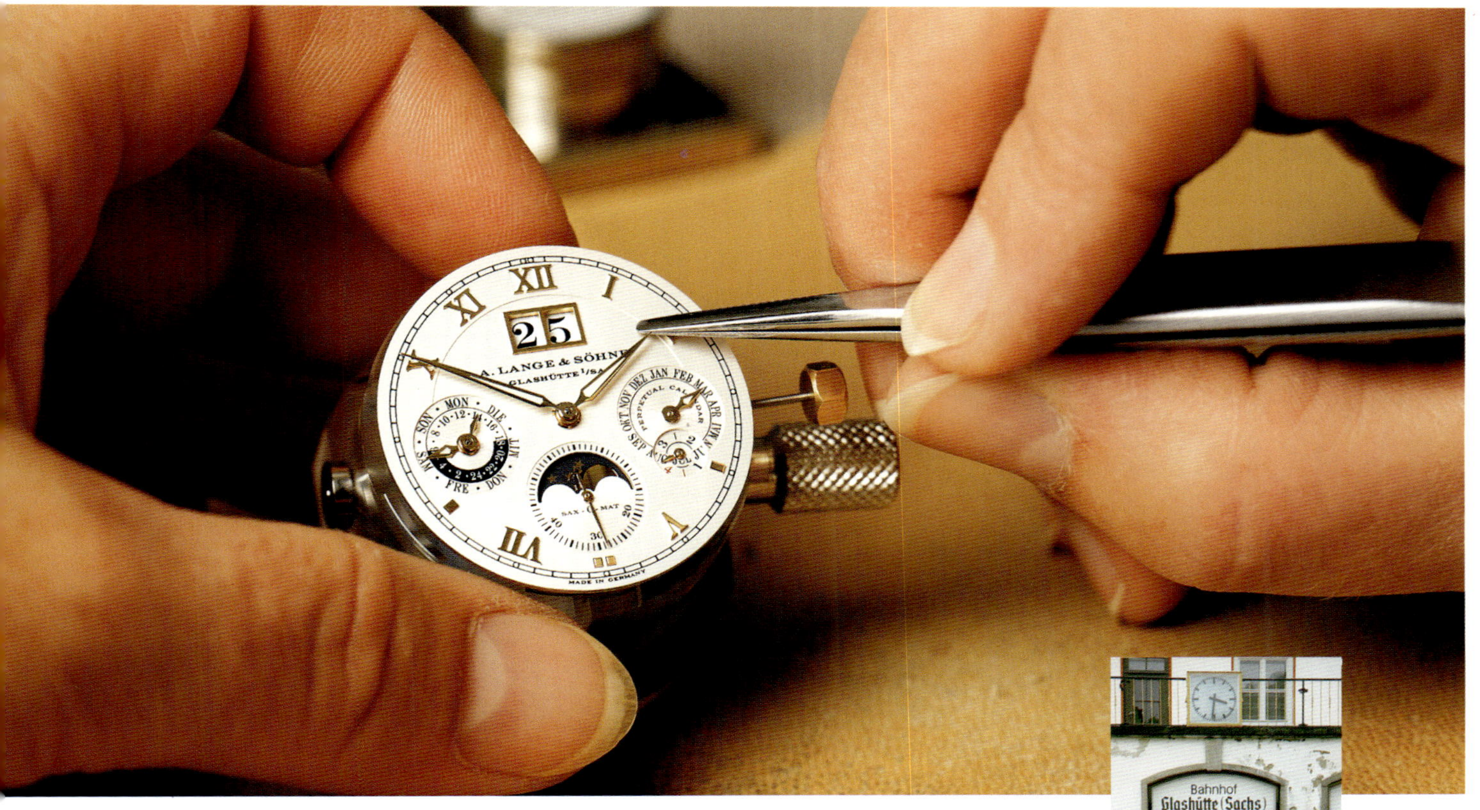

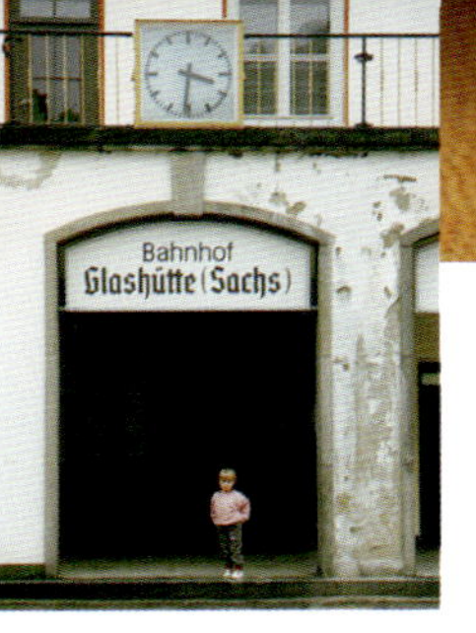

Um es kurz zu machen: Wir haben uns dann mit der GUB in einem Vertragswerk auf die jeweiligen Rechte an den Marken geeinigt. Zum Beispiel auch darauf, dass allein die Firma Lange auf den Ruf der früheren Uhrenmanufaktur A. Lange & Söhne und auf die damit verbundene Tradition anspruchsvoller Uhrmacherkunst Bezug nehmen darf. Im Gegenzug wurde vereinbart, dass die GUB, seit 1991 Glashütter Uhrenbetrieb GmbH, in der Werbung auf das Gründungsdatum 1845 Bezug nehmen darf. Daran hatte unser Herr Lange natürlich schwer zu schlucken, weil 1845 das Gründungsjahr des Lange'schen Unternehmens ist, der ersten industriellen Produktionsstätte für Feinuhren in Deutschland. Und nach dem Zweiten Weltkrieg wurde der elterliche Betrieb zusammen mit sechs weiteren mittelständischen Unternehmen vom SED-Regime unrechtmäßig enteignet, um ab 1951 im neu geschaffenen VEB Glashütte aufzugehen. Dem Rechtsnachfolger dieses „volkseigenen Betriebs" das Gründungsjahr des ältesten der enteigneten Unternehmen zugestehen zu müssen, das mussten die Nachfahren der Enteigneten schon als großes Unrecht empfinden. Aber bei Verhandlungen braucht es halt immer ein Geben und ein Nehmen, und die deutsche Geschichte lässt sich leider nicht mehr neu schreiben.

Das Unrecht des SED-Regimes wurde nach der Wiedervereinigung in Sachen Rückgabe von enteignetem Gut der Einfachheit halber in vielen Bereichen höchst richterlich zementiert. Eine Rückübereignung der verbliebenen Aktiven der Familie Lange und der alten Firma A. Lange & Söhne an die Familie Lange wurde dadurch unmöglich gemacht. Es waren dies u. a. das Lange'sche Stammhaus, das Archiv der Firma Lange und das Museum. Diese gingen später in das Eigentum der Stadt Glashütte über.

Glashütte musste den Uhrmachern gehören, deswegen waren wir ja überhaupt dorthin gegangen.

Wir können uns heute in Glashütte alle auf das konzentrieren, was wirklich wichtig ist, nämlich die Entwicklung und die Fertigung feinster Zeitmesser aus Glashütte, und der allgemeine Erfolg sollte die alten Wunden bald schließen helfen.

Warum wollten Sie denn partout nicht die gesamte GUB übernehmen, dann hätten Sie diese Probleme erst gar nicht gehabt?

■ **Günter Blümlein:** Uhren, wie wir sie in alter Lange'scher Manier bauen wollten, hatten in der GUB seit über vierzig Jahren keine Tradition mehr. Woher sollten wir die

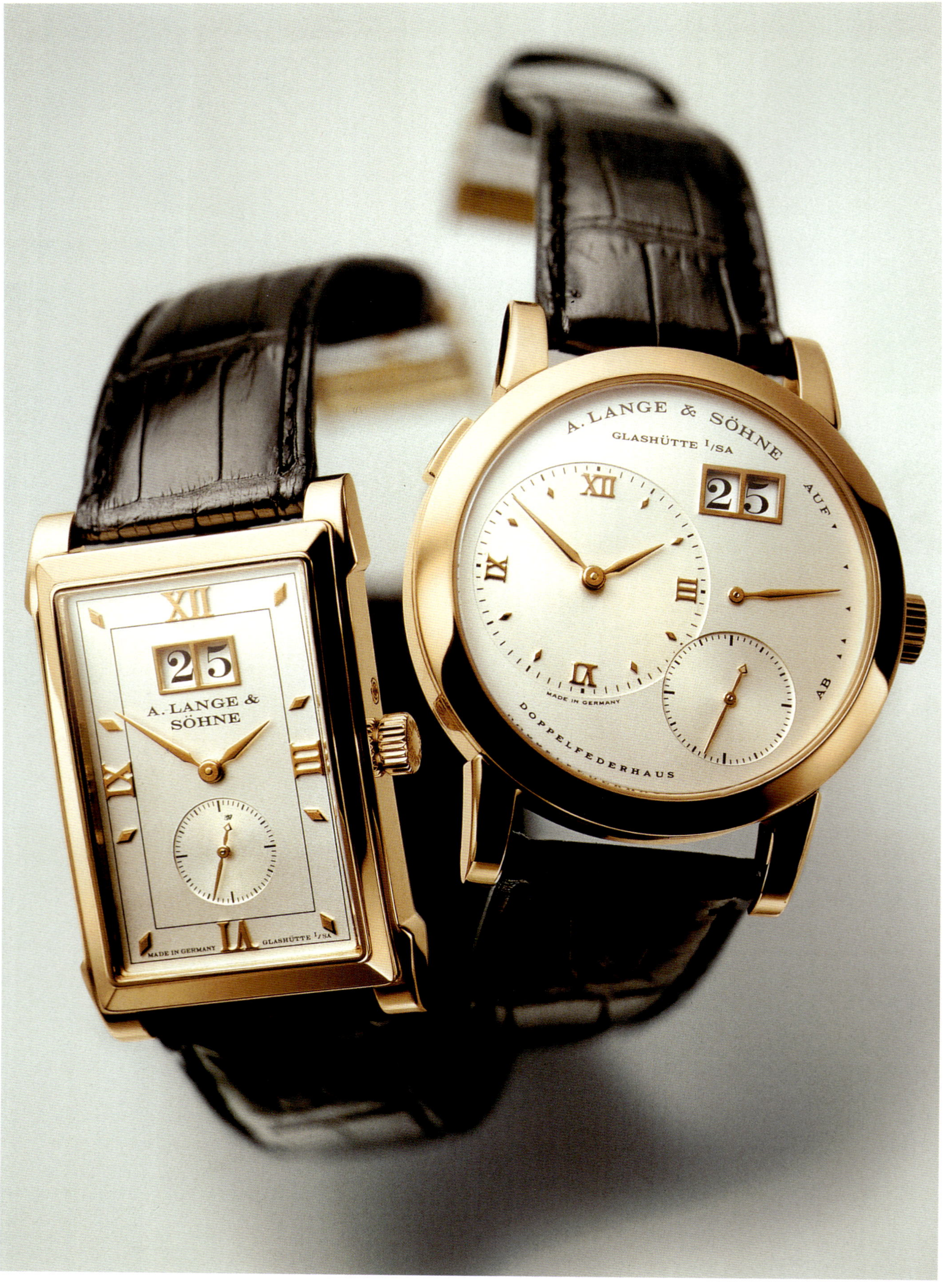
25
A. LANGE &
SÖHNE
MADE IN GERMANY
GLASHÜTTE I/SA
A. LANGE & SÖHNE
GLASHÜTTE I/SA
25
AUF
AB
MADE IN GERMANY
DOPPELFEDERHAUS

Glaubwürdigkeit nehmen? Die Wiedergeburt der Marke A. Lange & Söhne konnte aus unserer Sicht nur losgelöst von den Altlasten eines unflexiblen „VEB" gelingen.

Außerdem war ich immer für den gesunden Wettbewerb hier am Ort, das entspricht meiner geschäftlichen Grundeinstellung. Alle Marken in einer Hand, das hatten die Leute in Glashütte ja schon zur Genüge gehabt, das konnte die Zielrichtung nicht sein. Die Konkurrenz vor Ort, oder wie es Herr Lange gerne mit den Worten seines Urgroßvaters ausdrückt, „die Firma Lange als Alaunkristall, um den herum sich Neues bildet", ist ja die Triebfeder für diese Uhrenlandschaft. Für die Uhrmacher in Glashütte war Patek Philippe im 1000 Kilometer entfernten Genf kein Vergleichsmaßstab. Man brauchte hier andere Motivationsquellen und Adrenalinstöße, eben den Wettbewerb am Platz. Mit dieser Vision ging Lange 1994 mit den wohl luxuriösesten Uhren an den Markt und bereitete quasi als Pflug den Boden für den Erfolg, den heute alle in Glashütte ansässigen Uhrenfirmen genießen. Das ist der Verdienst aller in Glashütte ansässigen Anbieter, von Lange über den Glashütter Uhrenbetrieb, Nomos, Mühle und Union. Und der Wettbewerb spielt natürlich auch eine wichtige Rolle. Wir bedauern also nicht, die GUB damals nicht übernommen zu haben.

Hat Sie der internationale Erfolg überrascht?

Günter Blümlein: Zugegeben, in dieser Form ja. Wir haben natürlich davon geträumt. Aber im Grunde gingen wir davon aus, mit einer „Deutschen Luxusuhr" zuerst einmal und leichter in Deutschland Erfolg zu haben. Mit einem gewissen Schmunzeln darf ich heute eingestehen, wie wir uns damals „optimal" auf den heimischen Markt einstellen wollten: Die „Cabaret" sollte sogar den Namen „Schwarz-Rot-Gold" bekommen, mit ihrem schwarzen Zifferblatt, den roten Ziernähten am Band und dem goldenen Gehäuse erinnert sie noch daran. Und da, wo heute bei der „Lange 1" der Schriftzug „Doppelfederhaus" steht, sollte ursprünglich „Deutschland" stehen. Die ersten Prototypen sahen so aus. Aber die großen deutschen Gefühle im Zuge der Wiedervereinigung wichen dann doch rasch dem Alltag. Es kehrte wieder Normalität ein, und mit ihr verschwanden bei uns auch die aus heutiger Sicht kuriosen Ideen.

Strategisch wollten wir bei Lange, dass aus der Marke A. Lange & Söhne keine innerdeutsche Angelegenheit wurde. Deshalb legten wir unsere Distributionspolitik von Anfang an so fest, dass wir ein ausgewogenes Verhältnis zwischen Inland und Export hatten. Schon sechs Monate nach dem Comeback von A. Lange & Söhne starteten wir mit einer Reihe von ausgewählten, feinen Juwelieren in Italien, Südostasien und Japan, den USA, Frankreich und Großbritannien. Die Uhrenliebhaber in der ganzen Welt haben uns in ihre Märkte buchstäblich hineingezogen, die internationale Fachpresse war dabei sicherlich nicht ganz schuldlos. Bald schon war das Verhältnis Inland/Ausland etwa 60 zu 40. Der internationale Erfolg war also strategisch gewollt, ist aber in dieser Form auch für uns überraschend ausgefallen.

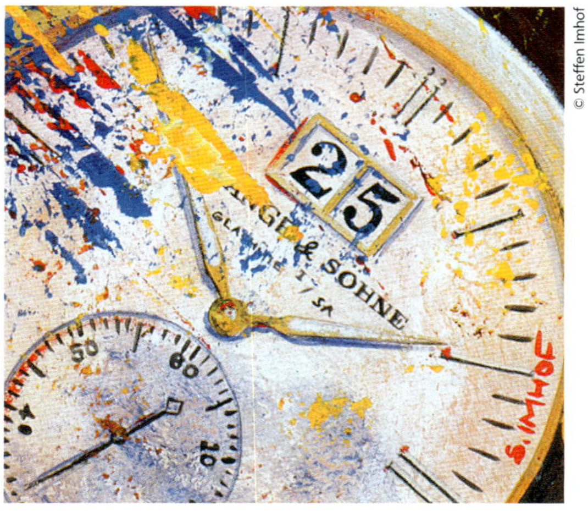

© Steffen Imhof

Die Marke A. Lange & Söhne ist so etwas wie ein Gesamtkunstwerk ...

Kommen wir nun zum Kernthema, den Uhren von A. Lange & Söhne. Diese Uhren verdienen ja nicht nur auf Grund ihres Markterfolgs besondere Beachtung, sondern würden in ihrer Stilsicherheit und ihrer technischen Exzellenz überall und zu jeder Zeit eine gute Figur abgeben.

Wie kam es, dass die Lange-Uhren der Neuzeit so aussehen, wie sie aussehen, und so sind, wie sie sind?

Günter Blümlein: Die Lange-Uhren stellen die Quintessenz aus unseren Gefühlen und Erfahrungen dar, sie müssen die Inhalte der Marke A. Lange & Söhne physisch ausdrücken. Und die Marke A. Lange & Söhne ist – erlauben Sie mir den Ausdruck – so etwas wie ein Gesamtkunstwerk, bestehend aus einer langen Geschichte, einer Leidenschaft der Mitarbeiter für die feine Uhr, dem Stil des Hauses, der Verantwortung für die Tradition und last but not least der einzigartigen Technik und Handwerkskunst, der wir uns bei Lange verschrieben haben.

Dies alles, diese Ideale umzusetzen in eine Form, in Technik, das war und ist nicht einfach. Wir haben hier nichts dem Zufall überlassen. Einer der Gründe für den homogenen gestalterischen Auftritt unserer Lange-Kollektion war sicher auch, dass diese ersten Uhren so quasi aus einer Hand kamen und damit vielleicht auch deshalb wie aus einem Guss sind. Wobei Sie das mit „einer Hand" nicht wörtlich nehmen müssen. Mit einer zunehmenden Zahl von Mitwirkenden, die ja in Anbetracht des rasanten Wachstums unseres Unternehmens notwendig werden, werden natürlich auch divergierende Vorstellungen zu Technik und Design in unserem Hause entstehen. Die Schlacht um die stilechte, die unverwechselbare, gleichzeitig aber vornehm zurückhaltende, schlichte Lange-Uhr wird immer neu geschlagen werden müssen, jetzt aber mit zunehmender Beteiligung vieler, und das macht es dann schon schwieriger als zur Stunde Null.

In der Gesamtgestaltung und Anmutung sollten unsere Lange-Uhren so etwas wie „typisch deutsch" sein, eben anders. Und dieses Anderssein ist bei uns der Grundsatz für das Design. Bei der Aufgabe, die wir uns bei Lange gestellt haben, nämlich anders als die Schweizer zu sein, kam mir persönlich sicher entgegen, dass ich bereits an vielen erfolgreichen Schweizer Uhren mitwirken durfte. Da fällt es einem schon leichter zu definieren, was denn überhaupt anders sein muss und kann.

Um dieses „Anderssein" bemüht sich doch wohl jeder ...

■ **Günter Blümlein:** Nun, in jeder Branche gibt es solche, die durch Innovation eine Alleinstellung erreichen wollen, und solche, die ihren Erfolg durch Imitation suchen. Ich meine, dass die Uhrenbranche leider zu einem Gutteil aus Nachahmern besteht. Ich würde zum Beispiel ein so ausgeprägtes Design-Element wie eine Kannellierung auf der Lünette einer Uhr nie machen, weil das Rolex schon tut. Oder schauen Sie, wie schnell sich die Branche auf das Lange'sche Großdatum gestürzt hat. Ideenklau ist für die meisten halt leider der einfachere Weg zum Ziel. Das „Andersseinwollen" ist auch eine Frage der persönlichen Einstellung, des Charakters.

Bei Lange haben wir bewusst nicht irgendwohin geschielt, sondern uns hingesetzt und überlegt, was denn bei einer Uhr „typisch deutsch" sein könnte. So kamen wir zum Beispiel unter anderem auch auf das Gewicht der Uhr. Stellen Sie sich zum Beispiel vor, wie es sich anhört, wenn man die Tür eines feinen deutschen Luxus-Autos schließt. Es macht „pflopp", und das schätzen die Kunden, das wird als Ausdruck von Wertigkeit empfunden. Und wenn ich eine Lange-Uhr in die Hand nehme, dann verursacht ihr gesundes Eigengewicht auch irgendwie dieses „pflopp". Aber das ist nur ein kleines Beispiel.

Ich geniere mich immer ein bisschen, wenn ich den Begriff „Gesamtkunstwerk" für eine Lange-Uhr benütze. Aber es muss halt alles stimmig sein an einer Lange. Es lag in der Natur der Sache, dass der erste wirklich ernst zu nehmende Angreifer der Schweizer Bastion im Bereich der höchstpreisigen Luxus-Uhren besonders im Blickfeld stehen und dementsprechend kritisch betrachtet werden würde. Eine Lange ist deshalb auch rundum gestaltet. Auch wenn Sie die Uhr umdrehen, muss einen das Gefühl dieser Lange'schen Wertigkeit förmlich „anspringen". Wir verwenden genauso viel Sorgfalt auf das Design des Uhrwerks und seiner Einzelteile wie auf das Design von Gehäuse, Zifferblatt und Zeiger oder der Schließe des Bandes. Denn letztlich wird eine Lange vorwiegend wegen ihres Inhalts gekauft. Ich gehe sogar einen Schritt weiter: Wenn man Design im Sinne von besonders auffallend oder gar markantes Styling versteht, dann haben unsere Uhren im Grunde genommen gar kein Design.

Da muss ich Ihnen aber widersprechen: Man mag das Design der Lange-Uhren vielleicht nicht sehen, aber man spürt es. Die technische Qualität erschließt sich doch ohnehin nur einem kleinen Prozentsatz der Käufer.

■ **Günter Blümlein:** Richtig, man sieht das Design nicht, aber man muss es spüren – wie Sie sagen. Und die technische Qualität mögen die Leute vielleicht auch nicht in jedem Fall begreifen, aber sie sollen sie spüren, über die Ausstrahlung. Unser Produkt-Design spielt sich bei uns zu 50 % im Uhrwerk ab. Unsere Ingenieure müssen bei der Konstruktion der Einzelteile regelrecht mit den Gestaltern feilschen, denn schon zu einem sehr frühen Zeitpunkt, ge-

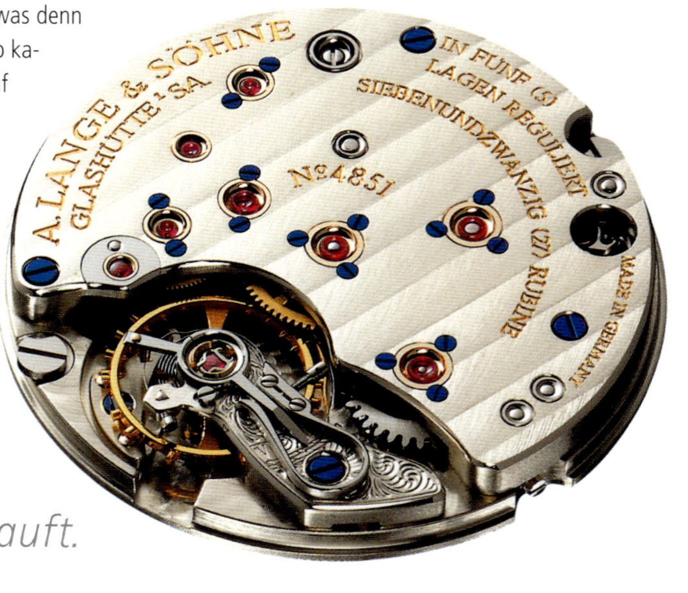

... letztlich wird eine Lange vorwiegend wegen ihres Inhalts gekauft.

Unsere Ingenieure müssen bei der Konstruktion der Einzelteile regelrecht mit den Gestaltern feilschen ...

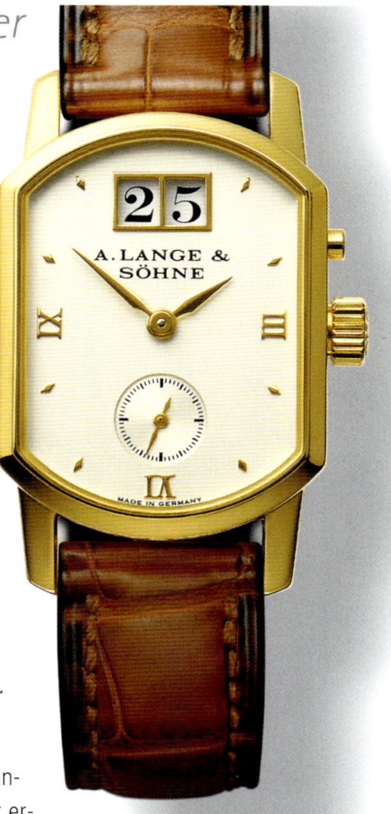

wissermaßen noch vor der eigentlichen Entwicklungs- und Konstruktionsarbeit, existiert neben dem Gesamtprodukt-Lastenheft auch ein Design-Lastenheft für den Uhrwerkskonstrukteur. Das unterscheidet uns, würde ich sagen, vom Gros der Branche – bei uns folgt die Technik dem Design. Deshalb sind unsere Uhrwerke auch immer maßgeschneidert, exakt passend zur Form und Größe der Uhrgehäuse. Und das geht natürlich nur, wenn man eigene Uhrwerke macht, also keine Standard-Lösungen anbietet. Das Uhrwerk-Design der Lange 1 oder des Datograph, das sind im Grunde ganz verrückte Konstruktionen, völlig unkonventionell in der Anordnung bestimmter wichtiger Bauteile wie der Aufzugswelle, der Federhäuser, der Position der Zeiger auf dem Zifferblatt oder der Datumsanzeige. Dieses „Querdenken" bei der Gestaltung der Uhrwerke ist sicher eines der herausragendsten Merkmale Lange'scher Uhrmacherkunst in der Neuzeit, das differenziert uns ganz besonders von unseren Wettbewerbern.

Sie gelten in der Branche persönlich in Design-Fragen als Perfektionist. Wie sehen Sie das selbst?

■ **Günter Blümlein:** Wenn man sich selbst in Design-Fragen an Begriffen wie Zeitlosigkeit, Zurückhaltung und vornehme Schlichtheit orientiert und aufgesetzte Stilelemente und Dekorationen ablehnt, dann bleibt im Grunde genommen nur die Detailarbeit, und die verschlingt viel Zeit. Da wird in der Tat gefeilscht und gerungen um das letzte Zehntel, um eine kaum wahrnehmbare Nuance in der Farbe, da werden mit den Fingerspitzen haptisch die Formen und Kanten beurteilt und kritisiert, selbst die Nase und das Ohr sind Mitspieler, wenn ich an den Geruch von Lederbändern oder den „Sound" des Uhrwerks beim Handaufzug oder beim Drücken des Chronographen-Mechanismus denke.

An der Langematik haben wir zum Beispiel viel länger gesessen als an der Lange 1, obwohl sie doch gar nicht so auffällig erscheint wie die Lange 1. Die Langematik als Automatikuhr sollte bewusst etwas anderes werden als die Lange 1. Es ist immer schwer, einen würdigen Nachfolger bzw. eine würdige Ergänzung zu etwas bereits ganz Besonderem – wie es die Lange 1 ja unstrittig wurde – zu finden, zumal dieses Modell auf Grund seiner damals etwas exotisch wirkenden asymmetrischen Zifferblattaufteilung quasi vom Start weg zum Symbol unserer Marke wurde. Das machte die Sache bei der Gestaltung der Langematik nicht gerade einfacher, sollte auch diese Uhr schlicht im Auftritt sein, wie jede unserer Kreationen. Da wird man vielleicht notgedrungen zum Perfektionisten.

Was meinen Sie, würde Adolph Lange wohl sagen, wenn er die Lange-Uhren der Neuzeit sehen könnte?

■ **Günter Blümlein:** Nun, ich könnte mir vorstellen, dass er vielleicht erstaunt fragen würde, warum wir denn seine hochkarätige sächsische Uhrmacherkunst in so kleine Gehäuse quetschen, nur um sie dann am Handgelenk tragen zu müssen (Adolph Lange starb 1875, ein Vierteljahrhundert vor der Verbreitung der Armbanduhren, Red.).

Vielleicht können Sie uns abschließend in wenigen Worten so quasi als Ihr Credo zusammenfassen, wie bei Lange die Produkte entwickelt und gebaut werden.

■ **Günter Blümlein:** Sie kennen einen unserer Werbesprüche, den wir vor allem im Ausland schalten: „Die Schweizer bauen die besten Uhren der Welt – die Sachsen auch." Wir wollen – und so haben Walter Lange und wir es in unserem Gesellschaftervertrag auch festgeschrieben – wieder die besten Uhren der Welt bauen, in der Qualität und der Tradition der legendären Taschenuhren der alten Lange'schen Manufaktur und uns dabei immer wieder kritisch hinterfragen: Wie hätte wohl Ferdinand Adolph Lange gedacht und gehandelt, wenn er heute noch leben würde und eine Armbanduhr bauen müsste.

Ohne Ferdinand Adolph Lange persönlich gekannt zu haben, würde ich glauben, dass Sie in seinem Sinne handeln. Ich danke Ihnen für das Gespräch. ■

(Das Interview führte Peter Braun im Dezember 1998)

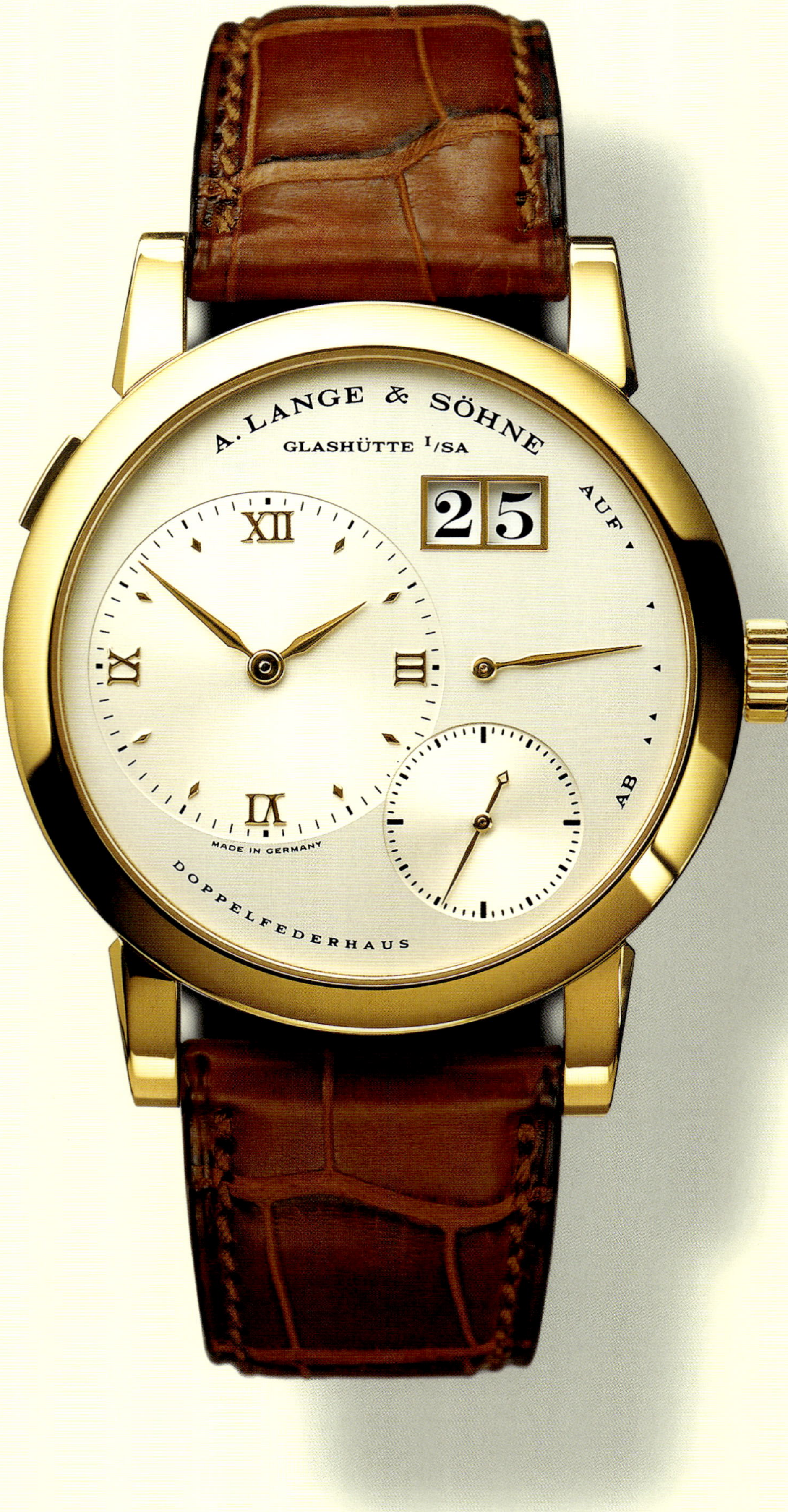
A. LANGE & SÖHNE
GLASHÜTTE I/SA
25
AUF
AB
MADE IN GERMANY
DOPPELFEDERHAUS

Die Uhren von A. Lange & Söhne

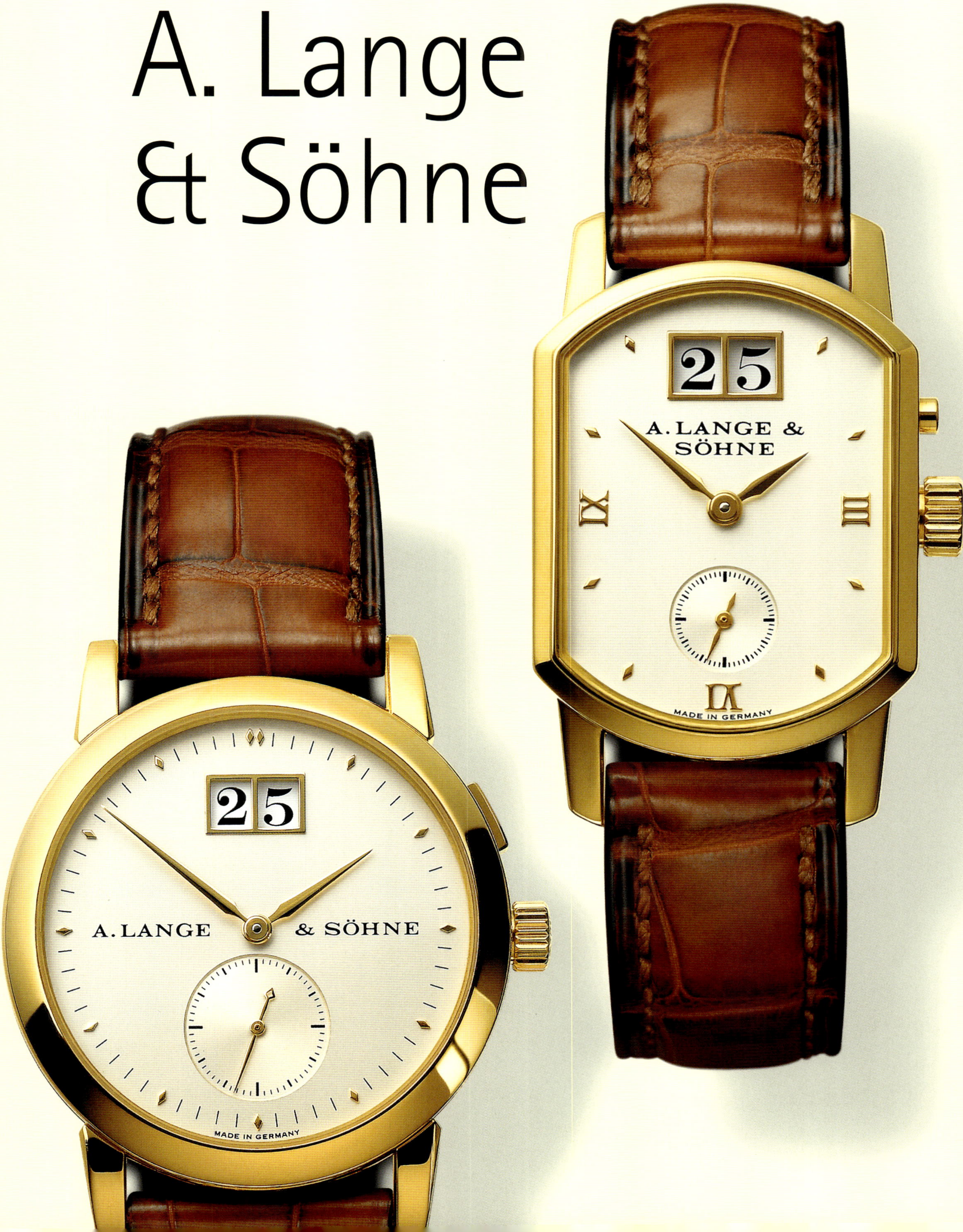

Erfolgreiches Lieblingskind

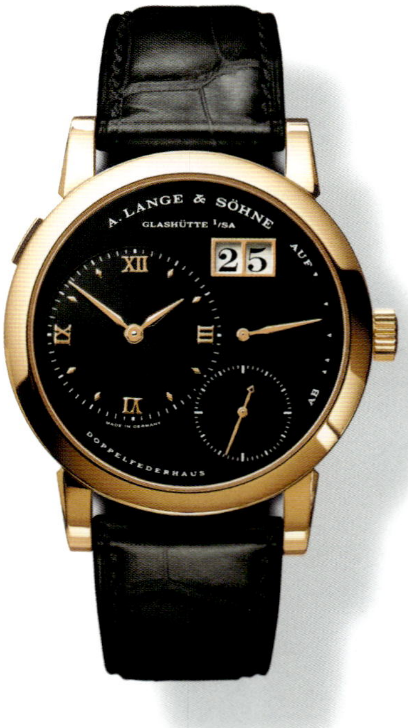

Die Lange 1 wurde nach ihrer Lancierung im Jahre 1994 binnen kürzester Zeit zum Liebling der Uhrenfreunde und avancierte zum Symbol der Manufaktur A. Lange & Söhne und der Handwerkskunst sächsischer Uhrmacher schlechthin.

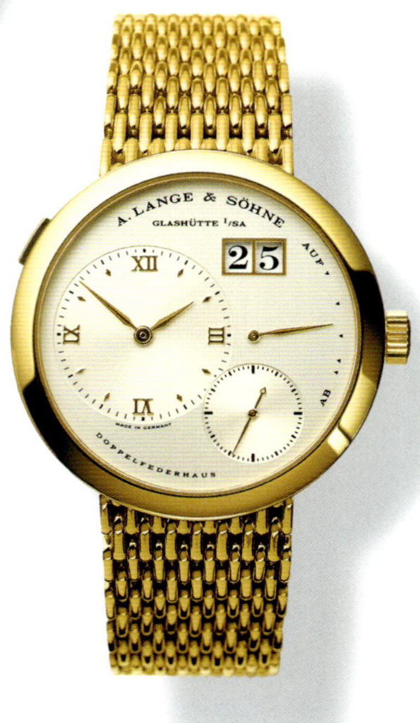

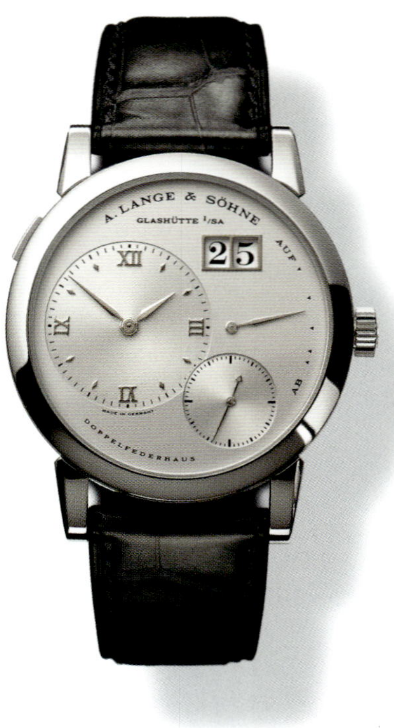

Man übertreibt wohl nicht mit der Behauptung, dass mit der seither mit Preisen überhäuften Lange 1 ein Stück Uhrengeschichte geschrieben wurde. Besonders bemerkenswert an dieser Uhr ist nicht nur ihre äußere Erscheinung und ihre zum Teil bahnbrechende Technik.

Bemerkenswert war seinerzeit vor allem, dass niemand im Jahre 1994 erwartet hatte, dass die Uhren von „A. Lange & Söhne neu" so nahtlos an die Qualität der Uhren von „A. Lange & Söhne alt" anknüpfen würden, als habe es die Zwangspause von fast 50 Jahren während der zum Glück vorübergegangenen Existenz des ersten deutschen Arbeiter- und Bauernstaates nie gegeben.

Der Erwartungsdruck, der auf den Uhren-Ingenieuren in Glashütte lastete, war gewaltig, denn die Vorfahren von Wal-

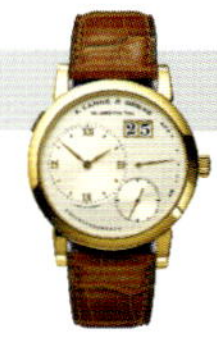

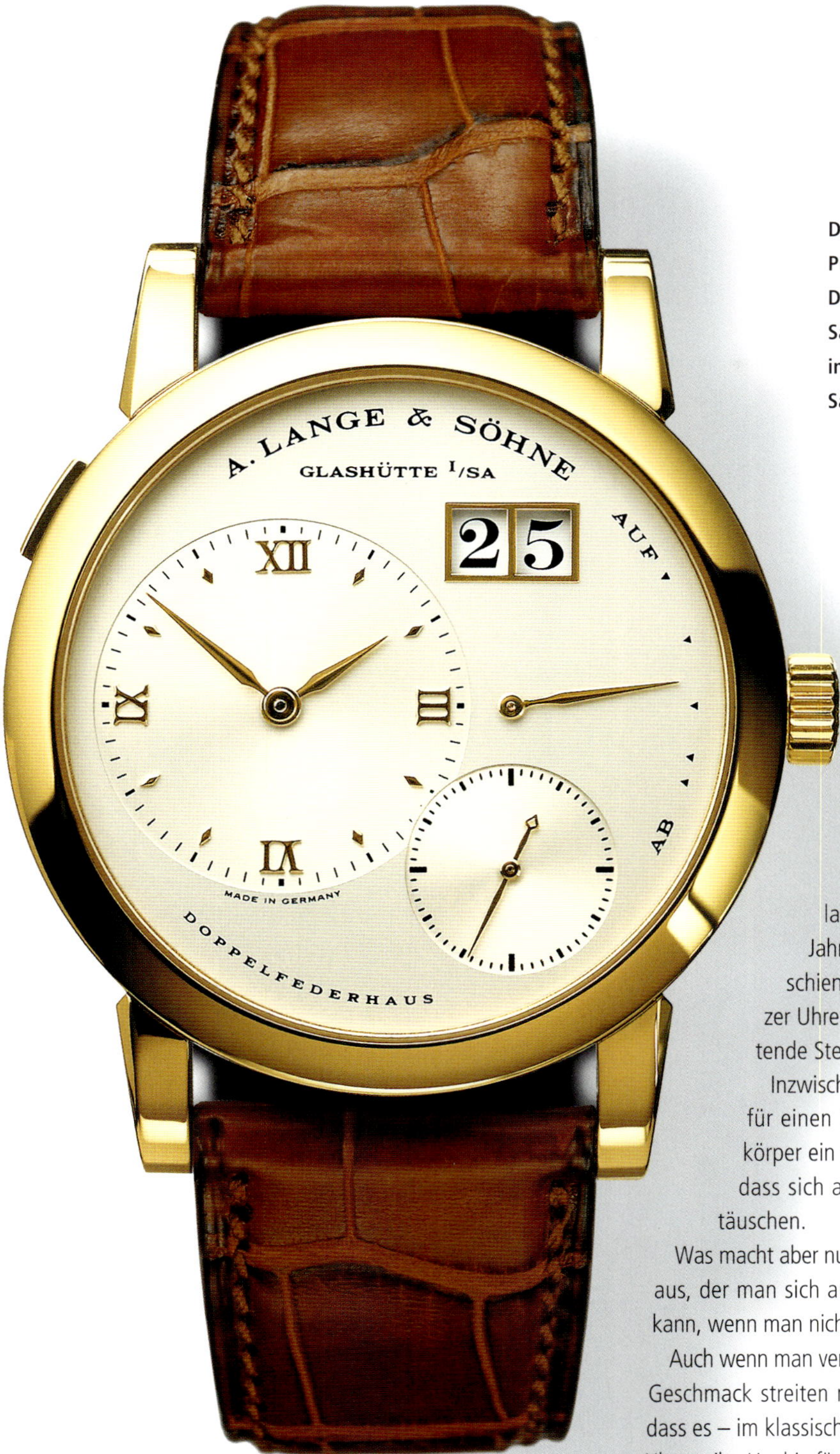

Die Lange 1: Gelbgoldgehäuse; auch in Platin, Weiß- oder Rotgold erhältlich; Durchmesser 38,5 mm; Höhe 10 mm; Saphirglas; Silberzifferblatt; Zeiger in Gelbgold; Goldkrone; Boden mit Saphirglas oder massiv.

ter Lange hatten die Sprunglatte auf die höchste Kerbe gelegt. Diese Latte galt es erneut zu überspringen. Alles darunter wäre von Uhrenbranche und Uhren-Enthusiasten nur schadenfroh kommentiert worden.

Inzwischen wissen wir, dass die Lange 1 nicht nur sozusagen als Flaggschiff der neuen, alten Marke A. Lange & Söhne einen besonders hohen Standard hat, etwa als habe man damals der Uhrenwelt sagen wollen: „Schaut einmal, was wir können."

Nein, schon die ebenfalls 1994 erschienenen Modelle Arkarde, Saxonia und vor allem das Tourbillon „Pour le Mérite" machten klar, dass diese Qualität eben der Standard aller Uhren der Marke A. Lange & Söhne ist und dass plötzlich am Uhrenhimmel ein neuer Stern aufgegangen war. Gleich einem Meteor, der auf seiner Umlaufbahn nun, nach rund 50 Jahren, wieder am Firmament erschienen ist und einige der Schweizer Uhren-Stars plötzlich als unbedeutende Sternchen erscheinen lässt.

Inzwischen wissen wir auch, dass der für einen Meteor gehaltene Himmelskörper ein veritabler Fixstern ist. Schön, dass sich auch Astronomen manchmal täuschen.

Was macht aber nun die Faszination der Lange 1 aus, der man sich auch dann schlecht entziehen kann, wenn man nicht der absolute Lange-Fan ist?

Auch wenn man vernünftigerweise nicht über den Geschmack streiten möchte, muss man zugeben, dass es – im klassischen Sinn – durchaus schönere Uhren gibt. Um hierfür Beispiele zu finden, muss man gar nicht andere Uhrenmarken hernehmen, sondern nur den Katalog von A. Lange & Söhne durchblättern. Ein visueller Genuss reiht sich hier an den nächsten. Die Arkade, die Langematik, die 1815, ja selbst die so ganz aus der Reihe tanzende Cabaret, sind Lehrbeispiele für Design nach der Prämisse „weniger ist mehr".

Aber die Lange 1? Eine Uhr mit kleinem Hauptzifferblatt, einem überdimensionierten „kleinen" Sekundenzeiger, einem scheinbar frei im Raum schwebenden Zeiger für die Gangreserveanzeige und einer gewaltigen Digitalanzeige, die in dessen Anzeigesektor hineinreicht und bei dieser Uhr (und nur bei dieser) an ein Zählwerk erinnert, wie man es manchmal bei Behörden vorfindet „Nr. 25 bitte in Raum 3".

Einer der Gründe für den Erfolg der Uhren von A. Lange & Söhne und des so herausragenden Modells Lange 1 scheint zu sein, dass man in Glashütte den Mut und die Muße hat, Uhren zu bauen mit Zutaten, die vergessen waren. Die heute niemand mehr verwendet, weil keine Uhr sie mehr braucht.

Keine Uhr braucht Gold-Chatons. Eine Schwanenhals-Feinreguliervorrichtung – ein Riesenaufwand ohne Notwendigkeit.

Aber genau das ist es. Kein Luxusauto fährt besser mit Edelholz-Interieur und der auf dem Silbertablett in edlem Porzellan servierte Kaffee wird auch nur mit Wasser aufgebrüht – und schmeckt trotzdem besser.

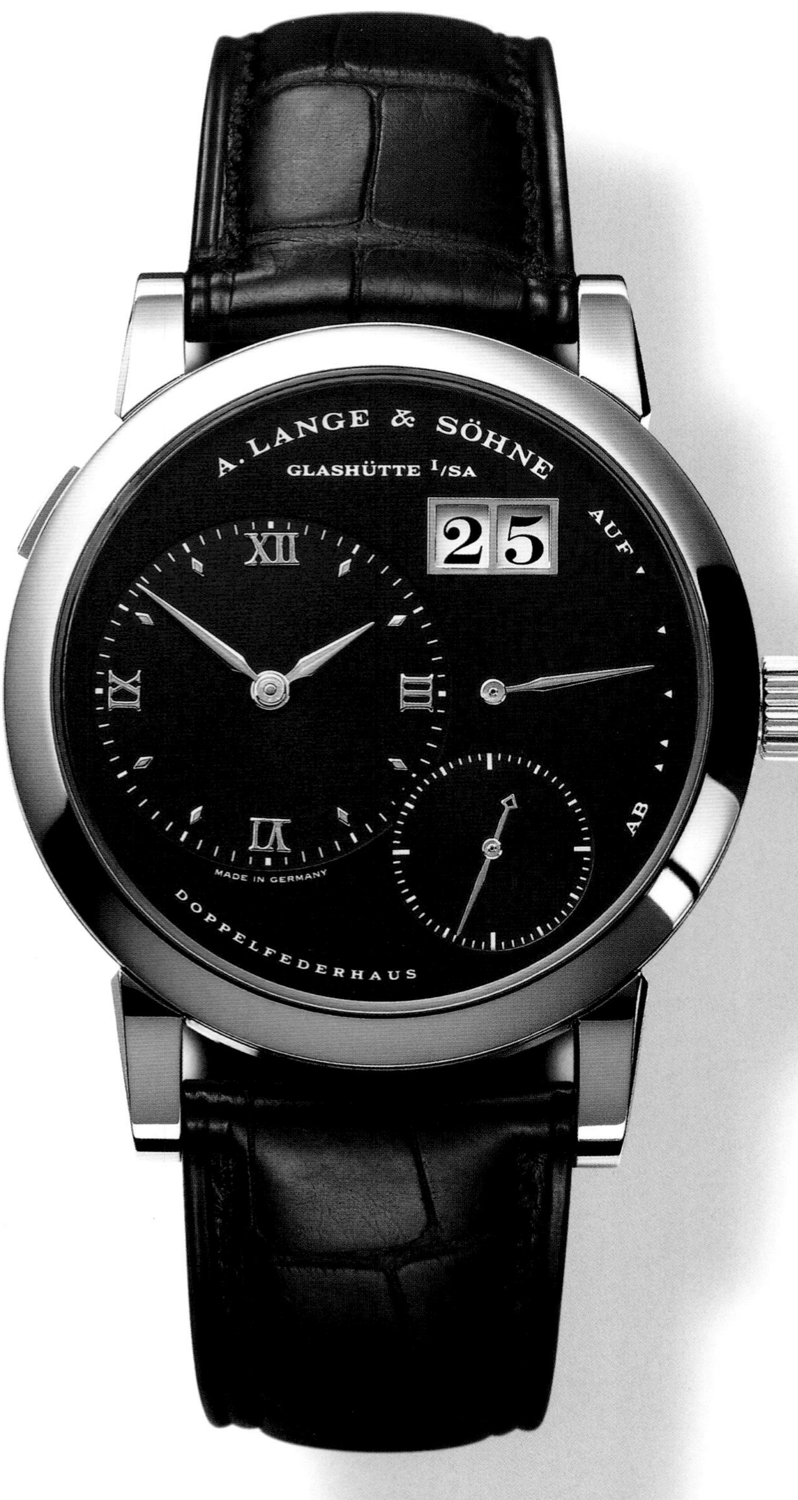

Die hochwertige mechanische Uhr im Allgemeinen und die Lange 1 im Besonderen vermitteln dem Besitzer in unserer so nüchternen, ausschließlich am Erfolg orientierten Welt das Gefühl, sich an einer wundervollen kleinen Maschine freuen zu dürfen, ohne, wie sonst immer, zunächst nach der zielgerichteten Zweckmäßigkeit fragen zu müssen.

Günter Blümlein, damals Chef der LMH-Gruppe (Les Manufactures Horlogères), zu der neben der Lange Uhren GmbH noch IWC und Jaeger-LeCoultre gehörten, hat sich dazu einmal in einem Interview des englischen Programms der Deutschen Welle geäußert:

„Vor dem Krieg waren Lange-Uhren immer handgemachte, sehr hoch entwickelte, kultivierte und individuelle Stücke. Wir setzen diese Tradition fort, wir machen sehr kleine Serien, individuelle Uhren. Jedes Uhrwerk wird von Hand zusammengesetzt und hat Bestandteile mit freien Handgravuren, ist also einmalig. Wir haben einige sehr anachronistische Teile in unseren Uhrwerken, wie beispielsweise die Dreiviertelplatine. Es gab früher dafür eine Begründung. Heute sind die Werke so hoch entwickelt, dass man solche Elemente nicht mehr braucht. Aber man liebt sie, wenn man sie sieht."

So ist es!

Kaum hat man die Lange 1 umgedreht und durch den Saphirglasboden einen Blick auf das Uhrwerk geworfen, wird Begeisterung zum vorherrschenden Gefühl. Die gewaltige

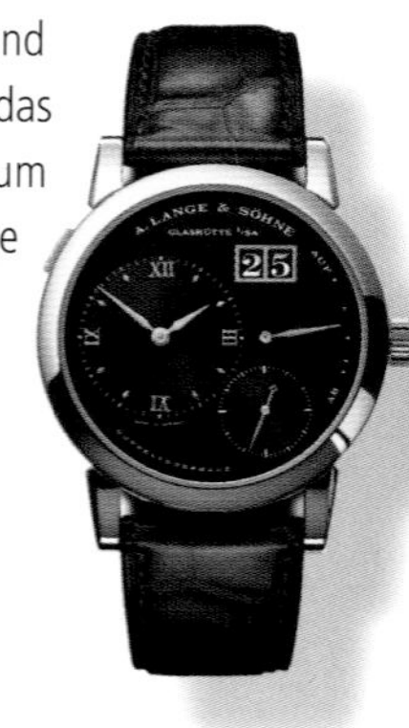

LANGE 1

gebaut seit	1994
Werk	Handaufzugs-Manufakturwerk, Kaliber L901.0, Durchmesser 30,4 mm, Höhe 5,9 mm, 53 Rubine, 9 verschraubte Gold-Chatons, Glucydur-Schraubenunruh, Nivarox-Spirale, Schwanenhals-Feinregulierung, Sekundenstopp, 21.600 A/h, Gangreserve mind. 72 h
Funktionen	Stunden, Minuten, kleine Sekunde, Gangreserveanzeige, Großdatum
Zifferblatt	Silber massiv, Zeiger aus Gold
Gehäuse	Gold 750, auch in Platin erhältlich, Durchmesser 38,5 mm, Höhe 10 mm, Saphirglas, Boden mit Saphirglas oder Gold/Platin massiv, Krone aus Gold

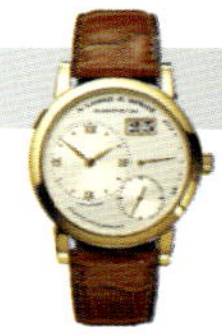

Die Kraft der zwei Herzen

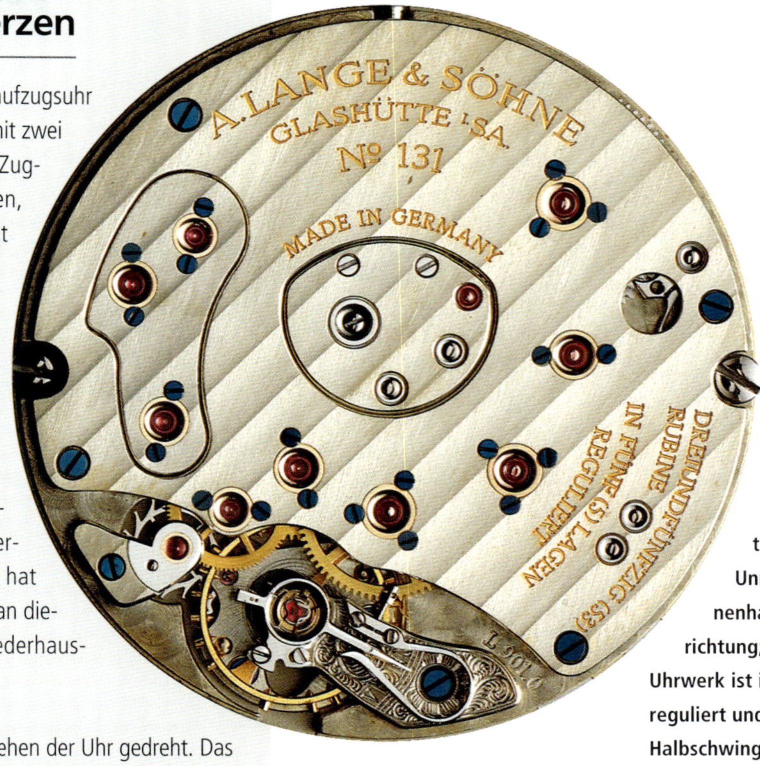

Lange Kaliber L901.0: Es hat einen Durchmesser von 30,4 mm und ist 5,9 mm hoch. Dreiviertelplatine aus Neusilber mit Glashütter Bandschliff; 9 verschraubte Gold-Chatons; Handgravur des Unruhklobens; Schwanenhals-Feinreguliervorrichtung; Sekundenstopp. Das Uhrwerk ist in fünf Lagen fein reguliert und hat eine mit 21.600 Halbschwingungen pro Stunde arbeitende Glucydur-Schraubenunruh.

Die extrem lange Gangdauer der Handaufzugsuhr Lange 1 basiert auf einer Konstruktion mit zwei Federhäusern. Diese Federhäuser, ihre Zugfedern, werden gleichzeitig aufgezogen, wenn die Aufzugskrone der Uhr gedreht wird. Bei anderen Uhren mit Doppelfederhaus werden dabei die Sperrräder beider Federhäuser gleichzeitig vom Aufzugsgetriebe gedreht. Nicht so beim Kaliber L901.0. Hier hat nur ein Sperrrad Verbindung mit dem Aufzug. Das „Sperrrad" des zweiten Federhauses ist eigentlich gar nicht Teil eines Gesperres, denn es sitzt zwar auf dem Vierkant des Federkerns, wie ein Sperrrad, hat aber keine Sperrklinke. Bei Lange hat man diesem Rad deshalb auch den Namen „Federhausrad" gegeben.

Was passiert nun im Einzelnen?

Die Krone der Lange 1 wird zum Aufziehen der Uhr gedreht. Das Aufzugsgetriebe dreht das auf dem ersten Federhaus sitzende Sperrrad. Die Sperrklinge wird von der Sperrklinkenfeder zwischen die Zähne des Sperrrades gedrückt. Das Zusammenspiel dieser drei Teile sorgt dafür, dass die Zugfeder eine Spannung aufbauen kann.

Das erste Federhaus hat keine direkte Verbindung zum Uhrwerk, ist aber über ein kleines Zwischenrad mit dem Federhausrad (Sperrrad) des zweiten Federhauses verbunden. Durch die Kraft, die der ersten Zugfeder durch das Aufziehen zugeführt wird, beginnen auch das Federhausrad des zweiten Federhauses und mit ihm dessen Federkern sich zu drehen. Die zweite Zugfeder wird also durch die erste aufgezogen, wobei sich gleichzeitig die erste Zugfeder so lange immer wieder entspannt, bis die zweite ganz aufgezogen ist. Schließlich sind beide Federn voll gespannt und das Federhaus Nr. 2 kann das Uhrwerk antreiben.

Durch geschickte Schaltung der Federhäuser und des Verbindungsritzels kann die Zugfeder des zweiten Federhauses sich zunächst ein Stück weit entspannen, bevor ihm von Federhaus Nr. 1 neue Kraft zugeführt wird.

Die beiden Zugfedern haben auf Grund der Konstruktion eine unterschiedliche Umdrehungszahl bis zum Entspannen der Federn. Sie liegt bei dem einen bei ca. 7,75 und beim anderen bei 6,2 Umdrehungen. Die Umdrehungszahlen müssen addiert werden, da die Federhäuser in Reihe arbeiten.

Das Übersetzungsverhältnis zum einmal pro Stunde drehenden Minutenrad beträgt 1 : 7,6. Hieraus ergibt sich folgende Berechnung der Gangdauer: 7,75 plus 6,20 ergibt 13,95 Federhausumdrehungen. Entsprechend des Übersetzungsverhältnisses multipliziert mit 7,6 ergibt sich eine Gangdauer von rund 106 Stunden, also deutlich mehr als vier Tagen.

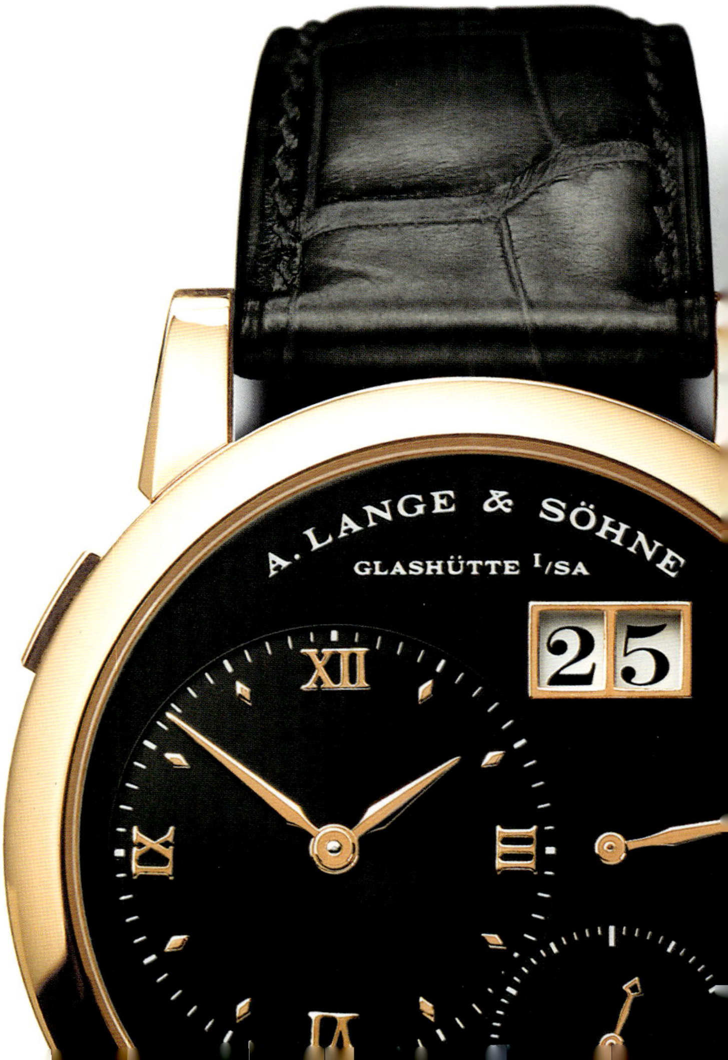

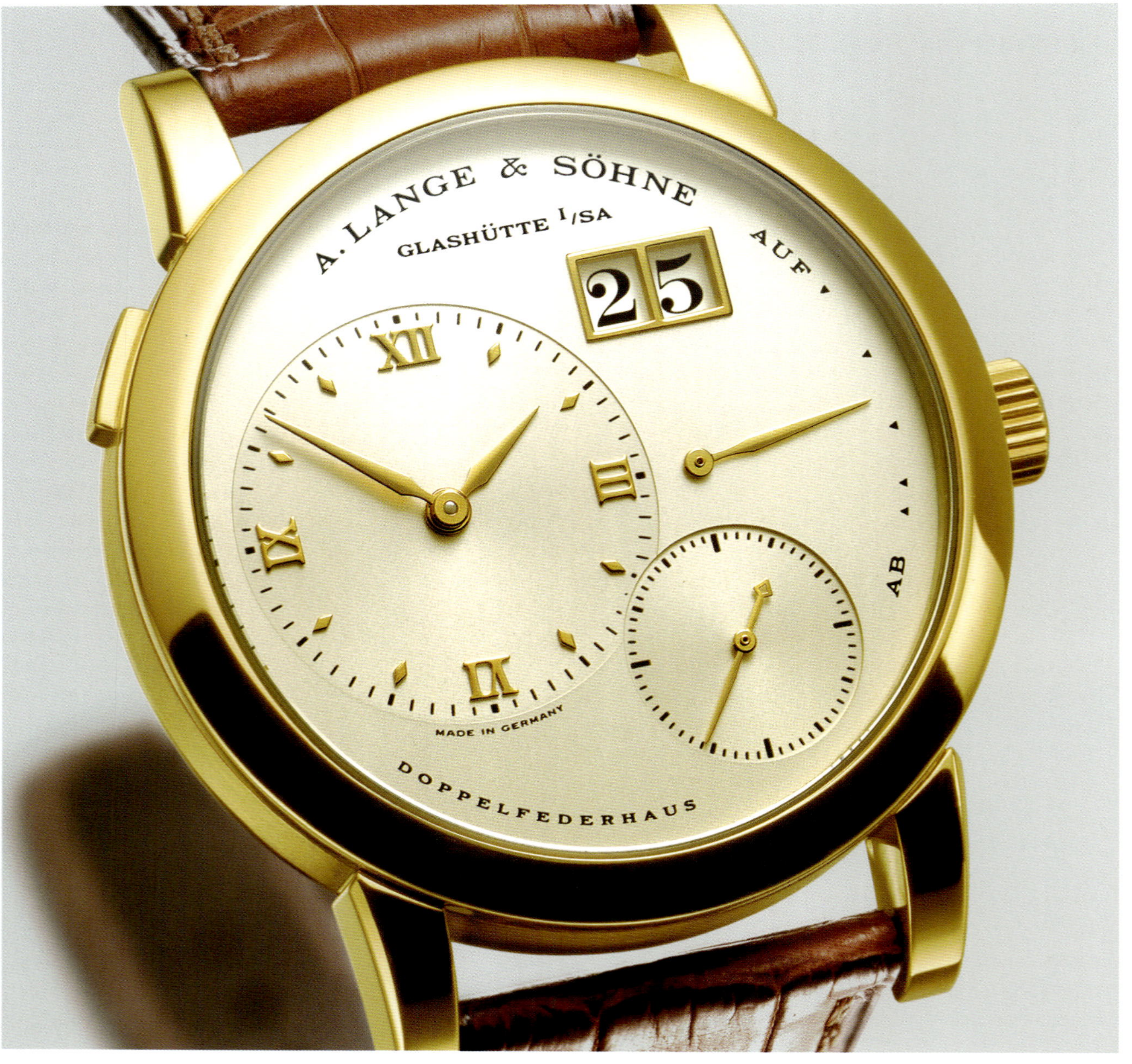

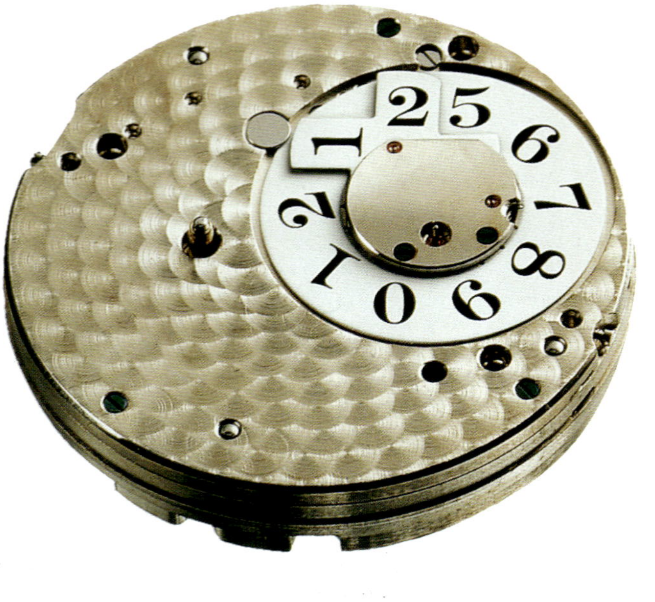

Platine aus naturbelassenem Neusilber erinnert mit ihrem Glashütter Bandschliff an den Panzer eines prähistorisches Tieres, mit dem dieses die empfindlichen Teile in seinem Innern schützen möchte.

Aber nicht nur die mit 21.600 Halbschwingungen eifrig pulsierende Unruh und das hurtig unter seinem eigenen Kloben drehende Ankerrad, sondern auch die neun goldenen Chatons, in denen die Lagersteine der Uhrwerksräder sitzen, lassen vermuten, welche spannenden mikromechanischen Vorgänge sich wohl unter der Werkplatte abspielen.

Die tiefblauen Schrauben, mit denen das komplizierte Maschinchen und seine Einzelteile zusammengehalten werden, erfreuen das Auge. Auch das polierte Deckplättchen auf dem oberen Ankerradzapfen und die zarte und dabei so kräftig wirkende Schwanenhals-Feinreguliervor-

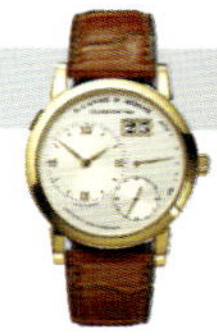

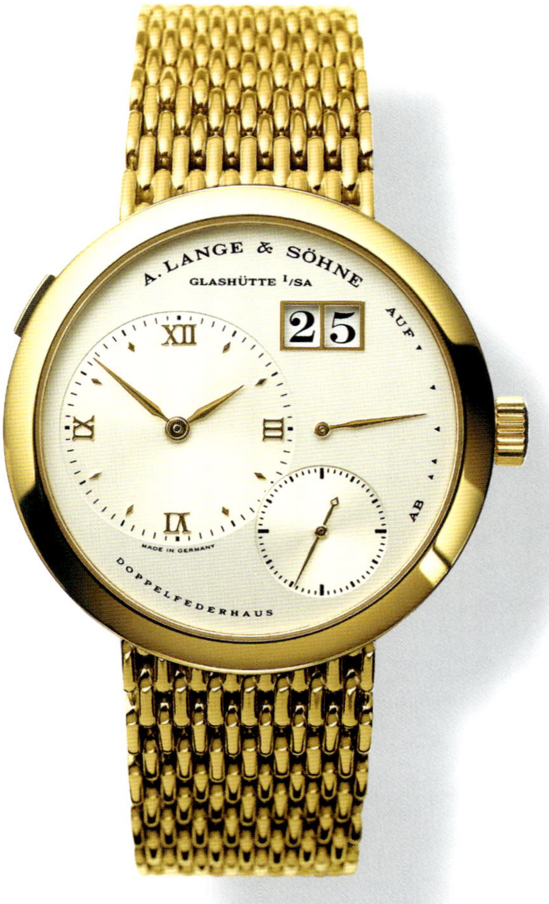

richtung auf dem handgravierten Unruhkloben machen das Uhrwerk zur Augenweide.

Die Lange 1 hat, im Gegensatz zur „normalen" Uhr, eine exzentrische Anzeige für Stunden und Minuten, was auch einen exzentrischen Werkaufbau zur Folge haben muss. Beim Werk der Lange 1, dem Kaliber L901.0, dreht das Minutenrad nicht wie gewohnt in der Mitte des Werkes, sondern wurde außerhalb des Zentrums platziert.

Weit entfernt davon verrichtet der Zeiger der am Rande des Zifferblattes untergebrachten kleinen Sekundenanzeige seinen Dienst. Allein um das zu ermöglichen, musste eine zusätzliche Räder-Verbindung geschaffen werden, denn die Nutzung des Sekundenrades innerhalb des eigentlichen Uhrwerkes, das den kleinen Zeiger üblicherweise trägt, war wegen der ungewöhnlichen Zifferblattaufteilung nicht möglich.

Gleich über dem Hilfszifferblatt für die Sekundenanzeige sitzt der große Zeiger für die Gangreserveanzeige, der in seiner Länge dem Minutenzeiger kaum nachsteht und den Weg vom „AUF" zum „AB" in etwa drei Tagen zurücklegt. Damit verweist er auf das konstruktive Hauptmerkmal der Lange 1: die große Gangdauer.

Diese wird durch den Einbau von zwei Federhäusern erreicht, deren Federn sich nacheinander entspannen und so die übliche Gangautonomie des Kalibers L901.0 im Vergleich zu anderen Uhrwerken mit Handaufzug mehr als verdreifachen (siehe Kasten).

Heute ist die preisgekrönte Uhr in vielen Varianten erhältlich. Gehäuse in Platin, Gelb-, Rot- und Weißgold stehen zur Verfügung, und zu dem großen Gehäuse mit einem Durchmesser von 38,5 mm hat sich ein kleines gesellt („Little 1"), dessen Schale nur 36,1 mm misst.

Das Zifferblatt aus massivem Silber wird bei den Gelbgoldversionen der Lange 1 zumeist in den Farben Champagner oder Argenté geordert, kommt aber auch in Blau zum Einsatz. In Kombination mit dem Weißgoldgehäuse gibt es nur Blau als Zifferblattfarbe, Rotgold wird kombiniert mit Schwarz, Platin wahlweise mit Schwarz oder rhodiniert-platinfarben.

Eine „Lange 1A" genannte Version nimmt in diesem Kreis eine Sonderstellung ein (unten). Im Rahmen einer auf 100 Uhren fortlaufend nummerierten Serie, die im Jahre 1998 anlässlich der Inbetriebnahme eines weiteren Produktionsgebäudes in Glashütte (die „Lange II") aufgelegt wurde, gab es ein guillochiertes Zifferblatt aus massivem Gold. Das Uhrwerk der „Lange 1A" war mit Ankerradkloben, Unruhkloben, Ankerrad und Anker aus Weiß- und Gelbgold ausgestattet. ■

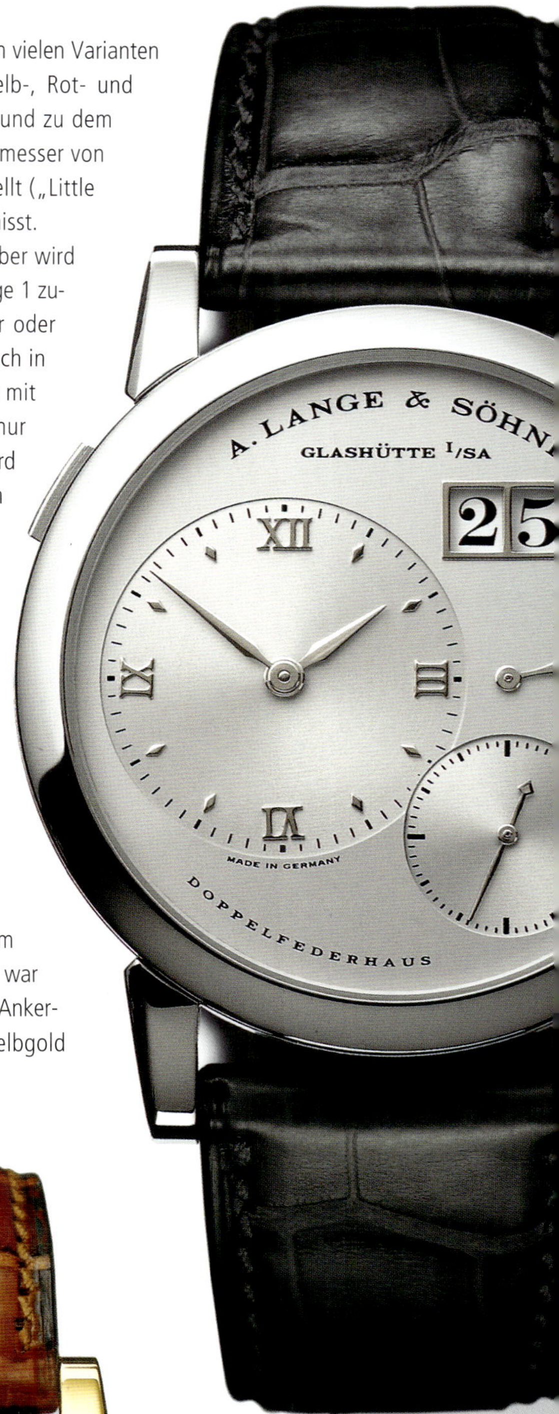

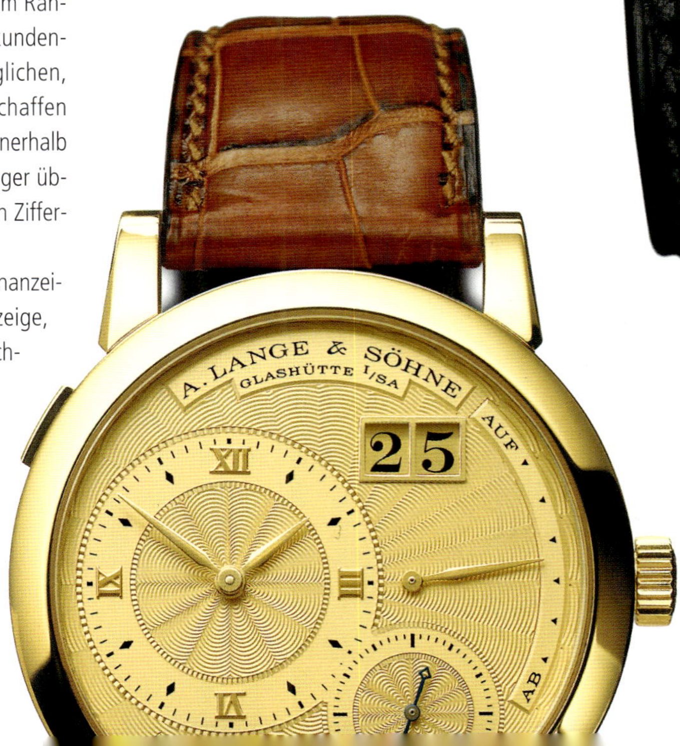

Die Schnecke und der Wirbelwind

Im Tourbillon „Pour le Mérite" haben die Ingenieure und Uhrmacher von A. Lange & Söhne zwei klassische Elemente des Uhrenbaus in einem Uhrwerk vereint, die mit aufwändiger Technik an verschiedenen Stellen des Uhrwerkes nur ein Ziel verfolgen: den genauen Gang der Uhr.

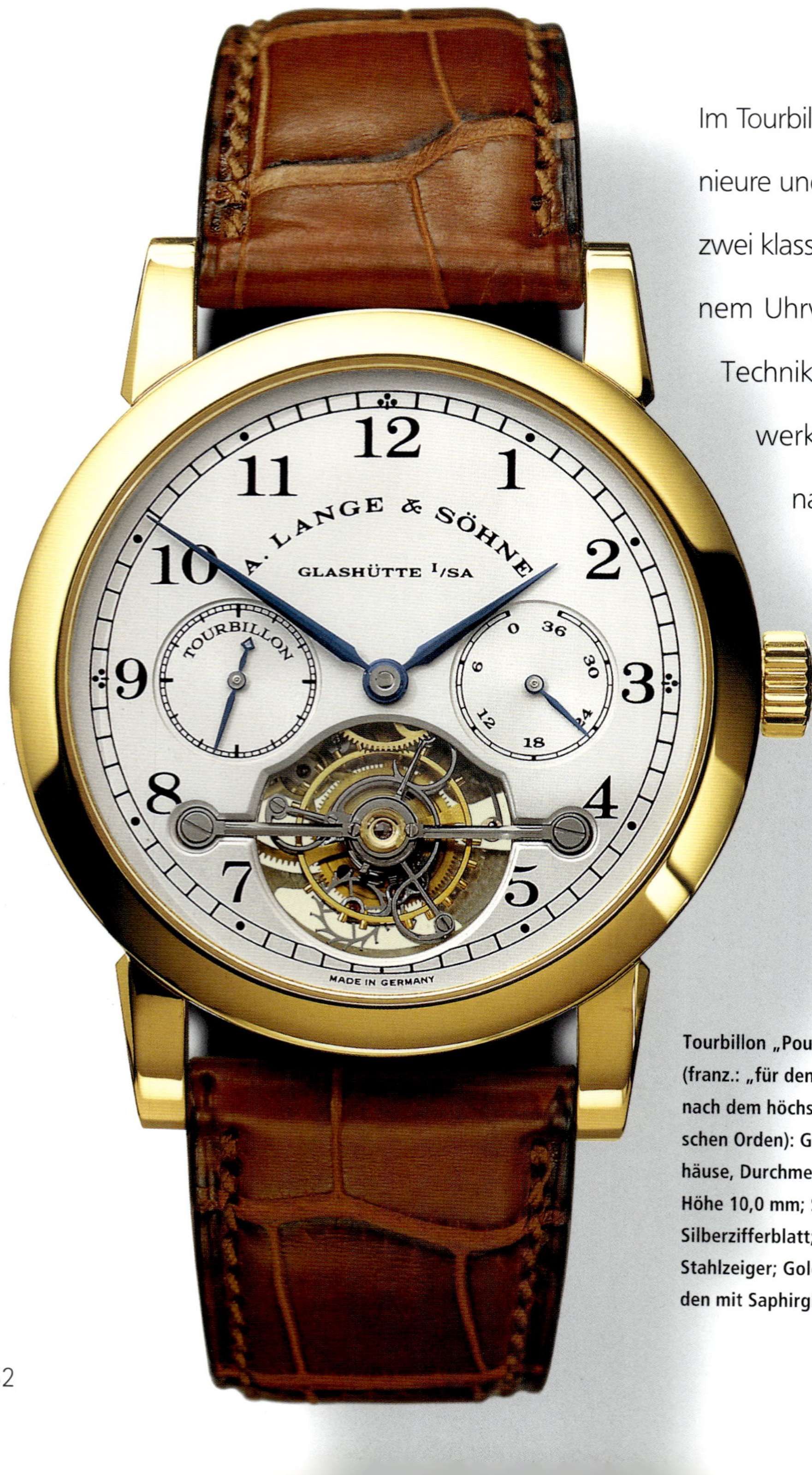

Tourbillon „Pour le Mérite" (franz.: „für den Verdienst", nach dem höchsten preußischen Orden): Gelbgoldgehäuse, Durchmesser 38,5 mm, Höhe 10,0 mm; Saphirglas; Silberzifferblatt; gebläute Stahlzeiger; Goldkrone; Boden mit Saphirglas.

Rechte Seite: Die Werkrückseite des Kalibers L902.0. Unten der kunstvoll gravierte Kloben für das Drehgestell mit dem Diamant-Deckstein im Gold-Chaton. Links darüber sind in der Platinenausfräsung das Aufzugsrad der Schnecke mit Planetengetriebe und das Federhaus mit Kette zu sehen.

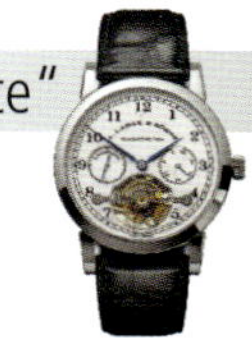

Mit dem Tourbillon (franz. „Wirbelwind") und dem Antrieb über Schnecke und Kette werden zwei völlig unterschiedliche Wege beschritten, die Ganggenauigkeit eines Uhrwerkes zu verbessern. Mit jeder dieser beiden genialen Konstruktionen wird versucht, einen jeweils anderen negativen Einfluss physikalischer Gesetze auf den Gang des Uhrwerkes zu kompensieren.

Das Tourbillon (siehe Kasten) soll die Wirkung der Schwerkraft auf die Unruh eliminieren, der Antrieb über Schnecke und Kette (siehe Kasten) dient dem Zweck, die Kraft der Zugfeder optimal auszunutzen. Beiden uhrmacherischen Meisterleistungen liegen vergleichsweise einfache Überlegungen zu Grunde, deren technische Umsetzung aber in beiden Fällen äußerst aufwändig ist und bei A. Lange & Söhne in der gewohnten Perfektion vollendet wurde.

Armbanduhren mit Tourbillon werden auf Grund des wiederkehrenden Interesses an der Mechanikuhr seit Ende der achtziger Jahre von verschiedenen Herstellern angeboten. Die Kombination von Tourbillon und Antrieb über Schnecke und Kette in einer Armbanduhr zu verwirklichen, blieb indes A. Lange & Söhne vorbehalten.

Lange-Uhren mit Antrieb über Schnecke und Kette gehören seit jeher zu den begehrtesten Sammlerstücken. Eine mit kunstvoller Email-Miniatur verzierte goldene Taschenuhr mit dieser Technik, die am 28. Februar 1900 für den Preis von 1500 Mark verkauft wurde, erzielte auf einer Versteigerung im Jahre 1981 einen Preis von umgerechnet 905.000 Mark. Neun Jahre später wurde diese Uhr erneut versteigert – Preis: 1,5 Millionen DM. Eine Rendite, von der jeder Geschäftsmann träumt.

Aber auch der ursprüngliche Verkaufspreis dieser Uhr von 1500 Mark zeigt, dass Lange-Uhren schon vor 100 Jahren (ein Laib Brot kostete damals wenige Pfennige) zu den absoluten Luxusartikeln gehörten, die sich nur sehr wohlhabende Uhrenfreunde leisten konnten.

Uhr der Superlative

Der glückliche Erwerber des Lange-Tourbillons „Pour le Mérite" erhält einen Zeitmesser, der hinsichtlich feinster traditioneller Uhrmacherkunst wohl keine Wünsche offen lässt.

Das sowohl vorn als auch auf der Rückseite mit einem Saphirglas versehene Edelmetallgehäuse mit einem Durchmesser von 38,5 mm und einer Höhe von 10,0 mm birgt nicht nur Präzisionsmechanik, sondern auch die Gewähr für einen visuellen Genuss.

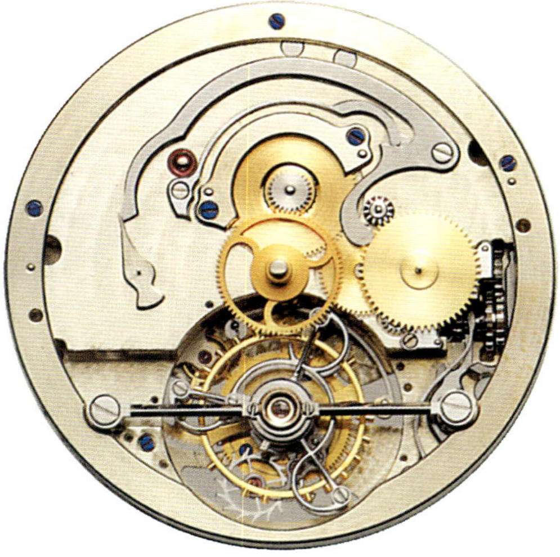

Die Werkvorderseite mit abgenommenem Zifferblatt: In der Mitte das Stundenrad, auf dem später der Stundenzeiger sitzt, darüber das Wechselrad, das die Verbindung zwischen Stundenrad und Minutentrieb herstellt. Rechts davon die Zeigerstellräder als Verbindung zur (hier nicht sichtbaren) Aufzug/Zeigerstell-Welle. Unten das Tourbillon unter seiner schlanken Stahlbrücke.

Schon das Zifferblatt aus massivem Silber ist für den nur nach der Uhrzeit fragenden Blick zu schade, und beim Autofahren sollte die Uhr tunlichst nicht getragen werden – zu sehr nimmt das sich hurtig drehende Tourbillon mit seiner eifrig schwingenden Unruh das Auge des Betrachters gefangen. Das Lange-Tourbillon ist also eine Begründung für einen Chauffeur, der aber vermutlich beim Erwerber einer Uhr dieser Preislage ohnehin in Diensten steht.

Das Werk

Das Kaliber L902.0 hat einen Durchmesser von 30 mm und ist 6 mm hoch. Gefertigt in gewohnter Manier aus Neusilber weisen seine Platinen und Brücken konstruktionsbedingt eine ungewöhnliche Form auf. Das Tourbillon dreht sich an der Werkrückseite unter einem Kloben,

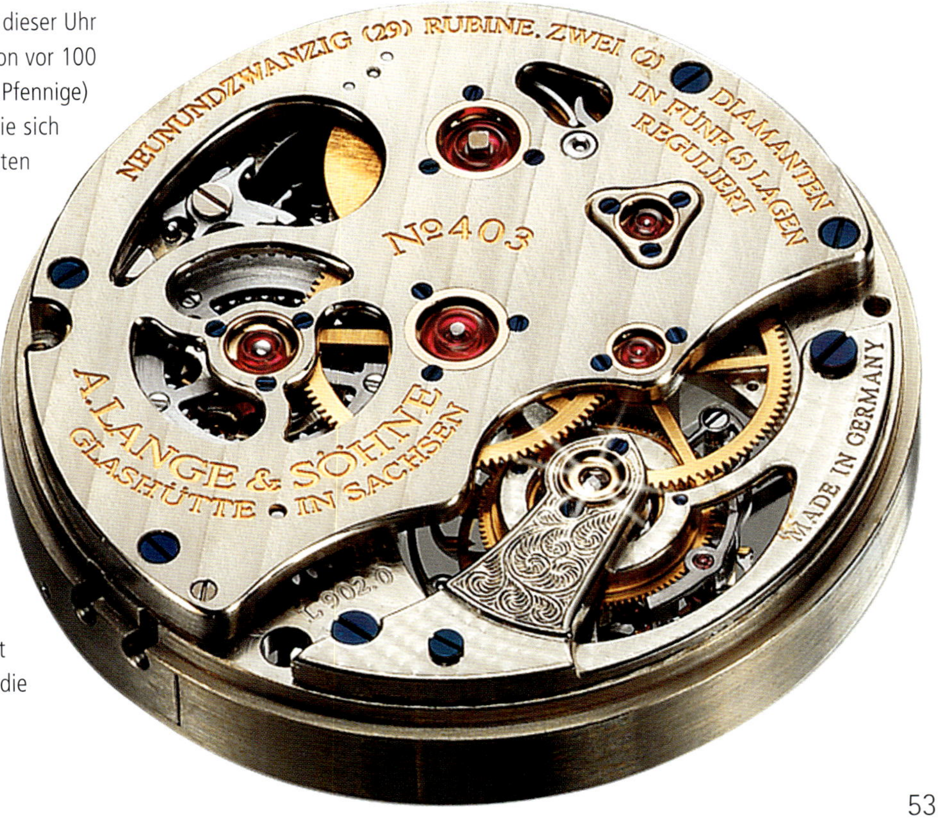

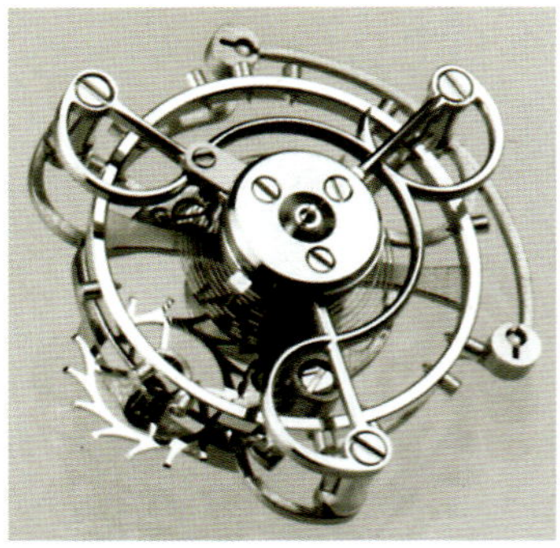

Das Drehgestell des ersten Lange-Tourbillons. Im Vordergrund das Ankerrad, rechts und oben die beiden Kontergewichte.

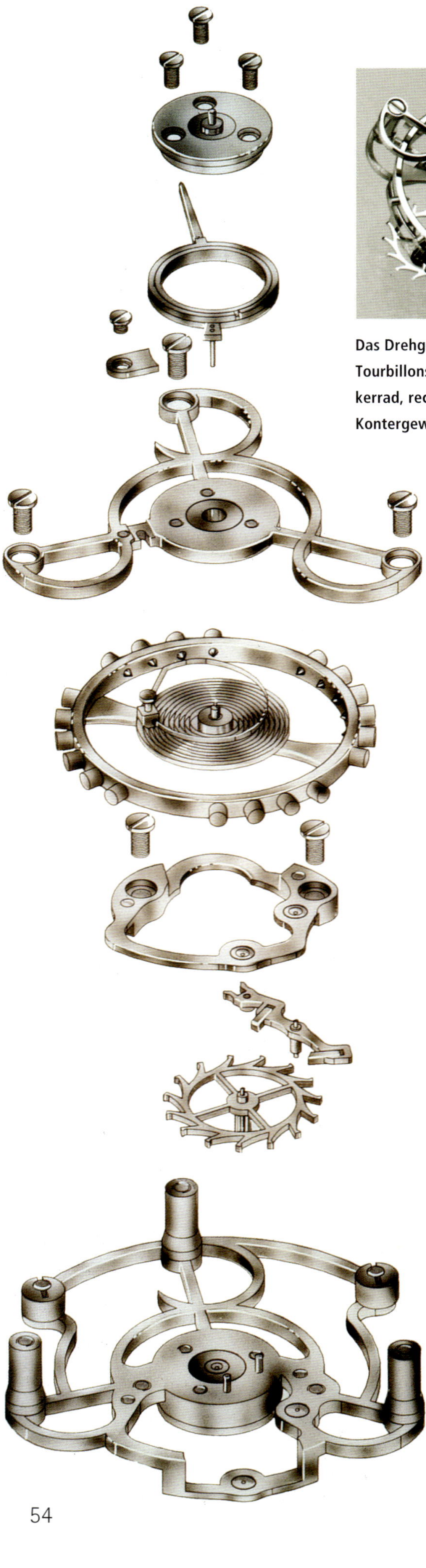

Das Tourbillon in der Explosionszeichnung, von unten: Drehgestell (Unterteil), Anker und Ankerrad, Ankerrad-Brücke, Unruh, Drehgestell (Oberteil), Spiralschlüssel und Rückerzeiger, Deckplättchen und vorderer Zapfen des Drehgestells.

vorn dagegen unter einer grazilen Stahlbrücke, die mit großen Schrauben neben den Ziffern Vier und Acht verschraubt ist. Die Befestigungsschrauben wurden auf diese Weise bewusst in die Gestaltung des Zifferblattes einbezogen.

29 Rubine in der Funktion von Lager- und Decksteinen sowie den Ankerpaletten sorgen für Reibungsverminderung bei der Arbeit des Uhrwerkes. Fünf der Steine sitzen in Gold-Chatons, die mit gebläuten Schräubchen in der Platine fixiert sind.

Diamonds are a boy's best friends

Zumindest im Hinblick auf das Lange-Tourbillon darf der Titel dieses Marilyn-Monroe-Liedchens einmal für den Mann in Anspruch genommen werden. Allerdings muss man einschränkend sagen, dass die edlen Steinchen hier primär männlich-sachlichen Erfordernissen dienen. Zwei Diamanten (nüchtern betrachtet ja nur Kohlenstoff in reinster Form) dienen nämlich als Decksteine für das Drehgestell des Tourbillons. Ihrem Selbstverständnis als edelster aller Schmucksteine entsprechend in goldenen Chatons gefasst, erfüllen die Diamant-Decksteine so ihre Aufgabe, die so genannte Höhenluft des Drehgestells zu begrenzen und gleichzeitig an dessen Stahlzapfen den Kraftverlust durch Reibung zu vermindern.

Wirbelwind im Käfig

Das Tourbillon, manche sagen auch der Tourbillon (franz.: Wirbelwind) wurde Anfang des neunzehnten Jahrhunderts von Abraham Louis Breguet erfunden, dem die Uhrentechnik zahlreiche bedeutende Neuerungen verdankt. Breguet versuchte mit seiner Erfindung, den negativen Einfluss der Erdanziehung auf den Gang einer Uhr zu kompensieren, der durch die unvermeidliche Unwucht einer Unruh entsteht. Selbst wenn eine Unruh so genau ausgewuchtet wird, dass ihr Schwerpunkt genau in ihrer Mitte liegt (und damit wirkungslos wird), entsteht schon durch das Aufsetzen der Unruhspirale eine neue Unwucht. Breguets Idee, von genialer Einfachheit, aber technisch äußerst aufwändig, war nun, den Unruhschwerpunkt „wandern" und damit sich selbst wirkungslos machen zu lassen.

Im so genannten Käfig (Drehgestell) eines Tourbillons, das auf der Welle des Sekundenrades sitzt, arbeiten die Hemmung (Ankerrad und Anker) und die Unruh. Da sich der Käfig mit der Welle des Sekundenrades einmal in der Minute um seine eigene Achse dreht, wandert auch eine eventuell vorhandene Unwucht der Unruh binnen einer Minute einmal im Kreis und wird dadurch wirkungslos.

Da die Unruh sich in der Mitte des Käfigs mit diesem dreht, das Ankerrad aber wegen des nötigen Eingriffs mit dem Sekundenrad an dessen Außenrand gelagert ist, ergibt sich innerhalb des Drehgestells ein Ungleichgewicht. Dieses wird beim Lange-Tourbillon auch noch kompensiert. Zu diesem Zweck trägt der Käfig an seinem Außenrand zwei winzige verstellbare Kontergewichte.

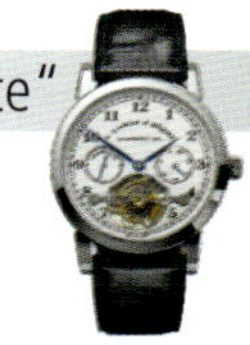

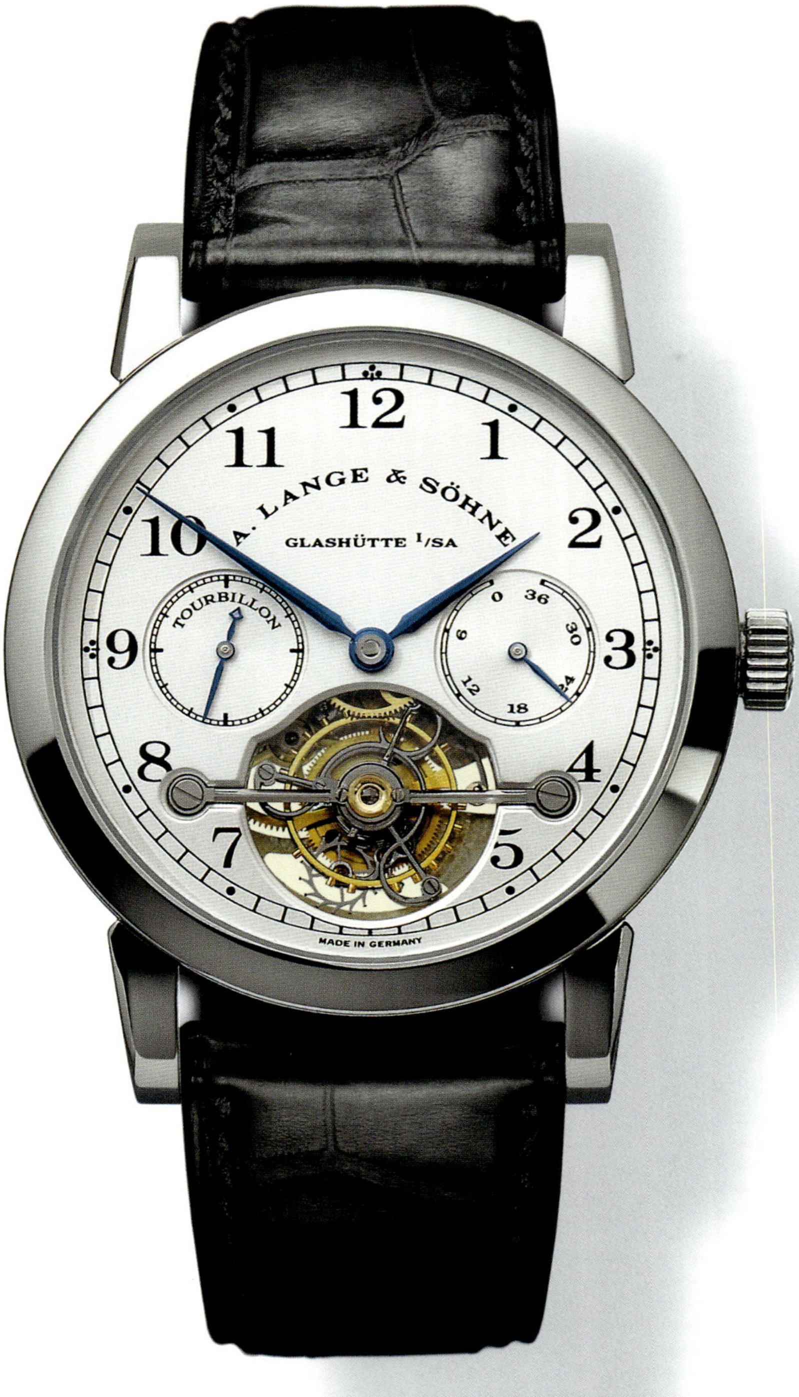

TOURBILLON „Pour Le Mérite"

gebaut	von 1994 bis 1998
Werk	Handaufzugs-Manufakturwerk, Kaliber L902.0, Durchmesser 30,0 mm, Höhe 6,0 mm, 29 Rubine, 2 Diamant-Decksteine, 5 verschraubte Gold-Chatons, Tourbillon-Drehgestell mit Kontergewichten, Glucydur-Schraubenunruh, Nivarox-Spirale mit Endkurve nach Prof. Strasser, 18.000 A/h, Gangdauer begrenzt auf 36 h
Funktionen	Stunden, Minuten, kleine Sekunde, Gangreserveanzeige
Zifferblatt	Zifferblatt Silber massiv, Zeiger aus gebläutem Stahl
Gehäuse	Gold 750 oder Platin 950 Durchmesser 38,5 mm, Höhe 10,0 mm, Saphirglas, Boden aus Saphirglas, Krone aus Gold

Wider das innere Ungleichgewicht

Das Drehgestell, auch Käfig genannt, ist seinerseits mit winzigen Gewichten ausgestattet, mit denen das „innere Ungleichgewicht" kompensiert werden soll, das bei der unvermeidlich asymmetrischen Bauweise eines Tourbillons entsteht.

Innerhalb des Käfigs ist einiges los, denn die nicht eben leichte Unruh vollführt darin 18.000 Halbschwingungen in der Stunde. Während der begrenzten Gangdauer des Werkes von 36 Stunden sind das immerhin rund 648.000 Halbschwingungen. Nach eben diesen 36 Stunden wird durch ein raffiniertes Hebelwerk einfach der „Krafthahn zugedreht", was aber keine Bosheit, sondern unbedingte Notwendigkeit ist. Nur so kann nämlich unter anderem die winzige Kette zwischen Federhaus und Schnecke die Spannung behalten, die für ein erneutes Aufziehen unerlässlich ist.

Der Träger des Tourbillons ist also gehalten, seiner Uhr vor Ablauf der 36-Stundenfrist durch Betätigung der Goldkrone neue Energie zuzuführen und wird daran dezent und nachdrücklich durch die Gangreserveanzeige auf dem Zifferblatt bei der Drei erinnert.

Kleine Sekunde als Zugabe

Auf der gegenüberliegenden Seite des Zifferblattes dreht der kleine stählerne Sekundenzeiger seine Runden. An sich nichts Besonderes, ist das bei einer Uhr mit Tourbillon schon ungewöhnlich. Ein Tourbillon dreht sich in der Minute einmal. Was liegt da näher, als den Sekunden-

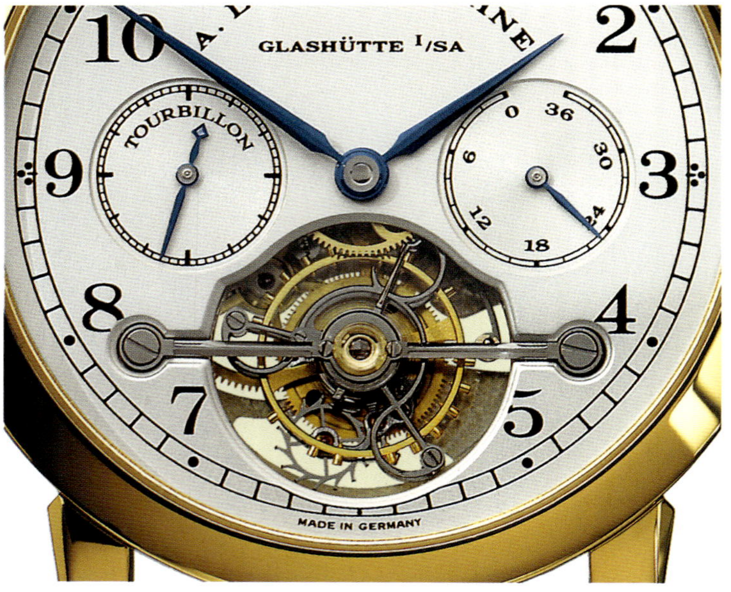

zeiger auf das Drehgestell zu setzen. Dies wird auch zumeist getan, dient doch normalerweise die Welle des Sekundenrades sowieso als Welle des Drehgestells. Den Lange-Ingenieuren um Chefkonstrukteur Geyer erschien dieses offenbar noch zu simpel und so wurde kurzerhand, im Werk um 90 Grad versetzt, noch ein Rad eingebaut, das nun den Sekundenzeiger trägt.

Limitiertes Dankeschön

Ferdinand Adolph Lange war zeitlebens kein Freund von persönlichen Ehrungen und schlug sogar das Angebot aus, ihn in den Adelsstand zu erheben. Das Lange-Tourbillon „Pour le Mérite" (franz.: für das/den Verdienst) soll dennoch eine Reminiszenz an den Firmengründer sein. Lange wird von seinen Nachfolgern damit postum eine Uhr gewidmet, die den Namen des von Friedrich Wilhelm

Spannende Kettenreaktion

Mit dem Bau der ersten tragbaren Uhren musste man sich vom Optimum des Uhren-Antriebs verabschieden, dem Gewichtsantrieb. Der Vorteil der Mobilität der Uhren wurde allerdings mit dem entscheidenden Nachteil ungleichmäßiger Antriebskraft erkauft. Eine Stand- oder Wanduhr mit Gewichtsantrieb wird mit einem stets gleich bleibenden Drehmoment angetrieben. Verbesserungen der Ganggenauigkeit der Uhr sind nur bei Räderwerk, Hemmung und Schwingsystem (Unruh/Pendel) nötig und möglich.

Nicht so bei einer federgetriebenen Uhr. Hier liegt eine der möglichen Ursachen für ungenauen Gang schon im Entspannungsverhalten der Zugfeder, deren Kraftabgabe nicht linear, sondern in einer Kurve verläuft.

Die früher verwendeten Zugfedern waren schlichte Flachstahlbänder, die entweder durch Härten und anschließende Wärmebehandlung eine Materialelastizität oder durch Walzen in kaltem Zustand eine Eigenspannung erhalten hatten. Diese Federn trugen an beiden Enden ein Loch. Mit dem einen Loch wurde die Feder am Haken des so genannten Federkerns befestigt. Das andere Federende wurde am Haken des Federhauses eingehängt, in das die Feder nun spiralförmig gewunden wurde.

Auf Grund der Härte und der Sprödigkeit ihres Materials gaben diese Federn zwischen Vollaufzug und Entspannung ein sich sehr stark veränderndes Drehmoment an das Räderwerk der Uhr ab.

Das von den Uhrmachern zu vollbringende Kunststück bestand also darin, Uhrwerke zu konstruieren, die mit der geballten Kraft einer voll aufgezogenen Zugfeder ebenso präzise ihren Dienst versehen wie mit einer fast entspannten Feder.

Man versuchte deshalb, die mittlere Federkraft zu nutzen und konstruierte Vorrichtungen, die weder die voll gespannte noch die fast entspannte Feder direkt auf das Uhrwerk wirken lassen.

Die Konstruktion des Antriebs eines Uhrwerkes mit Schnecke und Kette (siehe Lange-Glossar) basiert, vereinfacht ausgedrückt, auf dem Gesetz des einarmigen Hebels. Genauer gesagt auf der Erkenntnis, dass der notwendige Kraftaufwand für eine Hebelung mit der Länge eines verwendeten Hebels abnimmt, oder dass bei nachlassender Kraft nur der Hebel verlängert werden muss, um die gewünschte Hebelwirkung am anderen Ende zu erhalten. Letzteres nutzt man bei dieser Antriebsart.

Beim Antrieb mit Schnecke und Kette wird sowohl ein Vollaufzug der Feder als auch deren völliges Entspannen durch eine raffinierte Vorrichtung verhindert. Zusätzlich wirkt aber bei dieser Antriebsart die größte Zugkraft der Feder auf den kleinsten Umgang der Schnecke (also mit der geringsten Hebelwirkung), während die fast entspannte Feder ihre noch verbleibende Kraft mit der Kette auf den größten Schneckenumgang (also mit der größten Hebelwirkung) überträgt.

Mit der Konstruktion des im Lange-Tourbillon „Pour le Mérite" nun wieder belebten Antriebs über Schnecke und Kette ging man noch einen Schritt weiter. Da ein Antrieb über Kette und Schnecke bedeutet, dass sich die Schnecke beim Aufziehen rückwärts dreht, dem Uhrwerk also während dieser Zeit die Kraft entzieht, wurde ein aufwändiges Planetengetriebe konstruiert. Dieses ist innerhalb des Schneckenrades, das einen Durchmesser von nur 10 mm hat, untergebracht und sorgt für eine ununterbrochene Kraftzufuhr an das Uhrwerk auch während des Aufzugsvorganges.

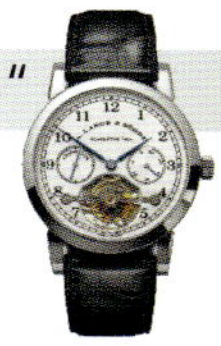

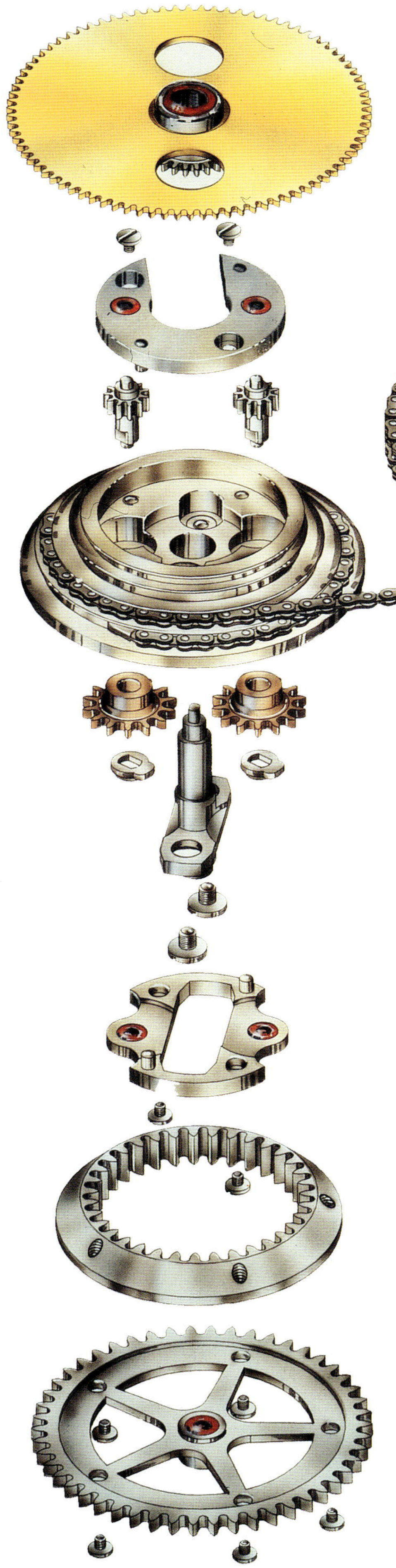

Schneckenrad (links) und Federhaus. Bei Uhren mit Antrieb über Kette und Schnecke wird beim Aufziehen die Schnecke gedreht. Mit ihr, durch die Kette gezogen, dreht sich das Federhaus und windet dabei in seinem Innern die Zugfeder um die Federhausachse. Bei Vollaufzug liegt die Kette um die Schnecke, bei Ablauf um das Federhaus. Die winzige Kette ist 24 cm lang und hat eine Stärke von nur 0,6 x 0,3 mm.

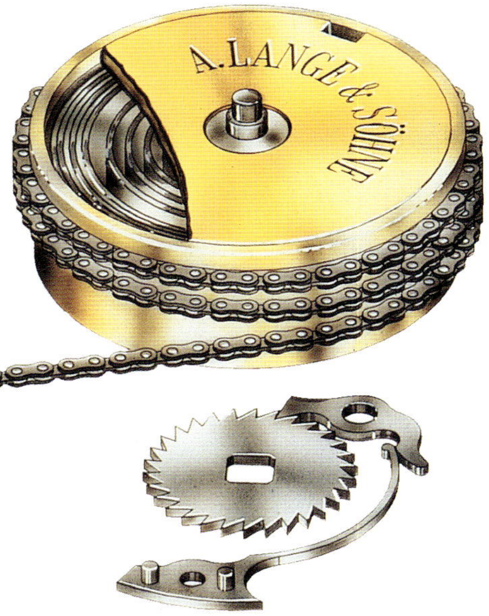

Der Antriebsmechanismus, von unten: Aufzugsrad der Schnecke, Innenzahnrad des Planetengetriebes für permanenten Antrieb, untere Lagerplatte für Planetenräder, Schneckenachse, Planetenräder, Schnecke, Kette, daneben Federhaus, unter diesem Sperrrad und Sperrklinke, Planetentriebe, obere Lagerplatte für Planetenräder, Antriebsrad der Schnecke für den Eingriff mit dem Räderwerk.

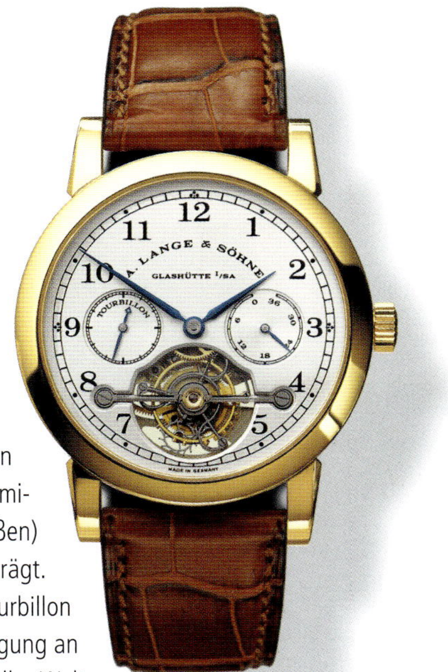

IV. für Verdienste in Friedenszeiten (quasi als Ergänzung zum gleichnamigen Kriegsorden Friedrich des Großen) im Jahre 1842 gestifteten Ordens trägt.

Doch damit nicht genug. Das Tourbillon wird in Glashütte auch als Danksagung an die Sammler von Lange-Uhren in aller Welt verstanden, die „mit ihrer Leidenschaft den Namen A. Lange & Söhne in den letzten 50 Jahren vor dem Vergessen bewahrt haben" (Katalogzitat).

Diese außergewöhnliche Uhr blieb indes einem kleinen Personenkreis vorbehalten, der nicht nur Sammlerleidenschaft gepaart mit hohem Einkommen besitzen musste, sondern auch mit der Bestellung nicht lange zögern durfte. Das Tourbillon war streng limitiert auf 50 Exemplare im Platingehäuse und 150 Golduhren. Die Uhren sind natürlich fortlaufend nummeriert – und inzwischen längst ausverkauft. ■

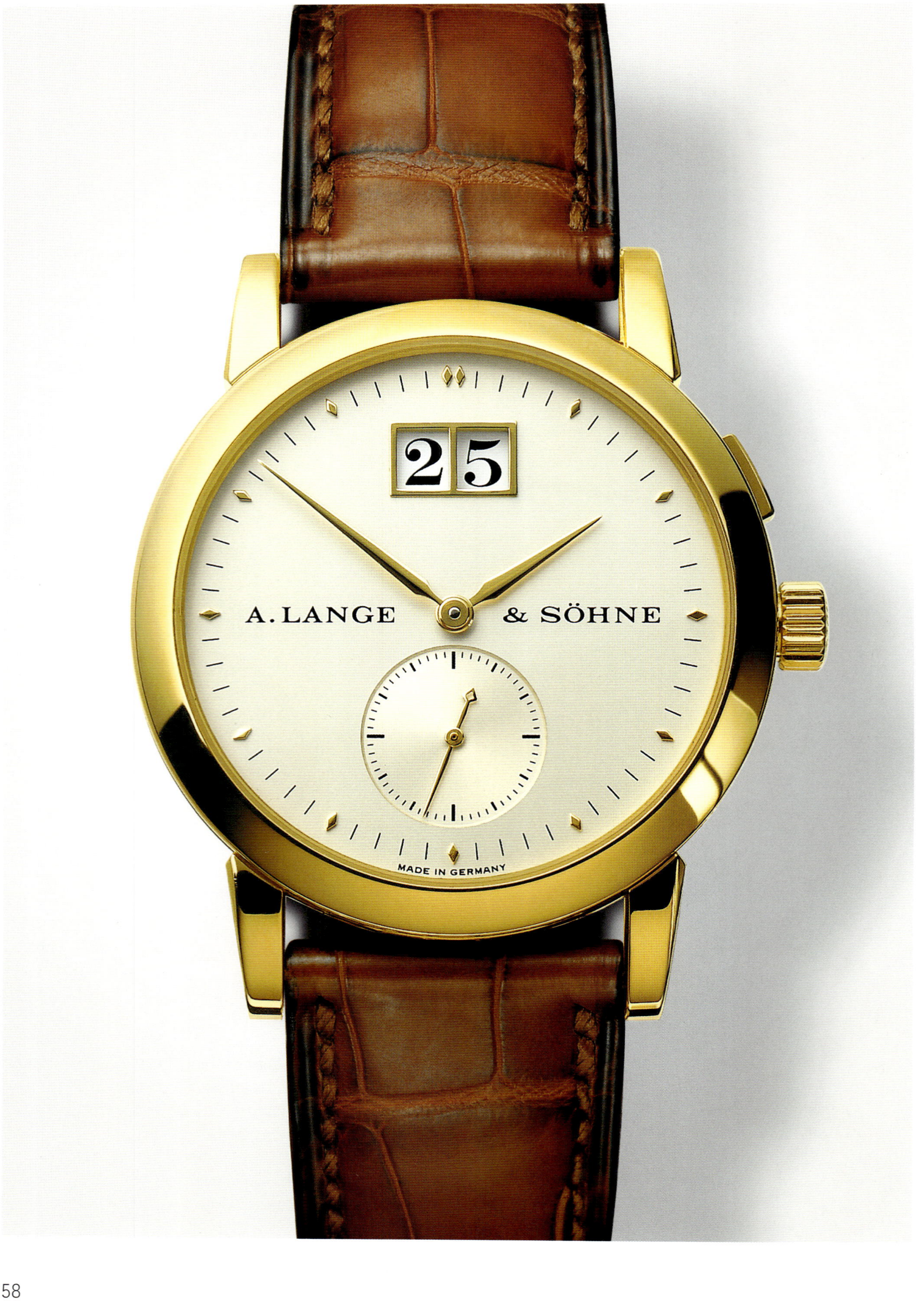
25
A. LANGE & SÖHNE
MADE IN GERMANY

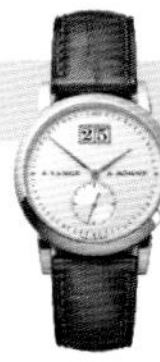

Sachsen-Schönheit

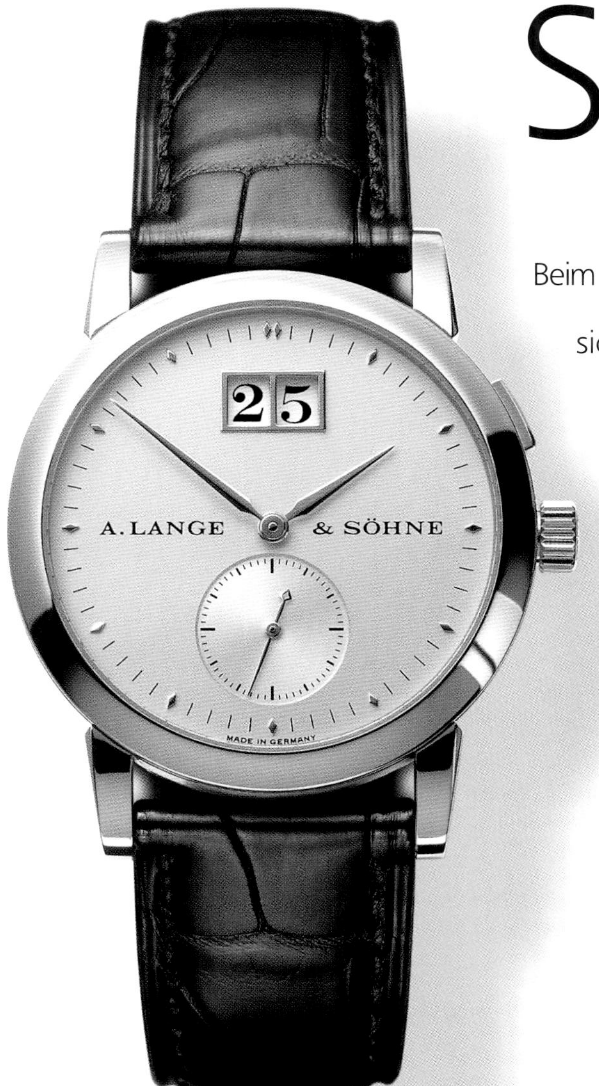

Beim Menschen macht oft die Kombination weniger, an sich unauffälliger Details seine Attraktivität aus. So ist es manchmal auch bei Uhren. Die Saxonia von A. Lange & Söhne ist dafür exemplarisch.

Saxonia – das könnte auch der Titel einer Jazz-CD sein. Es ist indes „ein patriotisches Bekenntnis der Familie Lange zu ihrer Heimat". Welche Gefühle sich auch immer in der zitierten Zeile des Lange-Kataloges und in dieser Uhr äußern mögen, die Saxonia ist nur ein weiteres Beispiel aus Glashütte für die Zeitlosigkeit klassischer Eleganz, die alle Modeströmungen unbeeindruckt an sich vorüberziehen lässt.

Wie beim Betrachten mancher Menschen fragt man sich auch bei dieser Uhr, was denn die Attraktivität ausmacht; was einen immer wieder hinschauen lässt, das Auge förmlich gefangen nimmt. Und hier wie dort möchte man die Antwort eigentlich gar nicht wissen, weil man befürchtet, die Faszination des Bildes könnte ihre verzaubernde Wirkung verlieren, wenn man die Details zu sehr enthüllt.

Die Saxonia ist auf das Wesentliche reduziert – vordergründig. Ein schlichtes, unverziertes Gehäuse aus Platin, Weiß- oder Gelbgold mit kräftigen Bandanstößen und breiter Lünette; schlanke Zeiger in Lanzenform aus Gold oder Stahl und eine hauchzarte Minuterie am Rande des aus massivem Silber hergestellten Zifferblattes – nichts Außergewöhnliches also soweit.

Doch dann fällt der Blick auf das absolut einnehmende Großdatum in seinem goldenen Fenster. Fast zu dominant, findet es aber seinen Gegenpart in der überdimensionierten „kleinen" Sekunde.

Diese beansprucht fast den halben Durchmesser des Zifferblattes und verlangt nachdrücklich Beachtung, wobei sie von dem schlanken Sekundenzeiger und dessen auffälligem, mit einem rautenförmigen Ende verzierten Schwänzchen unterstützt wird.

Fast als wolle er zwischen diesen beiden so offenkundig Aufmerksamkeit fordernden Anzeigen vermitteln, hat der Schriftzug „A. Lange & Söhne", der bei nahezu allen anderen Lange-Uhren seinen Platz in der oberen Zifferblatthälfte hat, im Gesicht dieser Uhr eine neutrale Position auf der Achse Neun/Drei eingenommen. Die Zifferblattdesigner haben auf diese Weise erreicht, dass die Saxonia, trotz der Dominanz der großen Datumsanzeige, im besten Sinne „ganzheitlich" wahrgenommen wird.

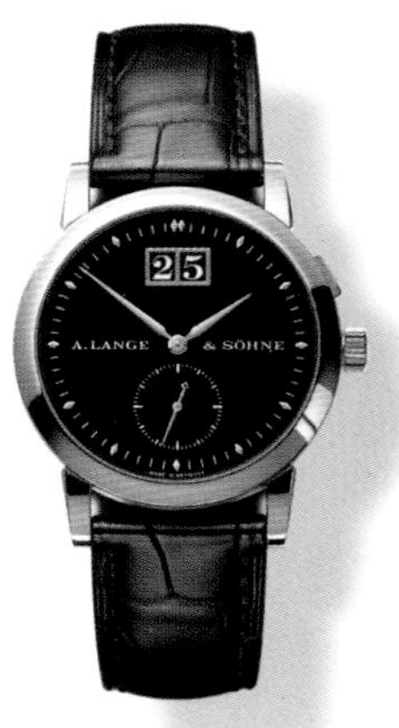

Die Saxonia von Lange: Gelbgoldgehäuse, Durchmesser 33,9 mm, Höhe 9,1 mm; Saphirglas; Silberzifferblatt; Stahlzeiger; Goldkrone; Boden wahlweise mit Saphirglas oder massiv.

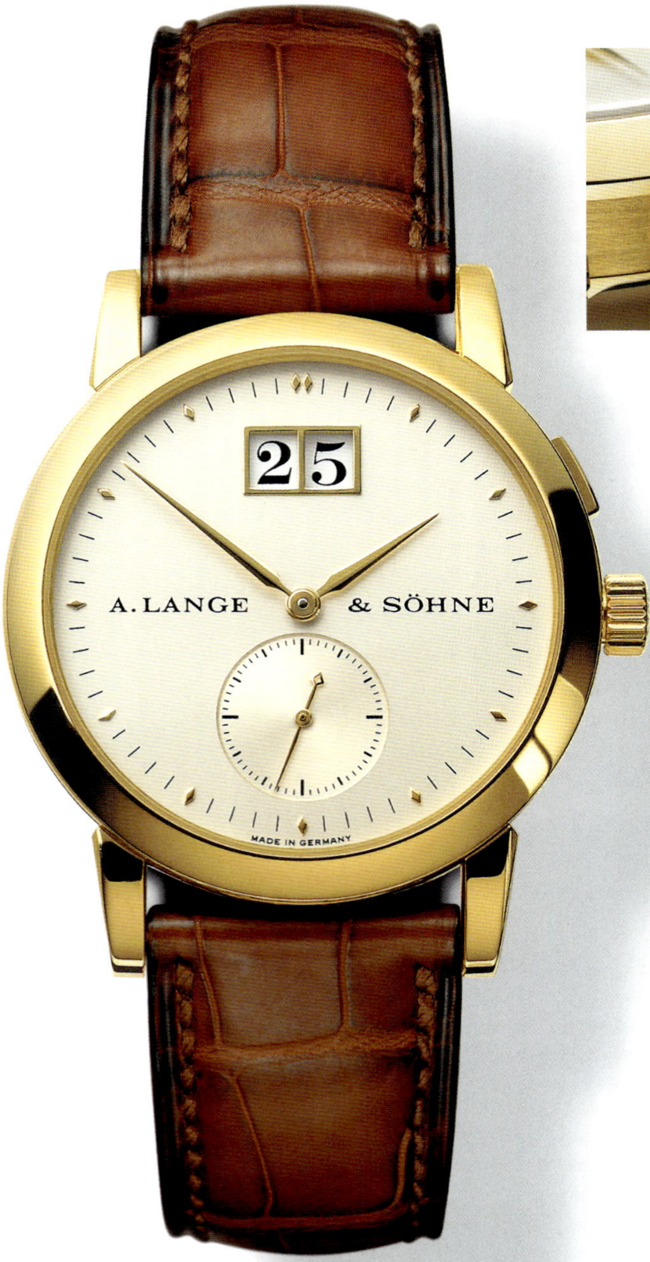

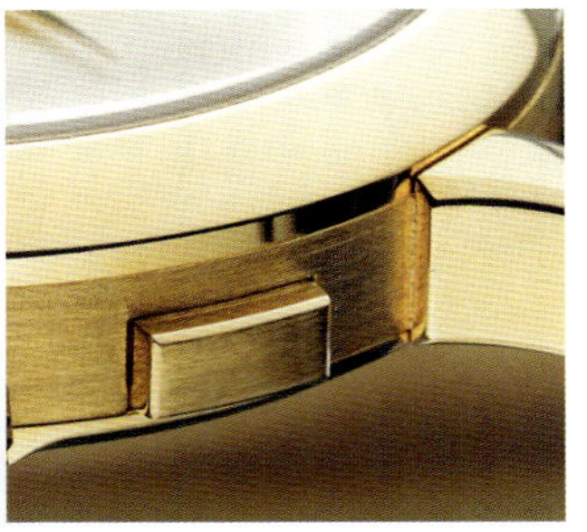

Ein besonderes Detail der Saxonia ist der Tastendrücker für die Schnellkorrektur des Großdatums. Rechts davon erkennt man eine weitere Besonderheit: die feine Unterschneidung der Bandanstöße am Gehäuse.

Auch der goldene Tastendrücker zur schnellen Korrektur der Datumsanzeige folgt mit seiner feinen Satinierung und den polierten Kantenbrechungen der unausgesprochenen Order „keiner drängt sich in den Vordergrund“ und ist so gut in das Gehäuse integriert als sei er ein fester Bestandteil von diesem.

Wahre Schönheit kommt von innen

Gibt sich das Gesicht der Saxonia dem Liebhaber feiner Uhren noch eher zurückhaltend zu erkennen, zeigt sich die Sächsin beim Blick durch den Saphirglasboden in ihrer ganzen überschwänglichen Schönheit.

Das Uhrwerk mit der Lange-Kaliber-Nr. 941.3 ist eine einzige Augenweide. Vier Gold-Chatons, deren Rubine als obere Lager (für Uhrmacher ist immer die Werkrückseite „oben“) für Federkern, Minutenrad, Kleinbodenrad und Sekundenrad dienen, sind mit nachtblauen Stahlschrauben in der Dreiviertelplatine aus mattem Neusilber befestigt. Die Platine wird, wie der handgravierte Unruhkloben, ebenfalls von vollendet bearbeiteten Stahlschrauben gehalten, die nach der Härtung durch Wärmebehandlung ihre tiefblaue Farbe erhalten haben.

SAXONIA

gebaut seit	1994
Werk	Handaufzugs-Manufakturwerk, Kaliber L941.3, Durchmesser 25,6 mm, Höhe 4,95 mm, 30 Rubine, 4 verschraubte Gold-Chatons, Glucydur-Schraubenunruh, Nivarox-Spirale, Schwanenhals-Feinregulierung, Sekundenstopp, 21.600 A/h, Gangreserve 42 h
Funktionen	Stunden, Minuten, kleine Sekunde, Großdatum
Zifferblatt	Silber massiv, Zeiger aus Gold
Gehäuse	Gold 750 oder Platin, Durchmesser 33,9 mm, Höhe 9,1 mm, Saphirglas, Boden aus Saphirglas oder Gold massiv, Krone aus Gold

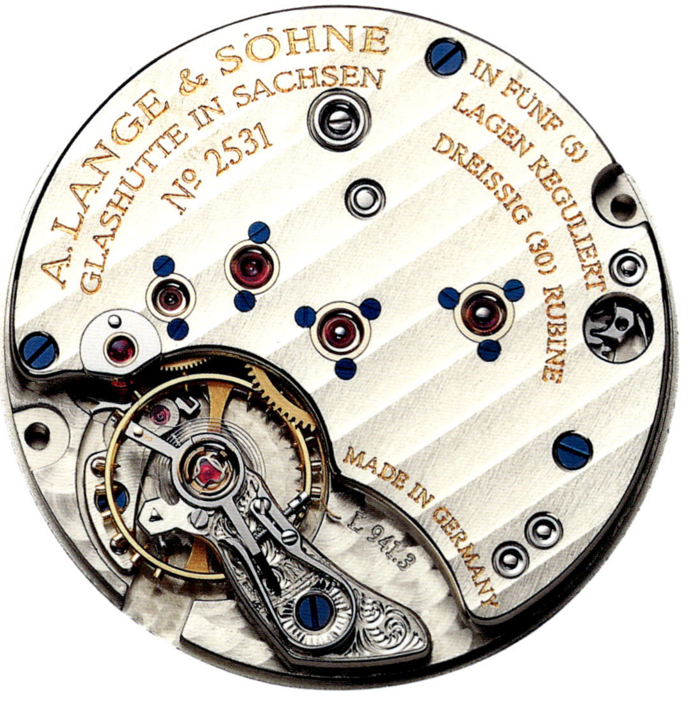

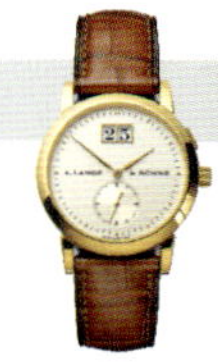

Die Dreiviertelplatine ist mit Glashütter Bandschliff versehen und mit goldausgeschwemmten Gravuren großflächig bedeckt. Abgesehen vom „Made in Germany" erscheinen alle Wörter hier in deutscher Sprache. Allerdings ist geplant, wegen des internationalen Erfolges der Lange-Uhren, die Gravurtexte zukünftig nach und nach in Englisch zu gestalten (siehe Interview mit Günter Blümlein). Schade eigentlich, sind doch Lange-Uhren etwas im positiven Sinne sehr Deutsches.

Die Texte der Gravuren müssen kaum erläutert werden. Die erwähnte Regulierung in fünf Lagen bedeutet, dass der Gang der Uhr in den Lagen „Zifferblatt oben" und „Zifferblatt unten" sowie den so genannten hängenden Positionen „Krone unten", „Krone oben" und „Krone links" geprüft und eingestellt wird. „Krone links" entspricht dabei einer am linken Arm getragenen Uhr, deren Träger mit aufgelegtem Arm an einem Tisch sitzt.

Das von unten verschraubte Deckplättchen des Ankerrades ist ebenso fein poliert wie die Schraube des Winkelhebels, der die Aufzugswelle im Werk hält, und die arrondierten (abgerundeten) Enden der Zapfen des Räderwerkes und des Federkernes. Poliert sind natürlich auch die Feder der Schwanenhals-Feinreguliervorrichtung, der so genannte Spiralklötzchenträger sowie das arrondierte, von oben sichtbare Ende des dreieckigen Spiralklötzchens. Dieses hat übrigens seinen Triangel-Querschnitt (es könnte ebenso vier- oder fünfeckig sein), damit es nach einer eventuellen Demontage der Unruh wieder den absolut gleichen Sitz im Spiralklötzchenträger hat wie vorher.

Die Spiralklötzchen – kleine Körper aus Messing oder Neusilber mit winziger Querbohrung, in der ja der letzte Umgang der Unruhspirale verstiftet wird – haben in den meisten Uhrwerken eine zylindrische Form. Sie können sich also in der für sie vorgesehenen Bohrung verdrehen und so nach dem Wiedereinbau eine andere Position haben als zuvor. Dies hätte aber zwangsläufig einen anderen (wenn auch nur minimalen) Verlauf des äußersten Spiralumgangs zur Folge, der nicht mehr exakt durch den Spiralschlüssel verlaufen würde. Das wiederum hätte einen Einfluss auf den Gang der Uhr. Diese Kausalkette vermeidet man durch Verwendung eckiger Spiralklötzchen.

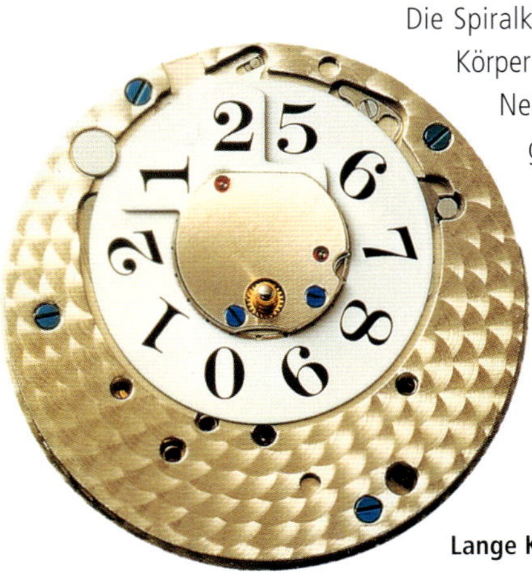

Lange Kaliber L941.3: Es hat einen Durchmesser von 25,6 mm und ist 4,95 mm hoch. Dreiviertelplatine aus Neusilber mit Glashütter Bandschliff; 4 verschraubte Gold-Chatons; Handgravur des Unruhklobens; Schwanenhals-Feinreguliervorrichtung; Sekundenstopp. Das Uhrwerk ist in fünf Lagen fein reguliert und hat eine mit 21.600 Halbschwingungen pro Stunde arbeitende Glucydur-Schraubenunruh.

Brillanter Gesichtsausdruck

Statt der handgenähten Armbänder aus Krokodilleder kann man seine Saxonia auch mit Gliederbändern aus 750 Gold tragen.

Neben der eingangs beschriebenen Version mit schlichtem Silberzifferblatt ist die Saxonia auch in Weißgold mit blauem Zifferblatt erhältlich, das die Uhr beinahe noch klarer gegliedert erscheinen lässt als das helle Uhrengesicht.

Weißgold mit blauem Blatt und einem mit Diamanten im Baguetteschliff besetzten Glasrand ist die nächstaufwändigere Variante.

Bei der Saxonia mit Brillantzifferblatt lässt die schöne Sächsin schließlich alle Bedenken hinter sich und putzt sich hemmungslos heraus. 324 Brillanten bedecken als so genanntes Pavé (Pflaster) das Zifferblatt, 12 blaue Saphire dienen als Stundenmarkierung und 52 Brillanten säumen den Glasrand der Weißgolduhr. Das Großdatum wirkt, umgeben von so viel Pracht, fast ein wenig zierlich. ■

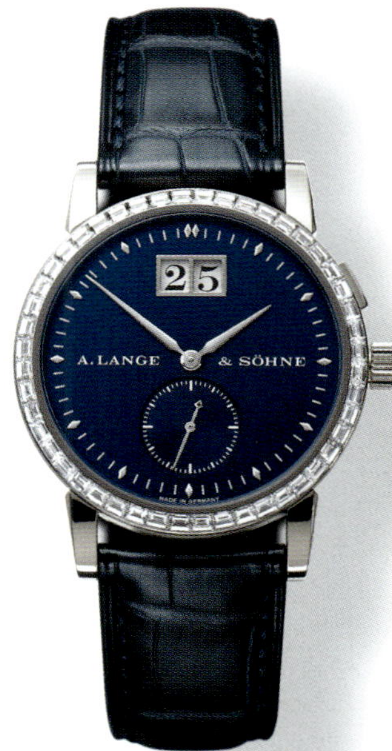

„Saxonia blau" – die schöne Sächsin mit Weißgoldgehäuse und blauem Zifferblatt. Hier in der Version mit Baguette-Diamanten auf der Lünette.

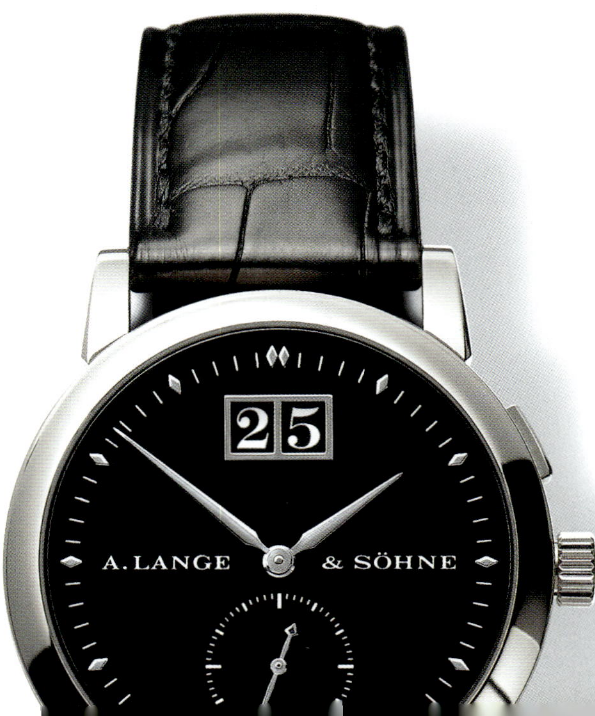

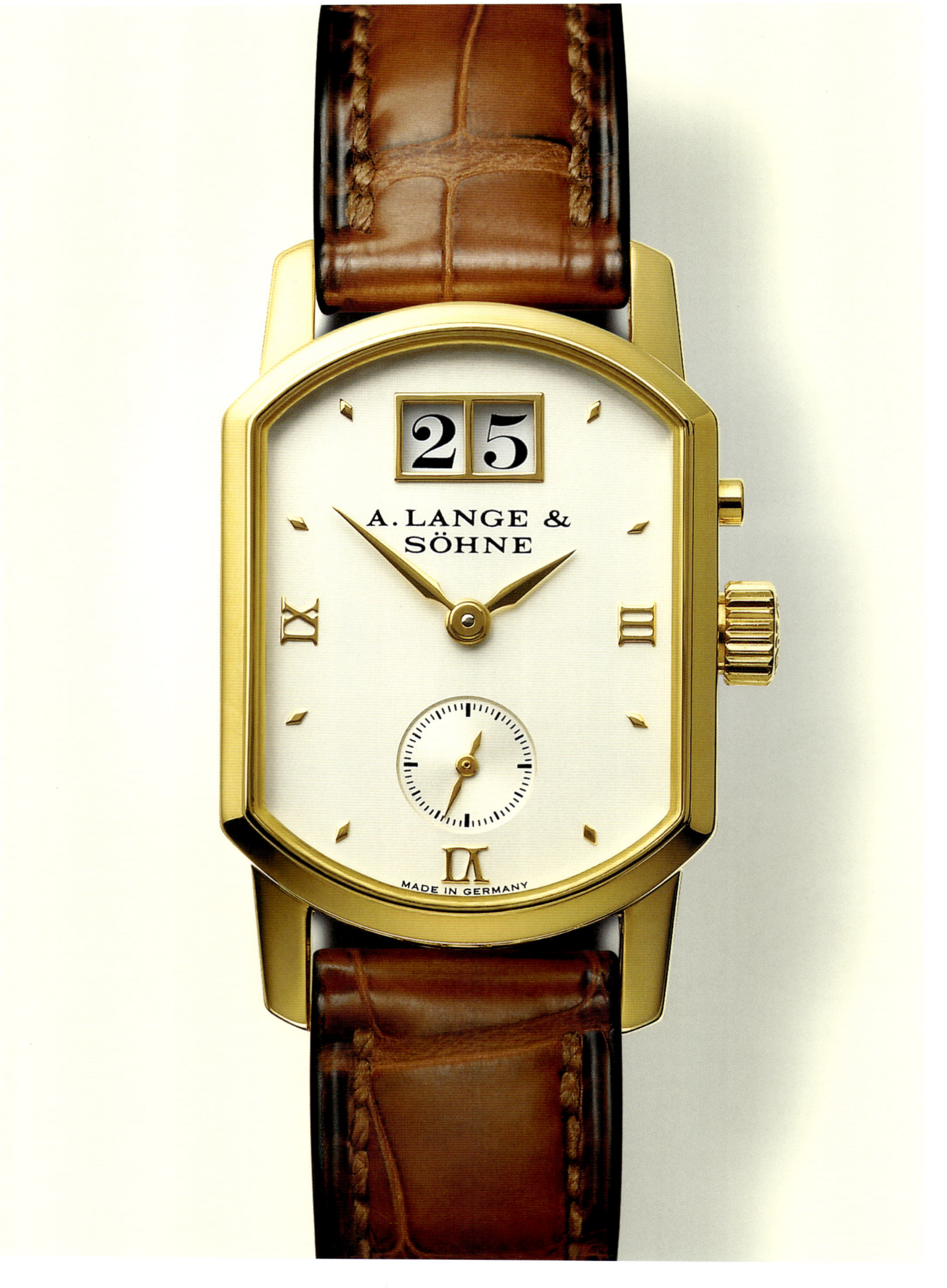
25
A. LANGE &
SÖHNE
MADE IN GERMANY

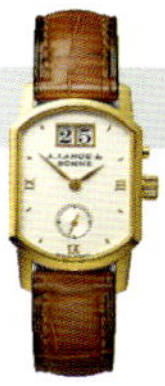

Die Kleine mit den großen Zahlen

Die Arkade ist noch immer die einzige echte Damenuhr von A. Lange & Söhne und – im Normalfall – viel kleiner als die Herrenuhren. Dennoch haben es die Glashütter Ingenieure geschafft, die kleine Uhr mit dem charakteristischen Lange-Großdatum auszustatten.

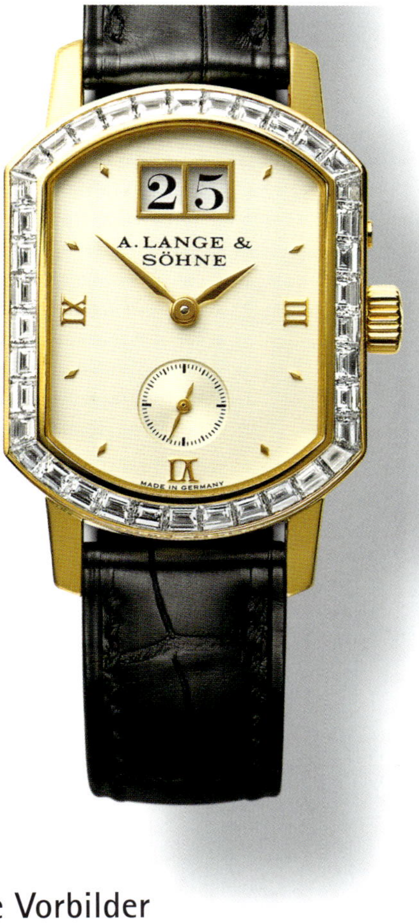

Die Arkade: Platin-, Gelb- oder Weißgoldgehäuse, auf Wunsch mit Steinbesatz; 28 x 22,2 mm, 8,4 mm hoch; Saphirglas; Silberzifferblatt; Goldzeiger; Goldkrone; Boden wahlweise massiv oder Saphirglas; Datumsschnellkorrektur über Drücker.

In der Anzeigen-Werbung für die im Jahre 1994 in Begleitung der Herrenuhren Lange 1, Tourbillon „Pour le Mérite" und Saxonia erschienene Damenuhr Arkade wird bisweilen ein kleines Uhrwerk gezeigt, das in einem riesigen Datumsring liegt. Die Ziffern, mit denen dieser Ring bedruckt ist, haben etwa die Größe der Zahlen, mit denen das Datum im Zifferblattfenster der Arkade angezeigt wird. Der Betrachter der Annonce wird gefragt, wie denn wohl diese große Datumsanzeige in einer so kleinen Uhr Platz finden kann und erhält auch gleich die sibyllinische Antwort: „... das weiß nur Lange".

Doch bereits ein Blick in den außerordentlich übersichtlich und höchst informativ gestalteten Katalog der Manufaktur macht deutlich, dass man es hier mit einem sehr offenen Geheimnis zu tun hat. Unter der Überschrift „Das Geheimnis des Lange-Großdatums" wird eben dieses gelüftet und die Kalenderschaltung mit Text und Fotos in großer Offenheit erklärt.

Kein Wunder, schließlich ist diese einmalige Konstruktion patentiert und die inzwischen in stattlicher Anzahl in Erscheinung getretenen Nachahmer mussten sich schon eigene Gedanken machen, oder auf Schweizer Entwicklungen aus den fünfziger Jahren zurückgreifen. Eine Anzeige in der Größe des Lange-Großdatums erreicht keine Marke – schon gar nicht bei so kleinen Uhren wie der Arkade.

Historische Vorbilder

A. Lange & Söhne ist nicht nur eine Traditionsmarke, das Unternehmen knüpft auch wirklich an seine Geschichte an. Diskret allerdings und zurückhaltend, nicht marktschreierisch, wie man es manchmal erleben muss. Nicht nur auf die mehr als 150 Jahre Firmengeschichte wird Bezug genommen, sondern auch auf die Region Sachsen, die Umgebung der alten Hauptstadt Dresden, vor dem Zweiten Weltkrieg eine der schönsten Städte Deutschlands, und das Erzgebirgsstädtchen Glashütte.

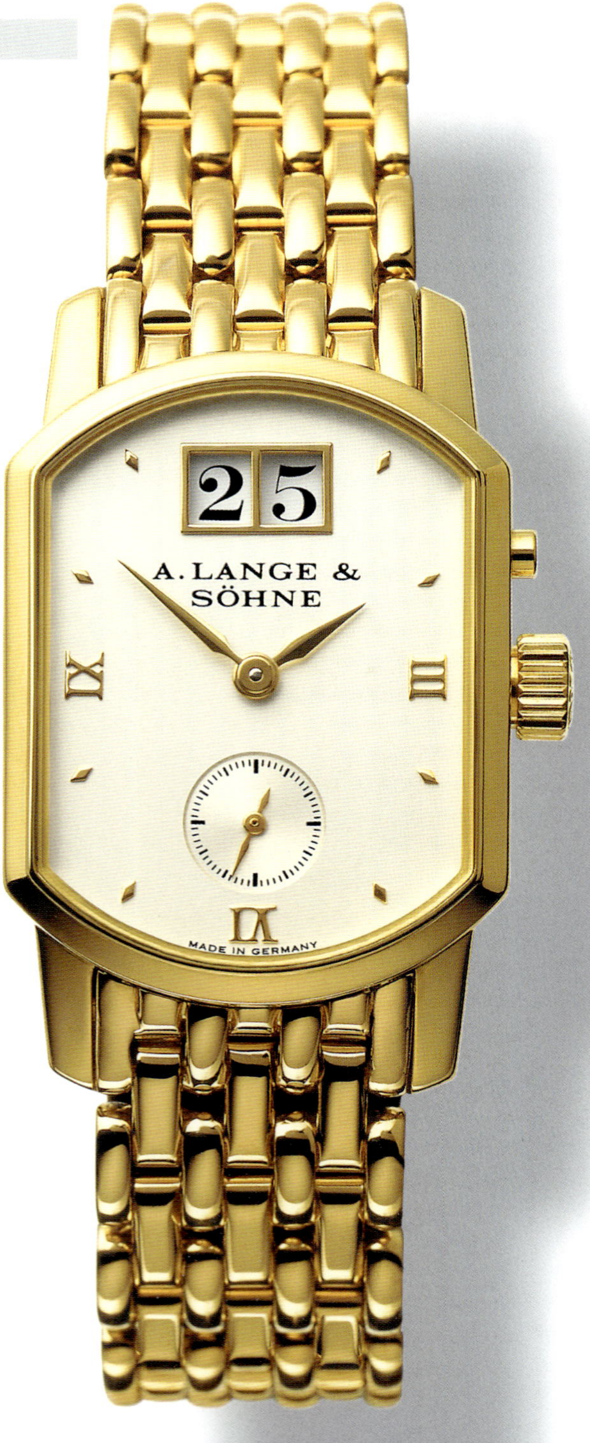

Die so beeindruckend klare Form des Gehäuses der Arkade ist zum Beispiel mit ihren Bögen den Arkaden des Dresdner Schlosses nachempfunden und damit „ein symbolisches Abbild von Sachsens legendärem Glanz" (Katalogzitat).

Dem „legendären Glanz" der im Jahre 1845 unter dem Namen „A. Lange & Comp." gegründeten Manufaktur, deren Uhren schon zu Zeiten Wilhelms II., des letzten deutschen Kaisers, nun unter der Marke A. Lange & Söhne, gleichsam als Synonym für Schönheit und Perfektion im Uhrenbau und nicht zuletzt als Prestigeobjekt par excellence galten, wird auch die Arkade im Jahre 1999 allemal gerecht.

Insbesondere deshalb, weil die Modelle des Jahres 1994 in schlichten Goldgehäusen, bei denen allenfalls die Lünette diamantbesetzt war, inzwischen Nachfolgerinnen haben, die das Auge mit einem wahren Feuerwerk von Brillanten und anderen Edelsteinen erfreuen. Allerdings hinterlässt der Erwerb einer solchen Uhr auf dem Bankkonto auch ein deutlich größeres Loch, dessen Ausmaß sich hinter den Worten „Preis auf Anfrage" im Lange-Katalog verbirgt.

Das Arkade-„Basismodell" in Gelbgold mit Krokodil-Lederband ist für € 9900,- zu haben. Heute kann die Liebhaberin feiner Uhren aus einer mittlerweile recht umfangreichen Kollektion von Weißgolduhren wählen. Eine Arkade im Weißgoldgewand mit Diamanten im Baguetteschliff an der Lünette und Krokodil-Lederband kostet beispielsweise mit € 37.400,- knapp vier Mal so viel, und wenn weitere Diamanten das Armband verzieren, wird es richtig teuer.

Auch die große Digitalanzeige für das Datum hat sehr wohl, neben der technischen Innovation und dem praktischen Nutzen, die sie bietet, einen Bezug zur Geschichte der Manufaktur, zur Stadt Dresden und nicht zuletzt zum familiären Hintergrund des Gründers Ferdinand Adolph Lange.

Die Datumsanzeige, heute schon zu einem Markenzeichen avanciert, soll an eine der ersten Uhren mit Ziffernanzeige erinnern: die im Jahre 1841 für die Dresdner Semperoper konstruierte so genannte Fünf-Minuten-Uhr. Die Datumsanzeige erscheint in einem Doppelrahmen aus Gold, der auf das Zifferblatt aus massivem Silber appliziert wurde.

ARKADE

gebaut seit	1994
Werk	Handaufzugs-Manufakturwerk, Kaliber L911.4, 25,6 x 17,6 mm, Höhe 4,95 mm, 30 Rubine, 3 verschraubte Gold-Chatons, Glucydur-Schraubenunruh, Nivarox-Spirale, Schwanenhals-Feinregulierung, Sekundenstopp, 21.600 A/h, Gangreserve 42 h
Funktionen	Stunden, Minuten, kleine Sekunde, Großdatum
Zifferblatt	Silber massiv, Zeiger aus Gold
Gehäuse	Gold 750 oder Platin 950, Abmessungen 29 x 22,2 mm, Höhe 8,4 mm, Saphirglas, Boden mit Saphirglas oder massiv

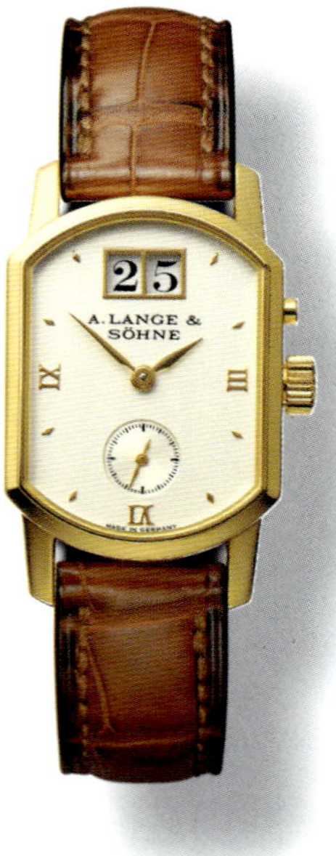

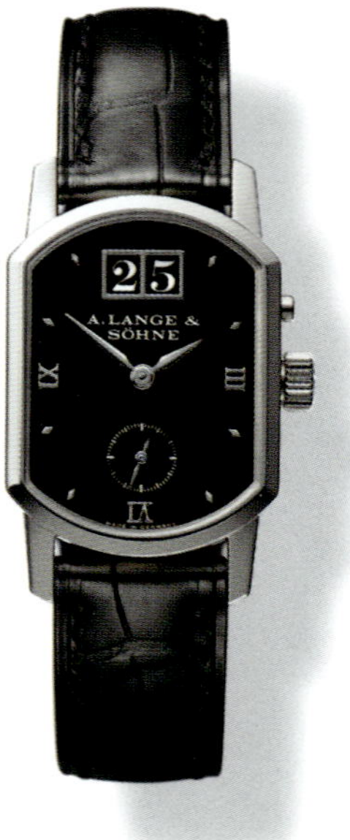

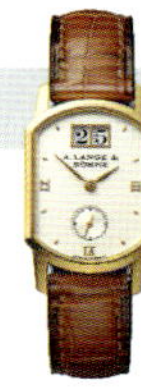

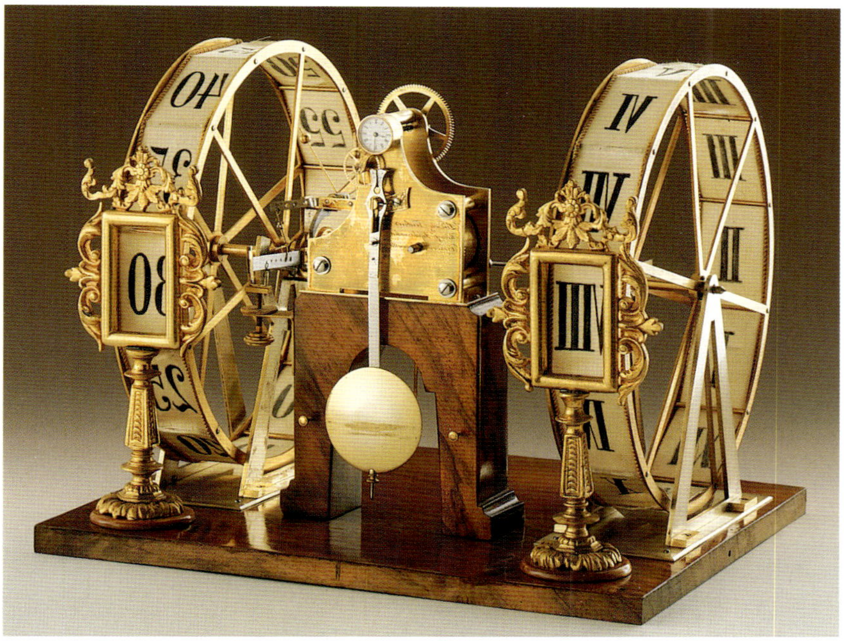

Eine frühe Digitaluhr: Das Modell (etwa 25 cm hoch) der „Fünf-Minuten-Uhr" in der berühmten Semperoper in Dresden. Die Uhr zeigt links die Stunden in römischen Ziffern und hat rechts eine Walze, mit der die Zeit in arabischen Ziffern in Intervallen von fünf Minuten angegeben wird. Die kleine Analoguhr über der Pendelaufhängung dient nur zur Kontrolle.

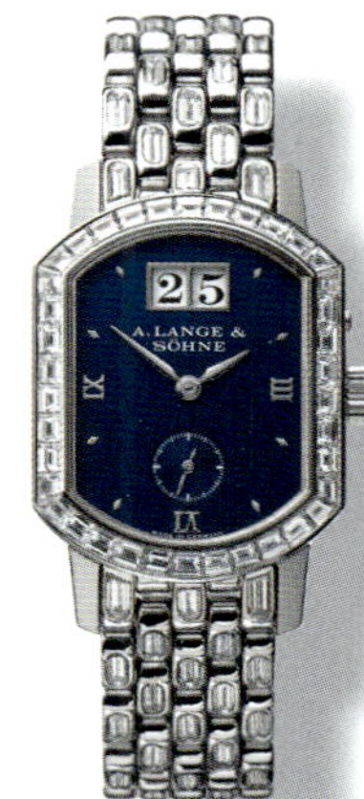

Mit dem Großdatum von A. Lange & Söhne wurde nicht nur eine äußerst praktische Neuerung eingeführt, die sicher nicht nur besonders von Menschen im „Lesebrillenalter" geschätzt wird. Es wurde auch erstmalig bei einer Uhr die Datumsanzeige, noch dazu als dominantes Detail, so offenkundig als stilistisches Mittel der Zifferblattgestaltung eingesetzt.

Die Datumsanzeige fristet ja zumeist unscheinbar in einer kleinen, meist eckigen Ausstanzung im Zifferblatt ein Aschenputteldasein. Erhält sie dagegen durch ein Hilfszifferblatt und einen Zeiger ein attraktives Aussehen, geht das häufig zu Lasten des praktischen Nutzens, weil diese Art der Anzeige oft schwer ablesbar ist.

Die Lange-Uhren, die ja ohnehin schon ungewöhnlich genug sind, hat man also mit dieser Erfindung unverkennbar gemacht, in der Tradition der Marke innovative Kompetenz für technische Neuerungen bewiesen und den Gebrauchsnutzen gegenüber anderen Uhren deutlich erhöht. Die Datumsanzeige kann durch Betätigung des am rechten Gehäuserand sitzenden Drückers schnell korrigiert werden. Der dazu nötige Druckstift wird mit der Uhr geliefert.

Doch nicht nur das Großdatum (siehe Kasten) macht die Arkade zu einer besonderen Damenarmbanduhr. Ihr aus Gold des Feingehalts 750 weitgehend von Hand gefertigtes und mit den Maßen 29 x 22,2 x 8,4 mm für eine Damenuhr recht stattliches Gehäuse birgt ein Kleinod der Uhrmacherkunst, das in der Tradition der Manufaktur gefertigte Kaliber L911.4.

Das Uhrwerk bildet, wegen seiner mit dem Gehäuse identischen Form, mit diesem eine optische Einheit. Es misst 25,6 x 17,6 mm und ist 4,95 mm hoch und kann durch einen Saphirglasboden bewundert werden, der beim Erwerb der Arkade, neben einem Gehäuseboden aus massivem Gold, zur Wahl steht.

Der visuelle Genuss wird durch die Dekoration der Dreiviertelplatine und des Ankerradklobens mit Glashütter Bandschliff, die drei verschraubten Gold-Chatons und die Gravur des Unruhklobens noch erhöht.

Das Uhrwerk ist in fünf Lagen feinreguliert und hat eine mit 21.600 Halbschwingungen pro Stunde arbeitende Glucydur Schrauben-Unruh. Die wirksame Länge der Unruhspirale aus Nivarox kann durch Verdrehen der Mikrometerschraube der Schwanenhals-Feinreguliervorrichtung verändert werden, wenn das exklusive Werk einmal nicht ganz genau gehen sollte.

Lange Kaliber L911: Es misst 25,6 x 17,6 mm und ist 4,95 mm hoch. Dreiviertelplatine aus Neusilber und Ankerradkloben mit Glashütter Bandschliff; 3 verschraubte Gold-Chatons; Handgravur des Unruhklobens; Schwanenhals-Feinreguliervorrichtung. Das Uhrwerk ist in fünf Lagen fein reguliert und hat eine mit 21.600 Halbschwingungen pro Stunde arbeitende Glucydur-Schraubenunruh.

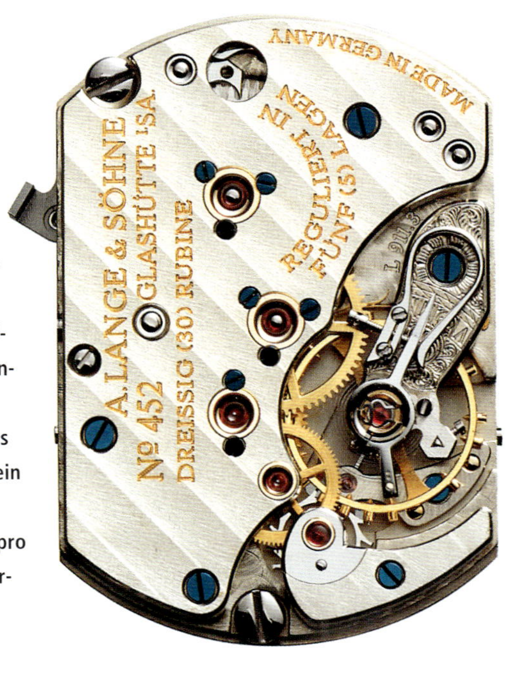

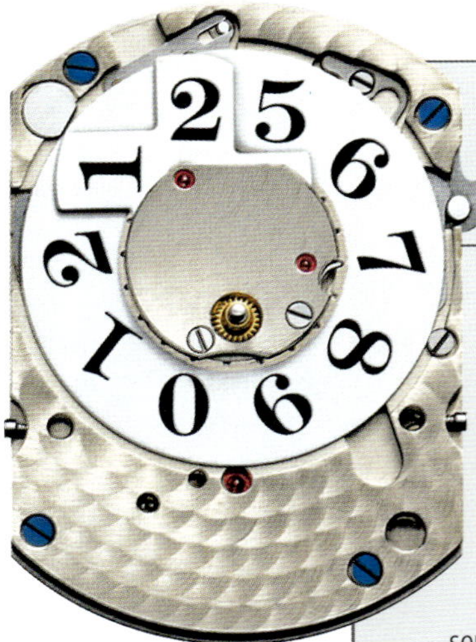

Die Zifferblattseite des Kalibers 911.4 mit der überdimensionalen Datumsanzeige. Deutlich erkennt man die Zeigerrohre in der Werkmitte innerhalb der Einerscheibe, deren Außenrand nur sehr knapp an der Welle des Sekundenrades vorbeistreicht.

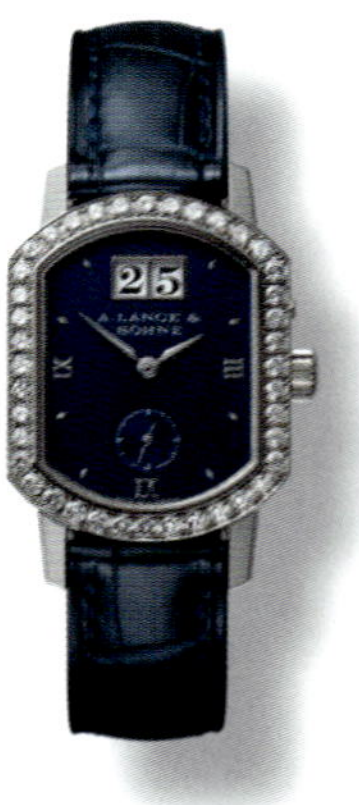

Datum scheibchenweise

Das Großdatum von A. Lange & Söhne basiert auf einem völlig neu konstruierten Mechanismus.

Bei der herkömmlichen Datumsanzeige sind auf der dem Zifferblatt zugewandten Seite der Grundplatine eines Uhrwerkes ein Räderwerk und, je nach Konstruktion, auch einige Hebel und eine Sperrklinke untergebracht. Eines dieser Räder steht mit dem Stundenrad im Eingriff und wird von diesem angetrieben. Das so genannte Datumsschaltwerk bewegt entweder kontinuierlich, über mehrere Stunden, oder ruckartig um 24 Uhr, einen am äußeren Rand der Werkplatine gelagerten umlaufenden Ring, der mit den Zahlen 1 bis 31 bedruckt ist. Die erwähnte Sperrklinke dient dazu, den Datumsring nach dem Schaltvorgang in einer Ruheposition zu halten, sodass die aktuelle Datumszahl auch bei Bewegungen der Uhr stets genau unterhalb des Datumsfensters im Zifferblatt bleibt.

Bei der Konstruktion des Großdatums von A. Lange & Söhne war von vornherein klar, dass man sich von der herkömmlichen Lösung mit großem Ziffernring verabschieden musste, denn schon eine geringe Vergrößerung der Ziffern hätte einen gewaltigen Ring erfordert, der vielleicht noch in Herrenuhren Platz gefunden hätte, sicher aber nicht in Uhren wie der Arkade.

Ein altes Prinzip der Uhrmacherei ist es, Teile, die den Durchmesser eines Uhrwerkes zu sehr vergrößern würden, einfach übereinander anzuordnen. Diesem alten Prinzip folgten auch Lange-Chefkonstrukteur Geyer und seine Mitarbeiter und entwickelten eine Datumsanzeige mit zwei übereinander drehenden Scheiben, von denen die eine die Form eines Ringes hat, so groß wie es das Gehäuse der kleinsten Lange-Uhr eben zulässt, die andere dagegen die Form eines Kreuzes.

Bei anderen Konstruktionen mit digitaler Datumsanzeige mit bedruckten, rotierenden Scheiben beschränken sich deren Durchmesser auf den Abstand zwischen Zeigerwelle und Gehäuse-Innenrand. Die Scheiben ragen dabei bisweilen über den Rand des Uhrwerkes hinaus und verleihen manchen Werken eine ähnliche Silhouette wie Mickey Mouse.

Bei der Lange Arkade liegt die Zeigerwelle dagegen innerhalb des Drehradius der kreisförmigen Scheibe und zwar exzentrisch.

Ein Mechanismus zur Fortbewegung der beiden Scheiben durch das Stundenrad und einige Zusatzräder erforderte schon große konstruktive Kreativität, ließ sich aber technisch einwandfrei verwirklichen.

Der entscheidende Unterschied zur üblichen Datumsanzeige ist die separate Anzeige der Dekaden eines Monats durch die Ziffernscheibe in Kreuzform und die Anzeige der Einerzahlen durch die ringförmige Scheibe, auf der ja nur die Ziffern 1 bis 0 statt 31 Zahlen erscheinen müssen. Nur dadurch ergab sich die mögliche Vergrößerung des Anzeigefeldes um das nahezu Fünffache (bei der Arkade) und etwa Dreifache bei den anderen Lange-Uhren im relativen Vergleich zu üblichen Datumsanzeigen, und die damit verbundene, bisher unerreicht gute Ablesbarkeit.

Die ringförmige Scheibe, mit den Ziffern 1 bis 0 bedruckt, wird täglich fortgeschaltet. Die darüber liegende kreuzförmige Scheibe, mit den Ziffern 1 bis 3 und einem leeren weißen Feld versehen, wird dagegen nur alle zehn Tage bewegt. In der Zeit vom 1. bis zum 9. eines Monats zeigt die Kreuzscheibe ihr weißes Feld im linken Teil des Datumsfensters, ab dem 10. ihre „Eins".

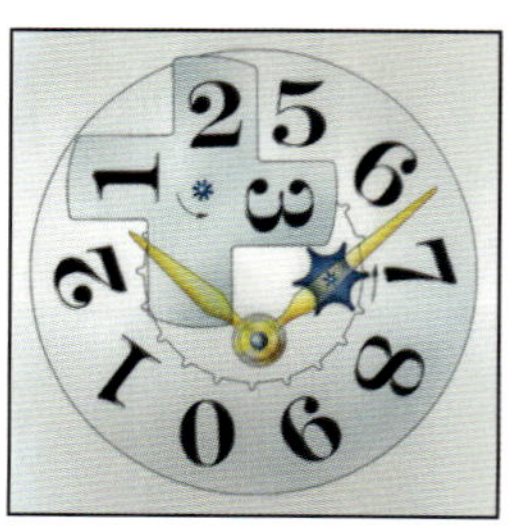

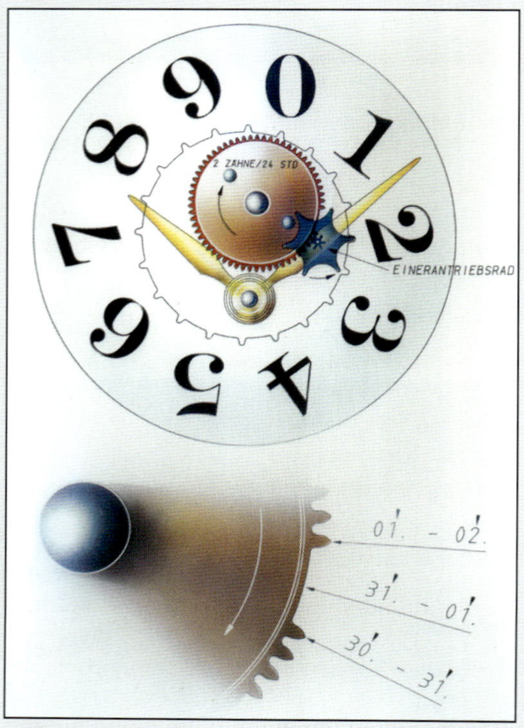

Außen: Das Lange-Großdatum: Zehnerkreuz und Einerscheibe kombiniert ergeben das richtige Datum. Der Abstand zwischen beiden berührungslos übereinander liegenden Scheiben beträgt nur 0,15 mm, wobei erreicht wird, dass beide Zahlen für das Auge fast wie in einer Ebene liegend erscheinen. Dies erfordert die sehr genaue Positionierung aller mitwirkenden Teile.

Das Programmrad für die Einerscheibe wird über ein Zwischenrad (hier nicht sichtbar) gedreht und bewegt den Schaltstern (blau). Dem Programmrad „fehlen" drei Zähne, sodass es sich zwar permanent drehen, aber an einem Tag des Monats (zwischen dem 31. und dem 1.) den Schaltstein nicht bewegt.

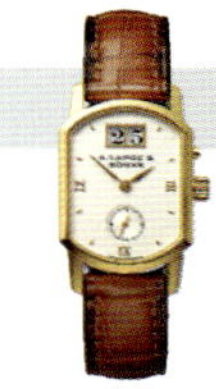

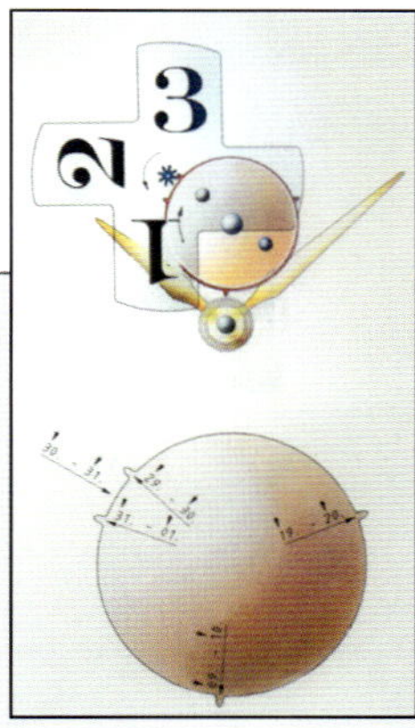

Das nur 0,1 mm dicke Zehnerkreuz und sein vierzähniges Programmrad, das alle zehn Tage einmal schaltet, bei der Anzeige der „3" aber schon nach zwei Tagen.

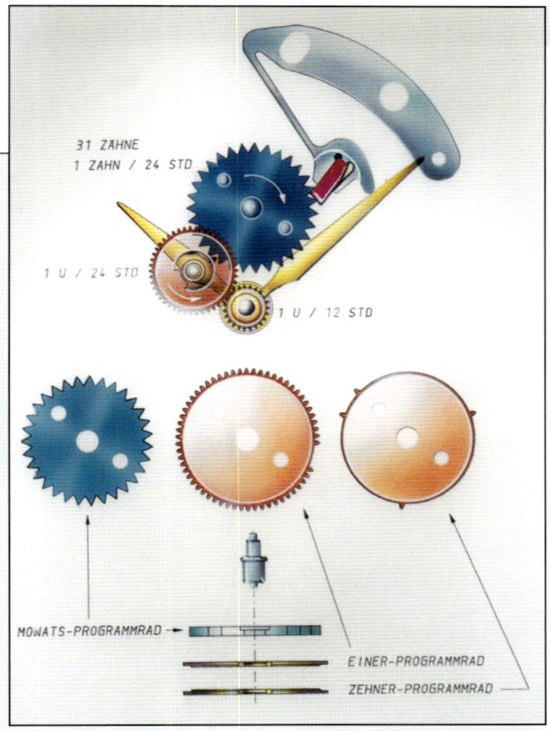

Die Programm- und Schalträder der Datumsschaltung: Das Zahnrad des Stundenzeigers treibt alle 24 Stunden das Schaltrad (blau) um einen Zahn (einen Tag) weiter. Das Schaltrad und die Programmräder für die Steuerung der Datumsanzeige sind auf einer gemeinsamen Welle fest montiert. Ein Rubin in einer Rastfeder fixiert das Schaltrad sicher nach jedem Schaltvorgang bis zum nächsten Tag.

Bei Monaten mit weniger als 31 Tagen wird die Datumsanzeige durch Betätigung des Drückers am Gehäuse mit einem Korrekturstift eingestellt, der mit der Uhr geliefert wird. Probleme bereiteten dem Konstrukteur die sieben Monate eines Jahres mit 31 Tagen. Da die Scheibe mit den Einerzahlen täglich weiterbewegt wird, die Kreuzscheibe dagegen nur alle zehn Tage schaltet, erschiene nach dem 31. die Zahl 32 als Datum.

Es musste also eine technische Lösung gefunden werden, die dafür sorgt, dass die Einerscheibe an einem Tag, nämlich dem ersten Tag eines Monats, nicht geschaltet wird und auf diese Weise die „Eins" an zwei Tagen gezeigt wird, nämlich am 31. Tag des Vormonats und am 1. Tag des neuen.

Außerdem musste dafür gesorgt werden, dass die Kreuzscheibe mit den Ziffern 1 bis 3 und dem leeren Feld, ganz gegen ihre Gewohnheit, schon nach drei Tagen von „Drei" auf „leeres Feld" umschaltet.

Die technische Lösung sah, vereinfacht ausgedrückt, so aus, dass man beim Schaltzahnrad für die Einerscheibe einfach drei Zähne wegließ und beim mit ursprünglich nur drei Zähnen (einen für jede Ziffer des Anzeigekreuzes) ohnehin fast „zahnlosen Schaltzahnrad" für das Dekadenkreuz einen vierten Zahn hinzufügte, sodass die „Zahnlücke diesmal drei Tage lang" regiert.

Absolut korrekte Lagerung ist bei den Teilen der Datumsschaltung unerlässlich, denn zwischen dem Kreuz für die Zehnerschaltung und dem darunter drehenden Ring für die Anzeige der Einzeltage besteht nur ein Abstand von 0,15 mm. Man kann sich leicht vorstellen, dass die beiden Bauteile, die ihrerseits nur einen Zehntelmillimeter stark sind, sehr leicht aneinander schleifen können, wenn sie sich nicht absolut flach drehen.

Von den eingangs erwähnten Sperrklinken besitzt das Lange-Datumswerk gleich drei. Die winzigen stählernen Klinken sind zur Verminderung der Reibung auf den Schaltzahnrädern und Anzeigescheiben mit noch winzigeren Rubinzungen ausgestattet.

Der hier stark vereinfacht beschriebene Mechanismus ist äußerst komplex. Seine insgesamt 66 Einzelteile liegen sowohl oberhalb als auch unter einer separaten Platine. Der Höhenunterschied zwischen den beiden Anzeigetafeln ist für das Auge nicht wahrzunehmen. Insbesondere deshalb nicht, weil die Kante der Kreuzscheibe genau unter der goldenen Mittelsprosse des Datumsfensters im Zifferblatt liegt und das Auge dadurch perfekt getäuscht wird. ■

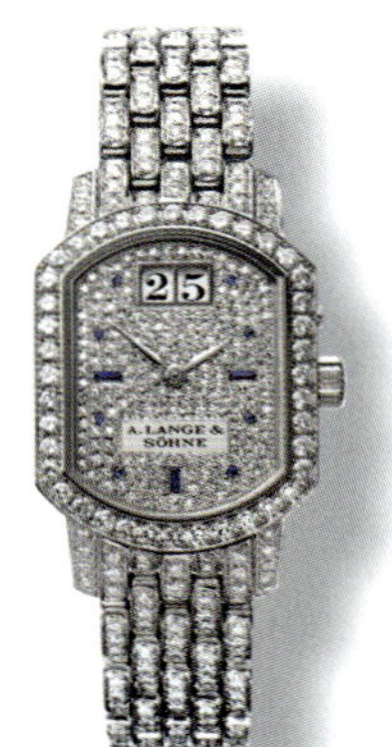

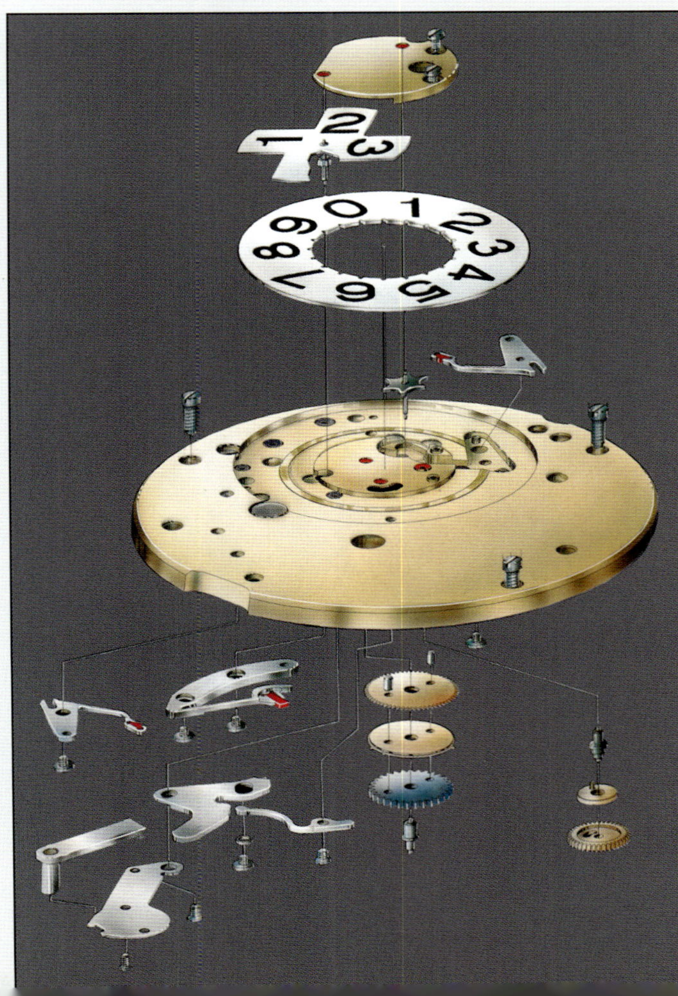

Der komplette Mechanismus des Lange-Großdatums: Er besteht aus 66 winzigen Präzisionsteilen.

Die Geburtstagsuhr

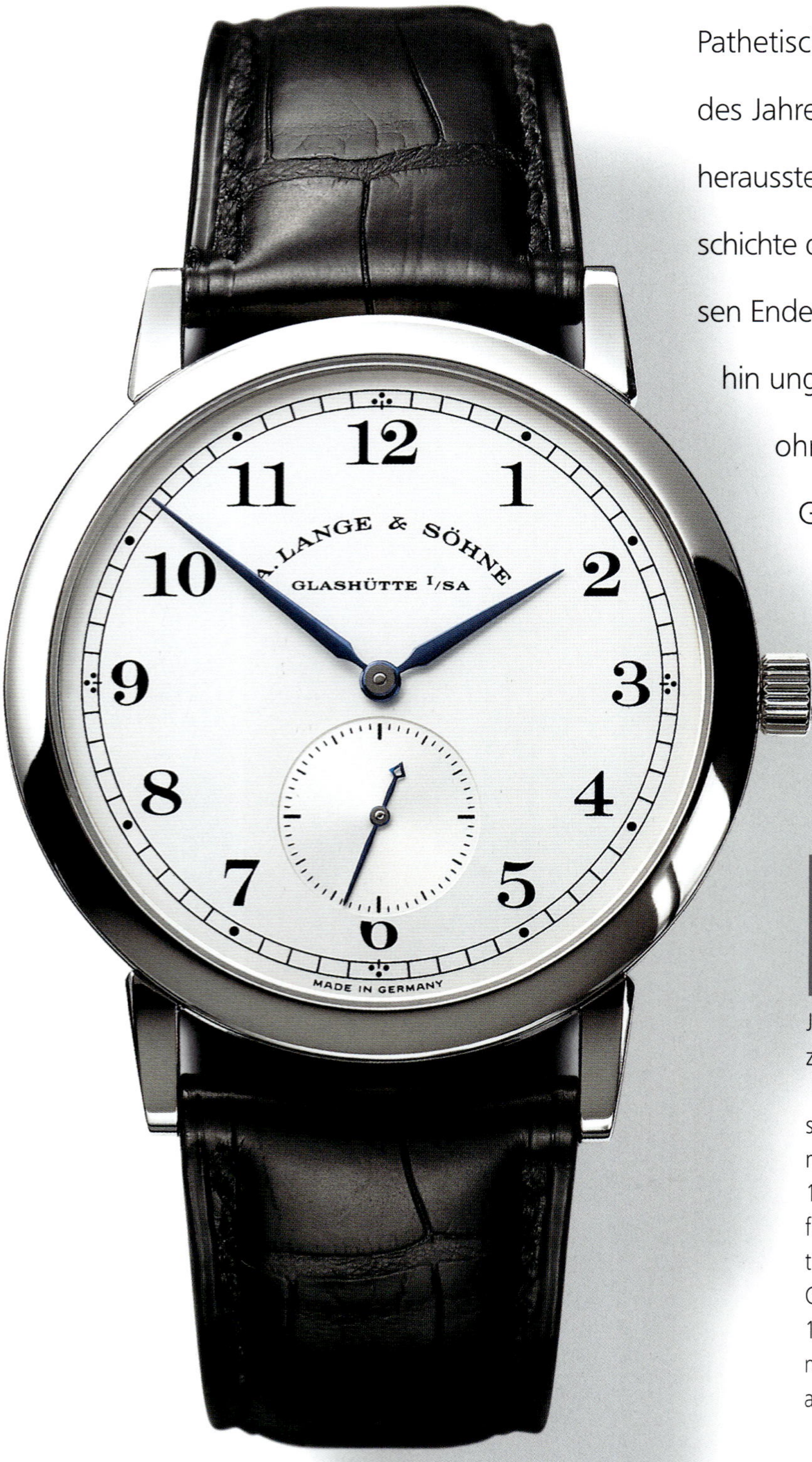

Pathetisch könnte man sagen: „Am 18. Februar des Jahres 1815 wurde ein neues, und wie sich herausstellen sollte einmaliges Kapitel in der Geschichte der Zeitmessung aufgeschlagen, an dessen Ende eine Manufaktur für Uhren von bis dahin ungekannter Güte stand." Die Information ohne schmückendes Beiwerk lautet: Der Geburtstag von Ferdinand Adolph Lange war der 18. Februar 1815.

Das Geburtsjahr 1815 des Gründers der Glashütter Uhrenindustrie, ob nun mit oder ohne Pathos beschrieben, war für die heutige Uhrenmanufaktur Lange im Jahr 1995, also 180 Jahre später, jedenfalls Grund genug, eine Uhr danach zu benennen: Lange 1815.

Da passte es gut, dass Ferdinand Adolph Lange sich schon mit 30 Jahren selbstständig gemacht hatte und somit auch genau 150 Jahre vorher, am 7. Dezember 1845, die Gründung der Firma Lange & Comp. stattgefunden hatte, aus der später die weltberühmte Manufaktur hervorging. Einen 150. Geburtstag feierte man in Glashütte indes wohlweislich nicht, denn vom 20. April 1948, dem Tag der Enteignung und Umwandlung in einen „volkseigenen Betrieb" bis zu der erneuten Firmenanmeldung durch Walter Lange, den Urenkel des Firmen-

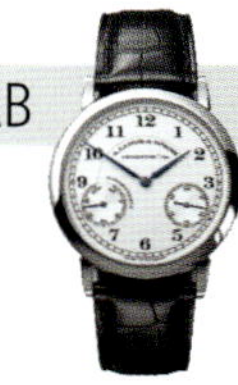

gründers, am 7. Dezember 1990, hatte das bedeutendste Unternehmen der deutschen Uhrenindustrie zum Leidwesen der Uhrenfreunde in der ganzen Welt aufgehört zu existieren.

Die Lange 1815 ist die fünfte im Bunde der völligen Neukonstruktionen der Manufaktur nach ihrer „Wieder"-Eröffnung im Jahre 1990. Und in der diesbezüglichen Pressemitteilung heißt es dann auch, in Anlehnung an Wilhelm Buschs „Max und Moritz": „Dieses war der fünfte Streich ..."

Der „fünfte Streich" ist eine Uhr mit einem Handaufzugswerk

Die Lange 1815 ist eine klassische Herrenarmbanduhr mit schnörkellosem rundem Gehäuse und einem Zifferblatt von beeindruckender Klarheit. Die 1815 bietet äußerlich mit Minuten- und Stundenzeiger sowie kleiner Sekundenanzeige nichts weiter als die Information, wie spät es ist. Und genau diese Reduzierung auf das Wesentliche erzeugt die Faszination, die von dieser Uhr ausgeht.

Ganz im Gegensatz zur äußeren schlichten Schönheit der Uhr steht ihr durch das Saphirglas des Gehäusebodens zu bewunderndes Werk, das den Betrachter geradezu überschwänglich mit den Reizen höchster Uhrmacherkunst erfreut. In der für Lange-Uhren seit jeher charakteristischen Dreiviertelplatine, mit Glashütter Bandschliff dekoriert, wurden die in Gold-Chatons gefassten Lagersteine für die Federwelle, das Minuten-, Kleinboden- und Sekundenrad mit tiefblauen Schrauben befestigt. Das Ankerrad dreht sich unter einem von innen verschraubten Deckplättchen und die Glucydur-Unruh schwingt unter einem handgravierten Kloben, auf dem die polierte geschwungene Feder der Schwanenhals-Feinreguliervorrichtung verschraubt ist.

Die 1815, eine so gelungen nach der Erkenntnis gestaltete Schönheit, dass weniger häufig auch mehr sein kann, verlangt, gleich einer Frau, täglich Aufmerksamkeit und Zuwendung.

Als Träger einer Uhr, deren Werk mit der Hand aufgezogen werden wird, muss man bekanntlich immer rechtzeitig daran denken, der Zugfeder die notwendige Kraft erneut zuzuführen. Sinnvollerweise tut man dies am Morgen, denn über den Tag hat die Uhr mancherlei Unannehmlichkeiten und Erschütterungen auszuhalten, die sie mit der Kraft einer voll aufgezogenen Feder und der daraus resultierenden kräftigen Schwingung der Unruh am besten übersteht. Es ist ja nicht nur ärgerlich, wenn eine Uhr stehen bleibt, sondern es kann ihren Träger auch durchaus in Verlegenheit bringen, wenn er beispielsweise einen wichtigen Termin, gar mit seiner Liebsten, verpasst.

Regelmäßiges Aufziehen ist bei Handaufzugsuhren also unerlässlich und sollte stets zur gleichen Zeit stattfinden. Insbesondere dann, wenn man den genauen Gang der Uhr über mehrere Tage prüfen möchte.

Dem nicht ganz so disziplinierten Mann wurde deshalb von A. Lange & Söhne eine Begleiterin an die Hand, an das Handgelenk, gegeben, die diskret die notwendige Aufmerksamkeit einfordert.

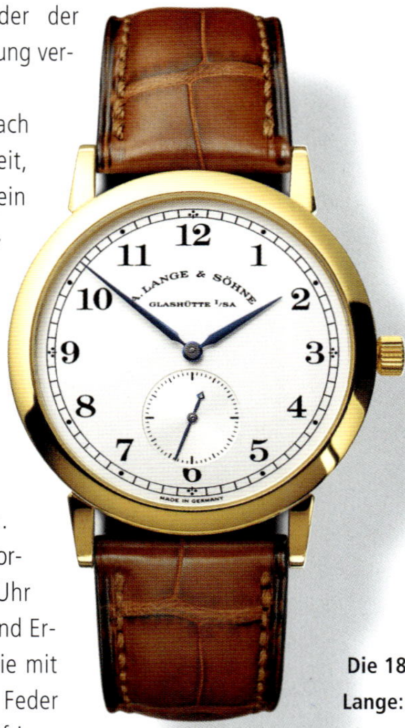

Die 1815 von Lange: Platingehäuse (links), auch in Weiß- oder Gelbgold (oben) erhältlich, Durchmesser 35,9 mm, Höhe 7,5 mm; Saphirglas; Silberzifferblatt; Stahlzeiger; Goldkrone; Boden mit Saphirglas.

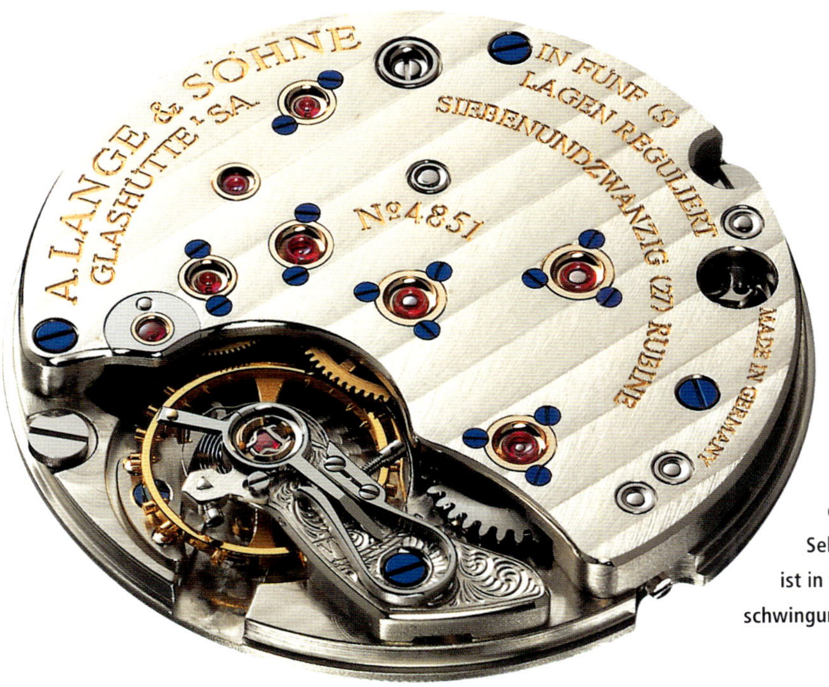

Lange Kaliber L942.1 der 1815 AUF und AB: Es hat einen Durchmesser von 25,6 mm und ist 3,7 mm hoch. Dreiviertelplatine aus Neusilber mit Glashütter Bandschliff; 6 verschraubte Gold-Chatons; Handgravur des Unruhklobens; Schwanenhals-Feinreguliervorrichtung; Sekundenstopp, integriertes Auf-und-Ab-Werk. Das Uhrwerk ist in fünf Lagen fein reguliert und hat eine mit 21.600 Halbschwingungen pro Stunde arbeitende Glucydur-Schraubenunruh.

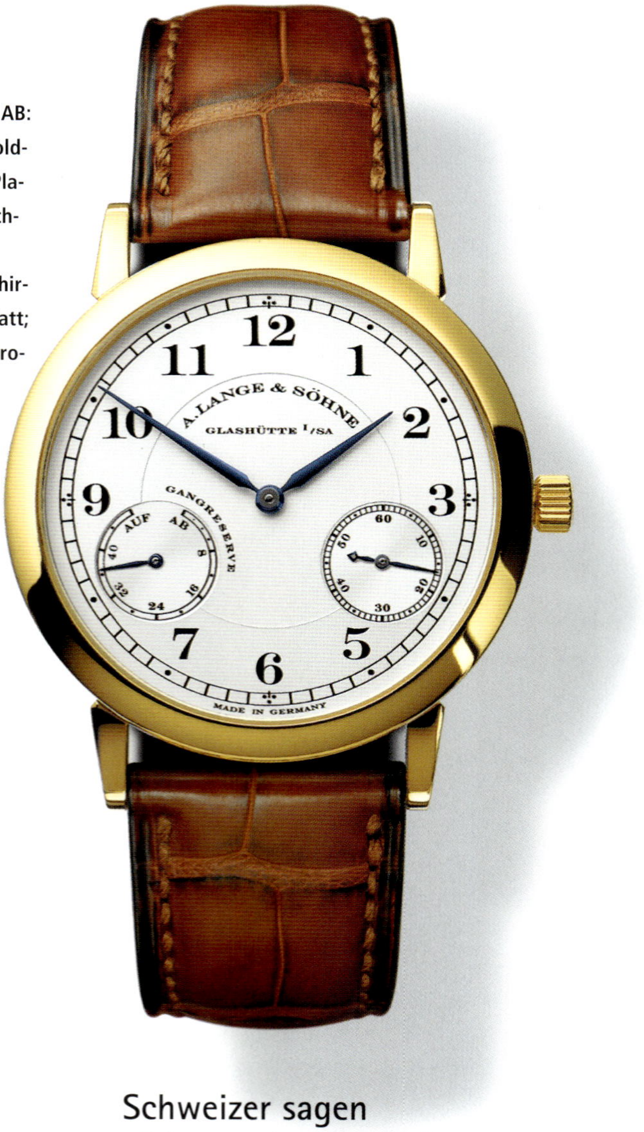

Die 1815 AUF und AB: Gelb- oder Weißgoldgehäuse, auch in Platin erhältlich, Durchmesser 35,9 mm, Höhe 7,9 mm; Saphirglas; Silberzifferblatt; Stahlzeiger; Goldkrone; Boden mit Saphirglas.

Zur Beruhigung: Die Gangreserveanzeige

Die Gangreserveanzeige auf dem Zifferblatt der Lange 1815 AUF und AB besteht aus einer Skala, die etwa 5/6 eines Kreises beschreibt und von dem kleinen Zeiger aus gebläutem Stahl in etwa 45 Stunden durchlaufen wird. Maßeinheit ist die Stunde, jede achte Stunde ist durch Ziffern markiert. Der Bereich von Acht bis Null ist durch eine kleinere Unterteilung besonders gekennzeichnet.

Erreicht der Zeiger diesen Bereich, wird dem Uhrenbesitzer, ähnlich wie bei einer Tankanzeige im Auto, signalisiert, dass es nun langsam an der Zeit ist, den „Tank" zu füllen. Er sollte also die Zugfeder seiner Uhr nun bald aufziehen.

Eine Gangreserveanzeige, auch Auf- und Ab-Werk genannt, ist durch ein aufwändiges Räderwerk einerseits mit dem „Tank" der Uhr, dem Federhaus, verbunden. Andererseits besteht auch eine Verbindung mit den Rädern des Aufzugs-Mechanismus des Uhrwerkes. Ein Getriebe führt den Zeiger vor dem Zifferblatt gegen Null, wenn die Zugfe-

Schweizer sagen „Réserve de Marche" ...

Die Lange 1815 AUF und AB erblickte im Jahre 1997 als Schwester der eben zweijährigen puristischen Lange 1815 das Licht der Uhrenwelt. Der Erstgeborenen einerseits geschwisterlich ähnlich, weist die Jüngere bei näherer Betrachtung aber deutliche Unterschiede auf. Diese zeigen sich natürlich zunächst im Gesicht der Uhr, das lautlos, aber dennoch deutlich äußert, ob sie in ihrem Inneren gerade viel Energie verspürt oder der kraftspendenden Zuwendung bedarf.

„Auf" und „Ab" geht bei dieser Uhr eigentlich nur der Zeiger des Hilfszifferblattes am linken Rand der Uhr zwischen sieben und neun Uhr. Die Vorrichtung und ihre Anzeige, wohl mit den Kürzeln von „aufgezogen" und „abgelaufen" beschriftet, heißt im Französischen treffender „Réserve de Marche"; auf Englisch „Power Reserve Indicator", und wird von deutschen Uhrmachern auch „Gangreserveanzeige" (siehe Kasten) genannt. Alle diese Ausdrücke bedeuten, dass die Uhr einen recht aufwändigen Zusatzmechanismus birgt, der mit Hilfe eines Zeigers die Zeit seit dem letzten Aufziehen und bis zum nächsten misst. In Abwandlung eines geflügelten Wortes also „nach dem Aufziehen ist vor dem Aufziehen". Auf dem Zifferblatt der 1815 Auf und Ab steht schlicht und einfach „Gangreserve", und wie immer ist die Maßeinheit die Stunde.

Ihren Ursprung hat diese Kontrollanzeige im Schiffschronometer- und Deckuhrenbau. A. Lange & Söhne belieferte schon im 19. Jahrhundert die Kaiserliche Kriegsmarine mit solchen Uhren. Absolute Genauigkeit war bei diesen Uhren deshalb so wichtig, weil schon eine geringe Abweichung zu einer so genannten Missweisung der Navigationsinstrumente von mehreren Meilen führen kann, was vor allem in Küstennähe durchaus eine Gefahr für Schiff und Mannschaft bedeutet. Auf dem 50. Breitengrad beispielsweise (etwa die Südküste Englands) bedeutete eine Minute Zeitdifferenz schon fast eine Missweisung von knapp 10 Seemeilen (etwa 17,5 km). Die Fehlmessung wird umso größer, je näher das Schiff dem Äquator ist. Zwar waren stets mehrere Uhren an Bord, es musste jedoch unbedingt vermieden werden, dass eine von ihnen stehen blieb.

Das Werk der Lange 1815 AUF und AB ist mitnichten ein Abklatsch des Kalibers L941.1, das im Gold- oder Platingehäuse der älteren Schwester 1815 tickt.

Zwar weist das Uhrwerk L942.1, das in der 1815 AUF und AB über genaue Zeit und Federzustand informiert, familienbedingte Ähnlichkeiten auf, ist aber weitgehend neu konstruiert worden, insbesondere was den Mechanismus für die Gangreserveanzeige angeht, der allein aus 46 Einzelteilen besteht.

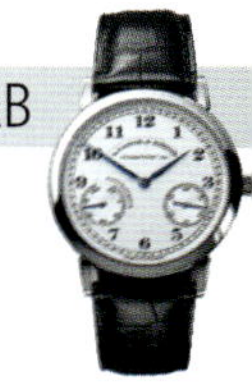

der für den weiteren Antrieb des Uhrwerkes nur noch begrenzte Kraft hat. Wird die Uhr dagegen aufgezogen, wird das Rad, das den Zeiger trägt, in entgegengesetzter Richtung gedreht.

Bei näherer Betrachtung erkennt man, dass die Gangreserveanzeige nur indirekt über die noch vorhandene Kraft der Zugfeder Auskunft gibt. Sie ist vielmehr eine Mischung aus einem Drehzahlmesser und einer Art Countdown-Zähler, mit dem gemessen wird, wie viele Drehungen das Federhaus nach dem Vollaufzug der Zugfeder absolviert hat.

Da den Uhrenträger aber kaum interessieren wird, wie oft sich das Federhaus seiner Uhr schon gedreht hat, wird durch die Ziffernskala wieder der Bezug zur verbleibenden Zeit hergestellt, innerhalb derer die Uhr neu aufgezogen werden sollte.

Der gute alte mechanische Tachometer sei zur Verdeutlichung als Beispiel gewählt, bei dem ja auch die Drehzahl der Autoräder (die niemanden interessiert) gemessen wird und auf dem Armaturenbrett die Anzeige der Geschwindigkeit des Wagens in km/h erfolgt.

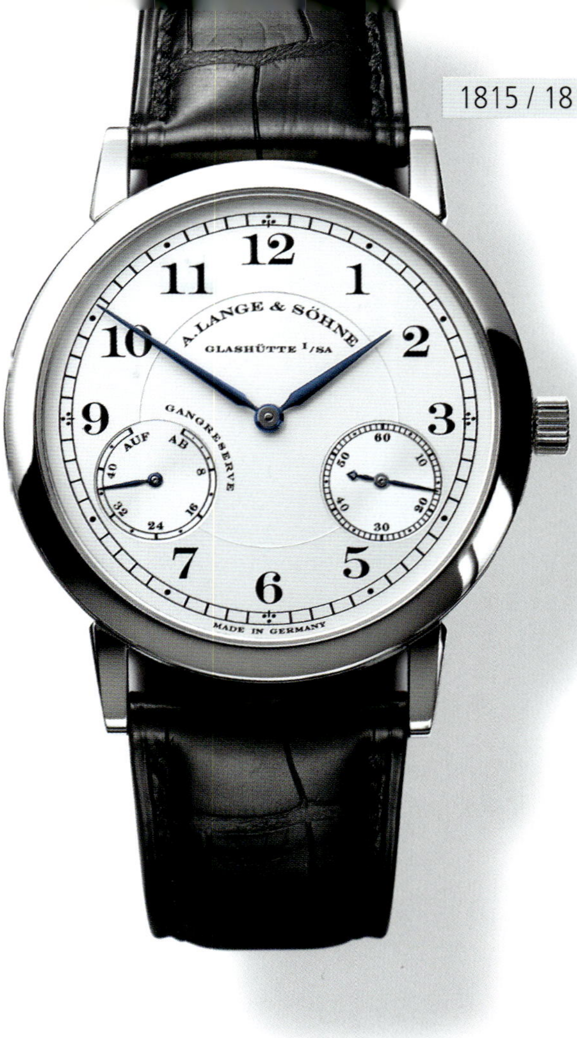

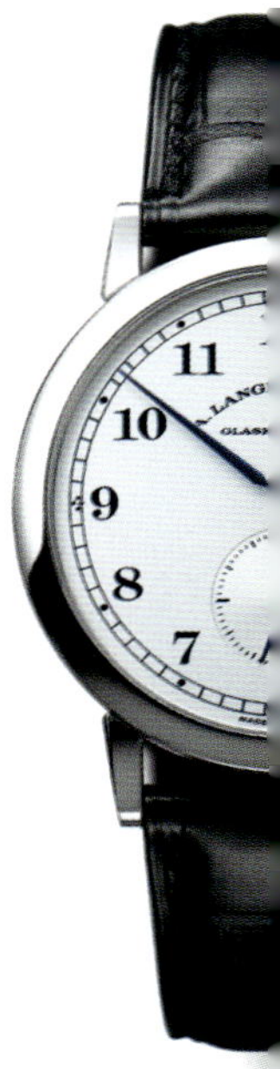

Beim Bau nutzte man als Vorbild ein Planetengetriebe, für das im Jahre 1940 Otto Lange, ein Enkel des Firmengründers, ein Reichspatent erhalten hatte. Dieses musste allerdings erheblich verkleinert werden.

Besonders anzumerken ist, dass bei der Lange 1815 AUF und AB nicht die vielfach in der Uhrenindustrie genutzte Modultechnik zum Einsatz kam, bei der Zusatzmechanismen auf vorhandene Werke aufgeschraubt werden. Der Lange-Gangreserve-Mechanismus ist vielmehr ein Bestandteil des Uhrwerkes und voll in dieses integriert.

Das Kaliber L942.1 hat zwar den gleichen Durchmesser wie das Schwesteruhrwerk L941.1 der 1815 (Höhe 3,2 mm), es ist aber mit 3,7 mm um einen halben Millimeter höher als dieses (damit aber immer noch das derzeit flachste Uhrwerk mit Gangreserveanzeige) und trägt auf seiner Dreiviertelplatine sechs Gold-Chatons.

Für welche der beiden Schönheiten sich ein Mann auch immer entscheidet, die verschwiegene Lange 1815 oder die mitteilsame Lange 1815 AUF und AB – vergessen kann man beide nicht. ■

1815 AUF und AB

gebaut seit	1997
Werk	Handaufzugs-Manufakturwerk, Kaliber L942.1, Durchmesser 25,6 mm, Höhe 3,7 mm, 27 Rubine, 6 verschraubte Gold-Chatons, Glucydur-Schraubenunruh, Nivarox-Spirale, Schwanenhals-Feinregulierung, Sekundenstopp, 21.600 A/h, Gangreserve 45 h
Funktionen	Stunden, Minuten, kleine Sekunde, Gangreserveanzeige
Zifferblatt	Silber massiv, Zeiger aus gebläutem Stahl
Gehäuse	Gold 750 oder Platin 950 Durchmesser 35,9 mm, Höhe 7,9 mm, Saphirglas, Boden mit Saphirglas, Krone aus Gold

1815

gebaut seit	1995
Werk	Handaufzugs-Manufakturwerk, Kaliber L941.1 Durchmesser 25,6 mm, Höhe 3,2 mm, 21 Rubine, 4 verschraubte Gold-Chatons, Glucydur-Schraubenunruh, Nivarox-Spirale, Schwanenhals-Feinregulierung, Sekundenstopp, 21.600 A/h, Gangreserve 45 h
Funktionen	Stunden, Minuten, kleine Sekunde
Zifferblatt	Silber massiv, Zeiger aus gebläutem Stahl
Gehäuse	Gold 750 oder Platin 950, Durchmesser 35,9 mm, Höhe 7,5 mm, Saphirglas, Boden mit Saphirglas, Krone aus Gold

Herrenabend

Mit der Cabaret hat A. Lange & Söhne eine ungewöhnliche Herrenuhr ins Leben gerufen, bei der ein Aspekt klar im Vordergrund steht: die rechteckige Form.

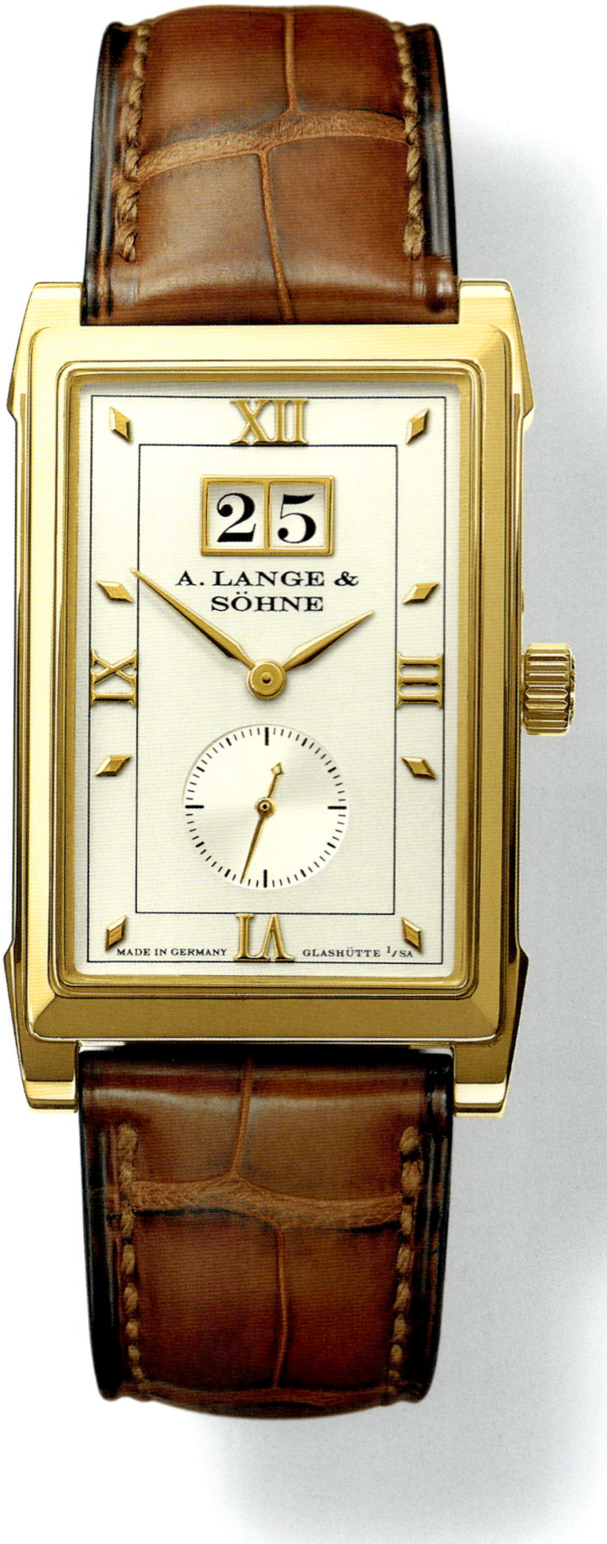

Warum heißt ausgerechnet eine eckige Herrenuhr Cabaret? War der Gedanke an die „Leichtigkeit des Seins", die mit der Vorstellung von Kabarett einhergeht, entscheidend für die Namensgebung? Dachte man in Glashütte mehr an das vor vielen Jahren von Liza Minelli besungene „Cabaret" oder mehr an das von Dieter Hildebrand in seinem „Scheibenwischer" dargebotene Kabarett?

Wie dem auch sei, zunächst einmal unterscheidet sich die Cabaret von allen anderen Uhren der Manufaktur schon in ihrer äußeren Erscheinung ganz erheblich. Selbst mit der Arkade, die ja immerhin auch zwei parallel verlaufende Längskanten hat, zeigt die Cabaret keine Ähnlichkeit. Und so bleibt zu konstatieren, dass es den Ingenieuren und Designern von Lange wieder einmal gelungen ist, ein ungewöhnliches, vollkommen eigenständiges Uhrenmodell ins Leben zu rufen.

Die dahinter steckende Absicht formuliert der Katalog der Manufaktur ganz klar: Es sollte Schluss sein „mit der Benachteiligung der Liebhaber rechteckiger mechanischer Uhren". Natürlich hätte man auch problemlos das Uhrwerk der oben erwähnten Arkade in ein rechteckiges Gehäuse setzen können und genau das hätten auch die meisten Uhrenfirmen getan. A. Lange & Söhne fanden es dagegen angemessen, gleich ein neues Uhrwerk zu schaffen, um diese „Benachteiligung" zu beseitigen.

Das Resultat dieses ausgeprägten Sinnes für Gerechtigkeit ist nicht nur eine ansehnliche Armbanduhr, sondern auch eine uhrentechnische Schönheit, in die sich

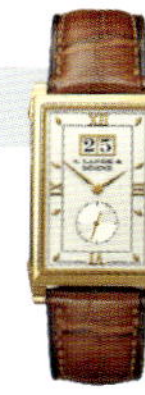

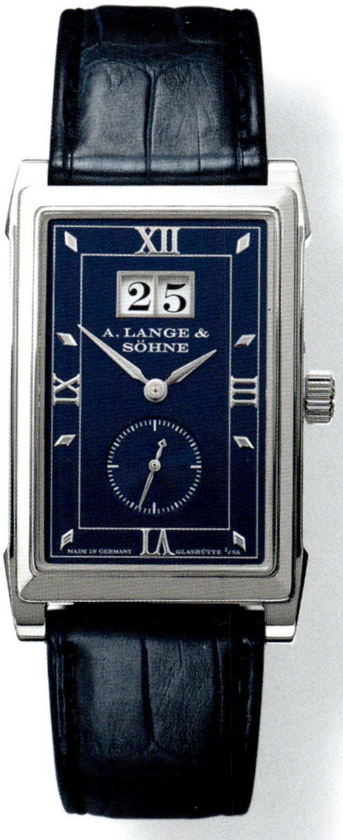

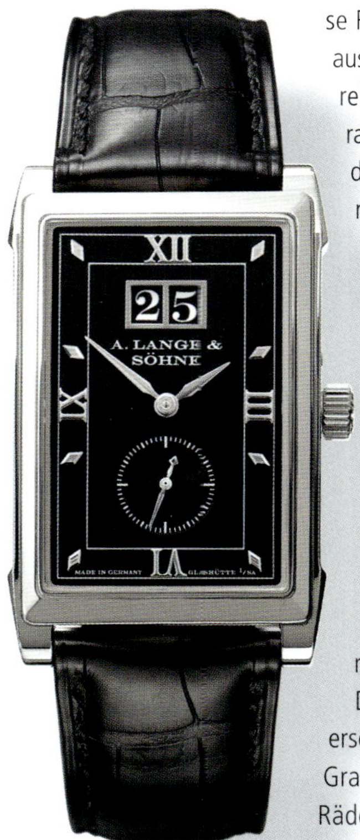

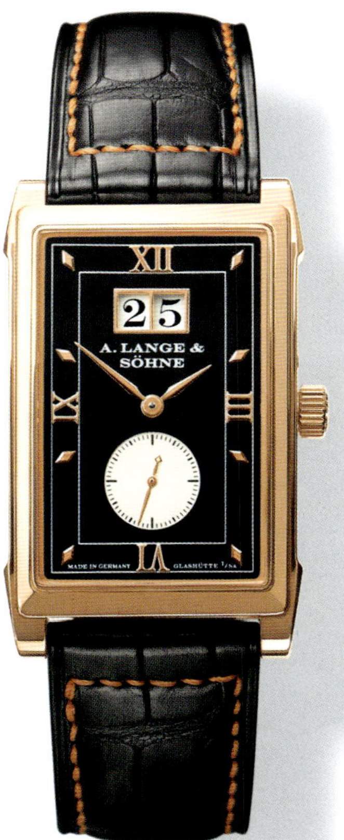

Freunde klassischen Uhrwerkebaus zweifellos auf der Stelle verlieben werden.

So wie jedes menschliche Antlitz aus Augen, Mund und Nase besteht und mit diesen Zutaten ebenso ein hässliches wie ein schönes Gesicht entstehen kann, ist es auch bei einem Uhrwerk. Jedes Handaufzugswerk besteht aus Werkplatten, Federhaus, Räderwerk, Hemmung und Unruh. Diese Teile kann man entweder nur unter dem Gesichtspunkt der Zweckmäßigkeit zusammenfügen oder die Erfordernisse der Funktion mit ästhetischem Anspruch ergänzen, wie es bei dem Uhrwerk der Cabaret geschehen ist.

Da ist zunächst die klare, kompromisslose Rechteckform des Kalibers L931.3, aus der nur der Schalthebel für die Korrektur des Großdatums vorwitzig herausragt. Wie eine Trutzburg schirmen die Dreiviertelplatine und der Ankerradkloben die empfindliche Unruh nach drei Seiten ab. Der diagonal auf die Werkplatten aus Neusilber aufgebrachte Glashütter Bandschliff stellt dabei eine optische Verbindung zwischen der Platine und dem ein wenig abseits stehenden Ankerradkloben her. Die großen, tiefblauen Köpfe der Schrauben, mit denen das Uhrwerk zusammengehalten wird, unterstreichen nochmals dessen rechteckige Form.

Die fast ein wenig überdimensioniert erscheinenden goldausgeschwemmten Gravuren wurden so geschickt auf der Räderwerksbrücke (Dreiviertelplatine) verteilt, dass beim Blick durch den Saphirglasboden des Cabaret-Gehäuses das Auge auch dann noch erfreut wird, wenn es sich endlich von der pulsierenden Unruh, der polierten Schwanenhals-Feinreguliervorrichtung und den verschraubten Gold-Chatons gelöst hat.

Einer der Vorteile des rechteckigen Cabaret-Werkes ist, dass selbst der Laie – die Verwendung dieses Ausdruckes möge man dem Autor nachsehen, denn diese Uhr kauft zweifellos ein Kenner – dass selbst ein „Nichtuhrmacher" also den Kraftfluss und die mechanischen Abläufe innerhalb des Uhrwerkes gut verfolgen kann.

Betrachtet man das Kaliber L931.3 so, dass die Gravuren waagerecht lesbar sind, sieht man am rechten Rand des Uhrwerkes eine große Bohrung. Darin erkennt man die Sperrklinke, die ein wenig an einen Raubvogelschnabel erinnert, ferner drei Zähne des Sperrades und, am rechten Rand der Bohrung, das

Die Cabaret: Gelb-, Rot- oder Weißgoldgehäuse, auch in Platin erhältlich; Abmessungen 36,3 x 25,5 mm; Höhe 9,1 mm; Saphirglas; Silberzifferblatt; Goldzeiger; Goldkrone; Boden mit Saphirglas.

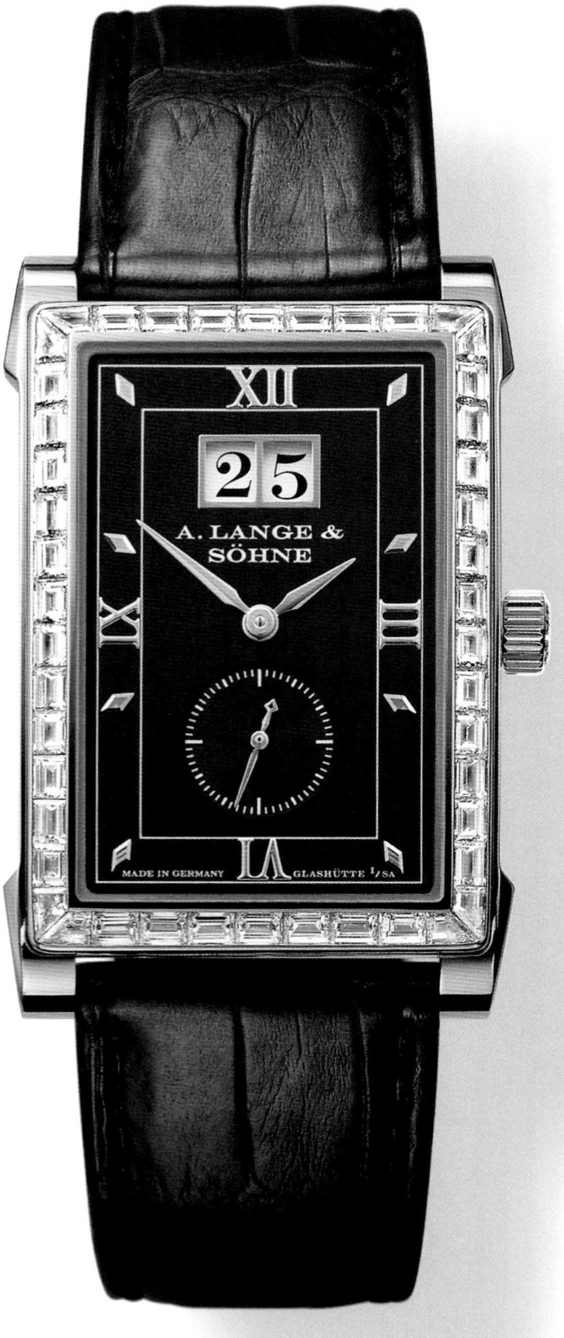

Dass die Cabaret nicht nur als reine Herrenuhr verstanden werden kann, beweisen die zahlreichen verschiedenen Schmuckvarianten des rechteckigen Modells. Im Bild zwei Versionen aus der „Blauen Linie" mit Diamant- bzw. Brillant-Lünette.

Ende der Sperrklinkenfeder. Klinke und Feder sind nach alter Lange-Manier angliert und poliert. Das Zusammenspiel dieser drei Teile sorgt dafür, dass die Zugfeder eine Spannung aufbauen kann, wenn die Uhr aufgezogen wird und lässt sich auch sehr gut beobachten, wenn die Aufzugskrone gedreht wird.

Das Sperrrad sitzt bei Lange-Uhren traditionell innerhalb des Uhrwerkes auf dem Vierkant des Federkerns (Federwelle). Dieser dreht sich im mit drei Schrauben befestigten Chaton ganz rechts. Daneben, leicht schräg versetzt, befindet sich, ebenfalls dreifach verschraubt, das Gold-Chaton mit dem Lagerstein des Minutenrades. Wiederum leicht schräg versetzt finden wir den Lagerstein des Kleinbodenrades, im von zwei gebläuten Schrauben gehaltenen Chaton, und schließlich links davon, exakt in der Mitte der Schmalseite des Uhrwerkes, das Sekundenrad, das auf seinem langen Zapfen am anderen Ende seiner Welle den kleinen Sekundenzeiger trägt.

Gegenüber, im Inseldasein unter dem Unruhkloben, dreht sich das Ankerrad, das zum Teil noch zum Räderwerk gehört, aber auch schon Teil der Hemmung ist. Mit deren Hilfe wird die Drehbewegung des Räderwerkes umgewandelt und die übertragene Kraft der Unruh zugeführt. Rechts neben dem Ankerradkloben werden, unter dem Unruhreif, der Ankerkloben und der Anker sichtbar.

Der aufwändig gravierte Unruhkloben ist ein sehr komplexes Bauteil, an dem mehrere wichtige Einstellungen vorgenommen werden können. Zum unteren Rand des Werkes hin, über den Unruhkloben hinausragend, sieht man den satinierten Spiralklötzchenträger, der das Spiralklötzchen mit seinem dreieckigen Querschnitt beherbergt. Er kann verschoben werden, um die richtige Stellung der Unruh zum Anker (den so genannten Abfall) herzustellen und wird anschließend mit einer Schraube auf dem Unruhkloben arretiert.

Das Unruhlager wird von einem stählernen Ring umschlossen, der auf der einen Seite den Rücker und, schräg gegenüber, den Spiralschlüssel trägt. Der Rücker liegt auf dem Unruhkloben und wird von der Feder der Schwanenhals-Feinreguliervorrichtung umschlossen. Er wird von der Feder, die der Reguliervorrichtung ihren Namen gibt, gegen ein Mikrometerschräubchen gedrückt, das auf der dem Minutenrad zugewandten Seite des Un-

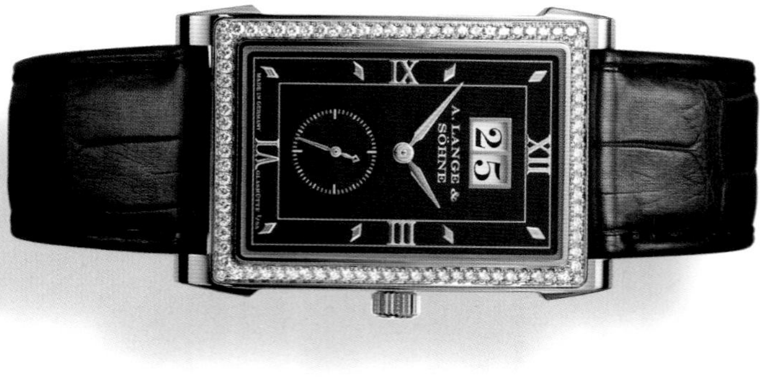

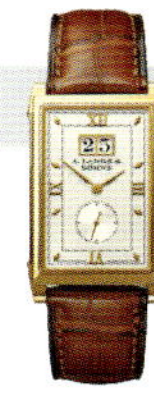

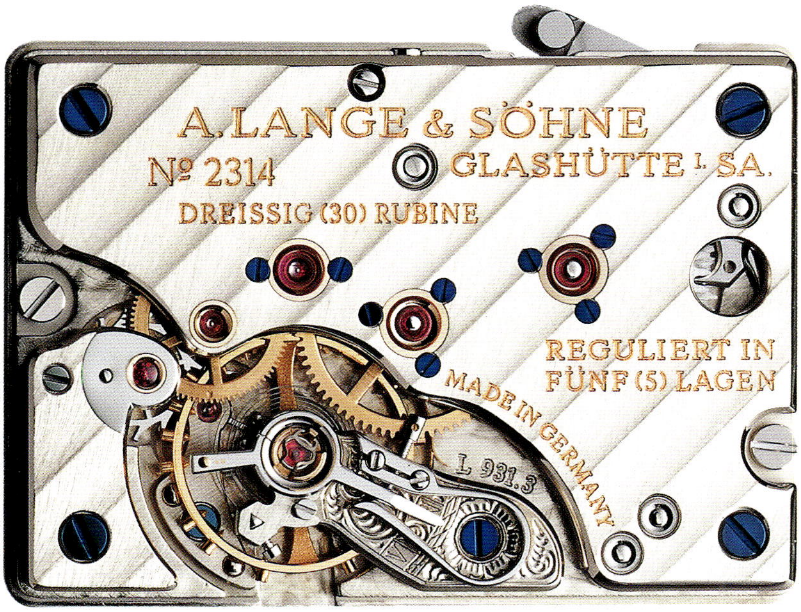

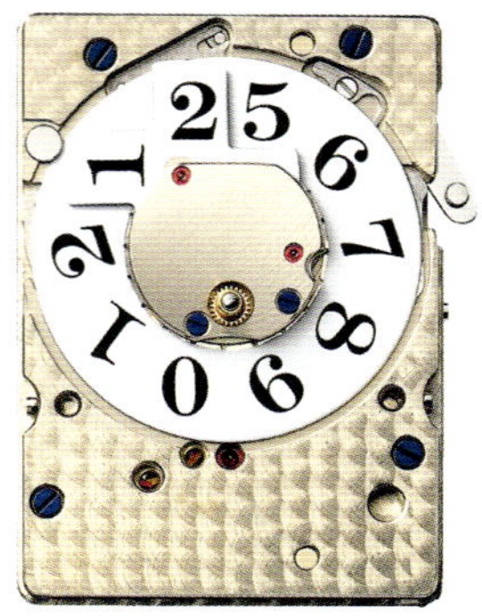

Lange Kaliber L931.3: Es hat die Abmessungen 25,6 x 17,6 mm und ist 4,95 mm hoch. Dreiviertelplatine aus Neusilber mit Glashütter Bandschliff; 3 verschraubte Gold-Chatons; Handgravur des Unruhklobens; Schwanenhals-Feinreguliervorrichtung; Sekundenstopp. Das Uhrwerk ist in fünf Lagen fein reguliert und hat eine mit 21.600 Halbschwingungen pro Stunde arbeitende Glucydur-Schraubenunruh.

ruhklobens seitlich aus der Schwanenhalsfeder herausragt. Da das Schräubchen auf Grund seines Sitzes offenkundig nicht mit einem Schraubendreher verstellt werden kann, ist sein Kopf zur Aufnahme einer feinen Regulierspitze seitlich durchbohrt.

Beim Verdrehen der Mikrometerschraube muss der Rücker, wegen des Druckes der Schwanenhalsfeder, dieser folgen, und bewegt dadurch auch den Spiralschlüssel, der seinerseits wieder die wirksame Länge der Nivarox-Unruhspirale verändert und so den Gang der Uhr beeinflusst.

Die so entstandenen Arbeitsresultate kann man auf der anderen Seite der Cabaret auf dem großen Hilfszifferblatt der „kleinen Sekunde" ablesen, dessen Silberweiß auf dem schwarzen Zifferblatt fast wie eine Provokation wirkt. Zur genauen Einstellung kann das Uhrwerk angehalten werden, wenn die goldene Aufzugskrone in die Position „Zeiger stellen" gezogen wird.

Über der Krone sitzt, versenkt am rechten Gehäuserand, der Drücker zur Betätigung des eingangs erwähnten Korrekturhebels für das Großdatum. Dessen Funktion wird unter dem Titel „Die Kleine mit den großen Zahlen" im Bericht über die Lange Arkade beschrieben.

Die Beschreibung der Cabaret kann man eigentlich nur mit dem Kommentar abschließen: Auch eine eckige Uhr kann eine „runde Sache" sein! ■

CABARET

gebaut seit	1997
Werk	Handaufzugs-Manufakturwerk; Kaliber L931.3; 25,6 x 17,6 mm; Höhe 4,95 mm; 30 Rubine; 3 verschraubte Gold-Chatons; Glucydur-Schraubenunruh, Nivarox-Spirale; Schwanenhals-Feinregulierung; Sekundenstopp; 21.600 A/h; Gangreserve 42 h
Funktionen	Stunden, Minuten, kleine Sekunde, Großdatum
Zifferblatt	Silber massiv, Zeiger aus Gold
Gehäuse	Gold 750 oder Platin 950, 36,3 x 25,5 mm; Höhe 9,1 mm; Saphirglas; Boden mit Saphirglas

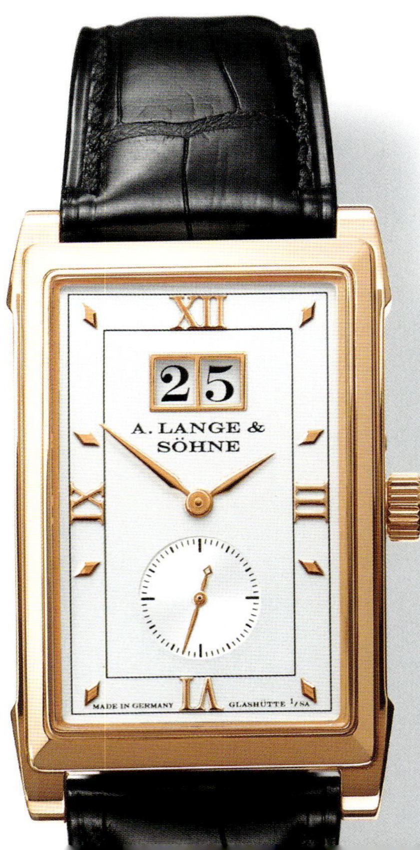

Bescheidenheit mit vier Kugellagern

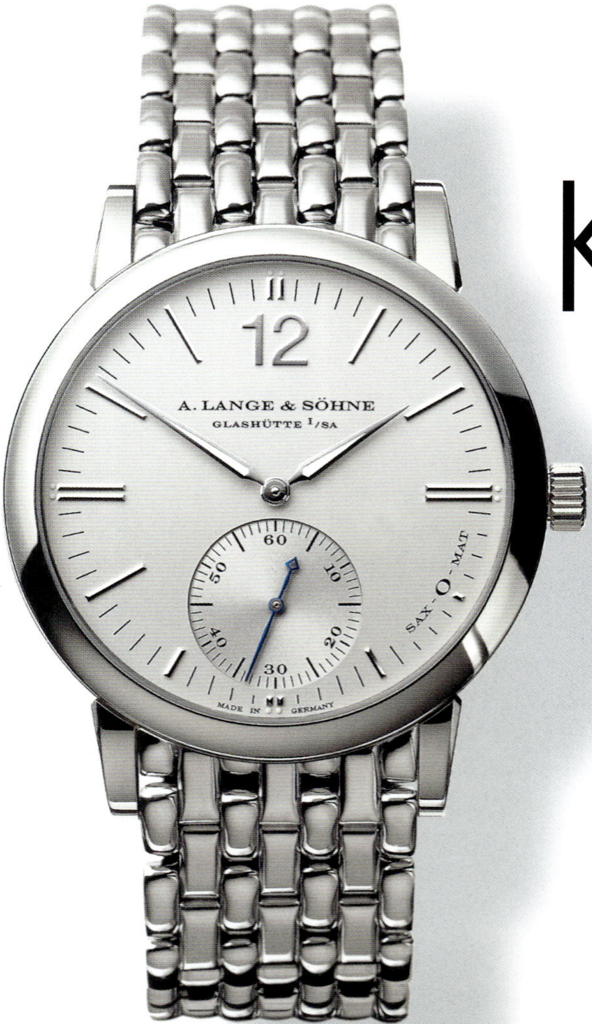

Die im Jahre 1997 lancierte Langematik steht beispielhaft für den in unserer Gesellschaft fast vergessenen Anspruch „mehr sein als scheinen". Die nach außen so zurückhaltend und unaufdringlich wirkende Uhr erweist sich bei näherer Betrachtung als eine Schatzkammer traditionellen Uhrenbaus und technischer Innovation.

Die Langematik:
Oben im Platingehäuse mit Platin-Gliederband; daneben die Gelbgoldversion am Lederband; Durchmesser 37 mm; Höhe 8,2 mm; Saphirglas; Silberzifferblatt; Goldzeiger; Goldkrone; Boden mit Saphirglas.

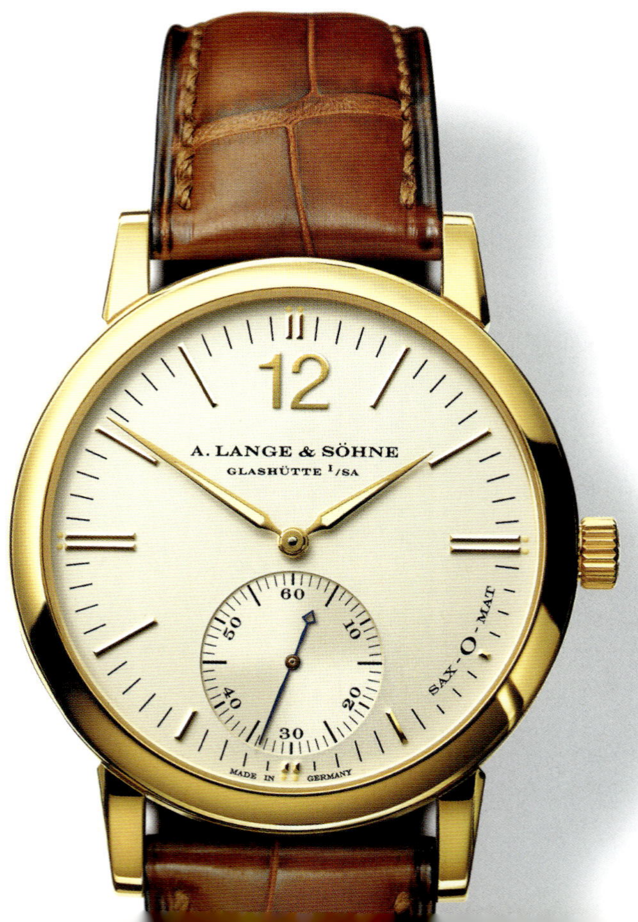

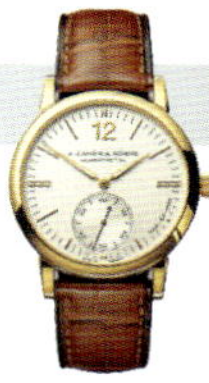

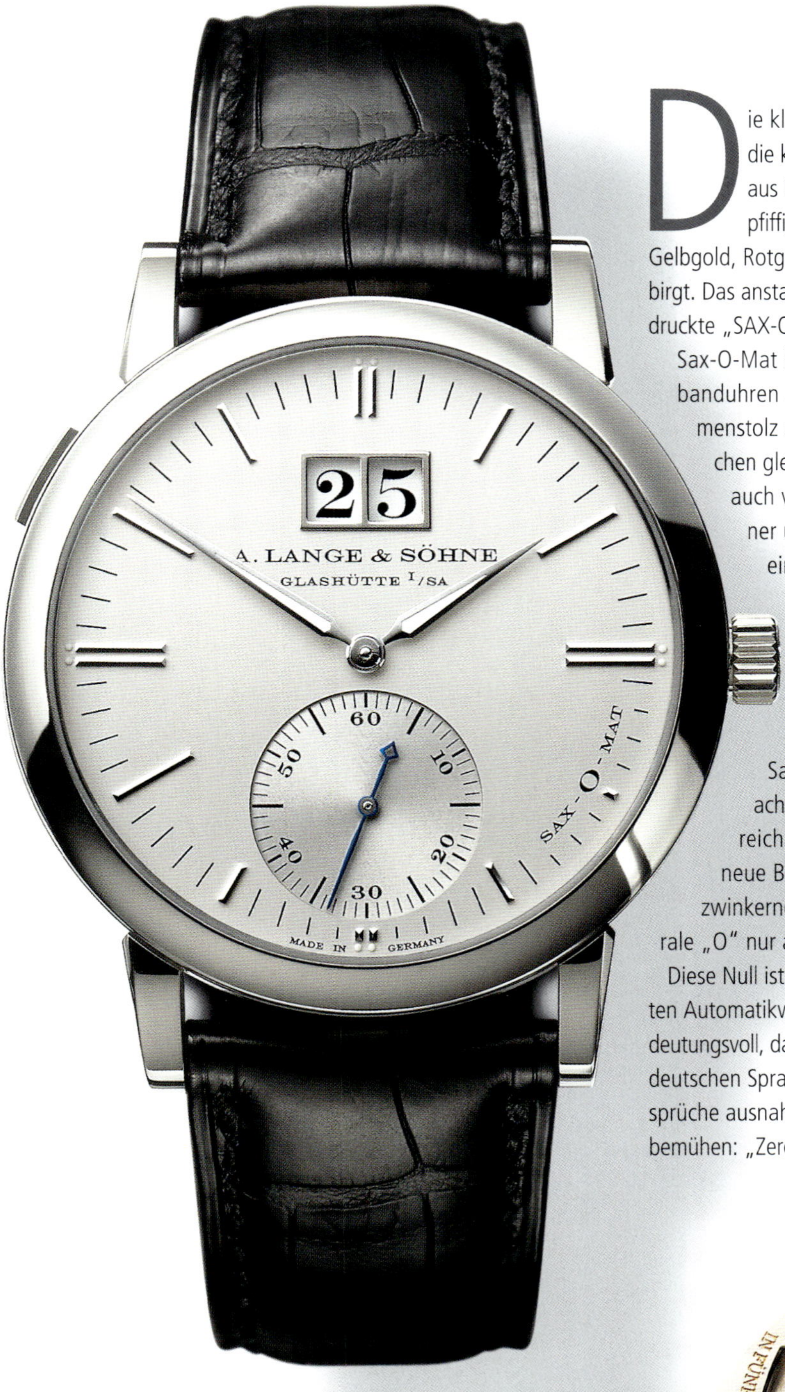

Die klassische Gestaltung der Langematik und die konservative Aufmachung des Zifferblattes aus Massivsilber lassen nicht vermuten, welche pfiffige Technik sich innerhalb des in Weißgold, Gelbgold, Rotgold und Platin erhältlichen Gehäuses verbirgt. Das anstatt des Stundenindexes bei der Vier aufgedruckte „SAX-O-MAT" wirkt da schon fast keck.

Sax-O-Mat heißt das erste Automatikwerk für Armbanduhren aus dem Hause A. Lange & Söhne. Firmenstolz und ein bisschen Lokalpatriotismus sprechen gleichermaßen aus diesem Namen und sind auch verständlich bei dieser Uhr, die außer einer ungewöhnlichen Bezeichnung eine wohl einmalige Technik zu bieten hat.

Der Name des Uhrwerkes erinnert bewusst an das halb automatische Automobilgetriebe „Saxomat", das die einst ebenfalls zum Mannesmann-Konzern zählende Firma Fichtel & Sachs konstruiert und in den siebziger und achtziger Jahren des 19. Jahrhunderts erfolgreich verkauft hat. Allerdings beinhaltet die neue Bezeichnung Sax-O-Mat auch ein augenzwinkerndes Wortspiel – man muss sich das zentrale „O" nur als eine Null vorstellen.

Diese Null ist zur Charakterisierung des neu entwickelten Automatikwerkes von besonderer Bedeutung. So bedeutungsvoll, dass sogar die für den bewussten Einsatz der deutschen Sprache bekannten Sachsen für die Patentansprüche ausnahmsweise einen angelsächsischen Namen bemühen: „Zero-reset".

Die Langematik mit Großdatum: Platingehäuse, auch in Gelb-, Rot- oder Weißgold erhältlich; Durchmesser 37 mm, Höhe 9,7 mm; Saphirglas; Silberzifferblatt; Goldzeiger; Goldkrone; Boden mit Saphirglas.

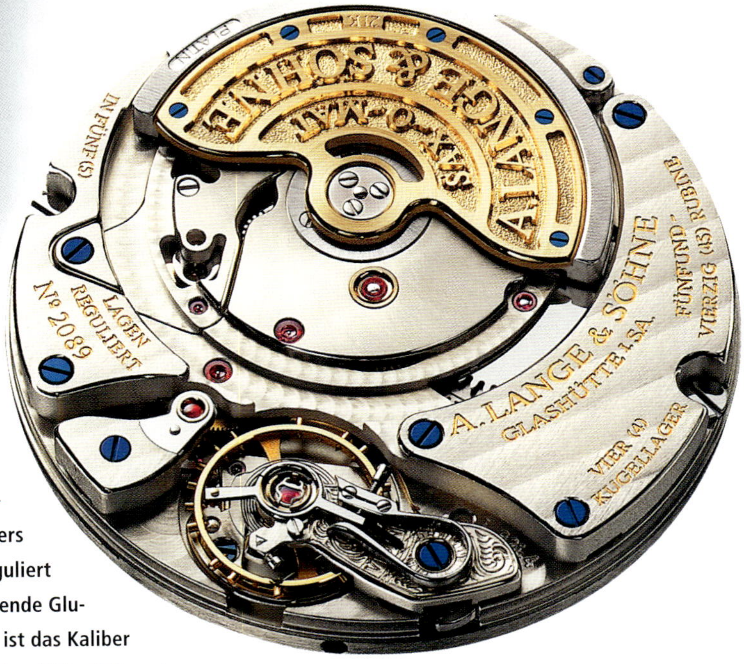

Lange Kaliber L921.4 SAX-O-MAT: Es hat einen Durchmesser von 30,4 mm und ist 5,55 mm hoch. Dreiviertelplatine aus Neusilber mit Glashütter Bandschliff; Dreivierteltelrotor (er beansprucht nur 3/4 des Werkdurchmessers) aus Gold und Platin; vier Mikro-Kugellager; Handgravur des Unruhklobens; Schwanenhals-Feinreguliervorrichtung; Sekundenstopp mit automatischer Rückstellung des Sekundenzeigers auf Null („Zero-reset"). Das Uhrwerk ist in fünf Lagen fein reguliert und hat eine mit 21.600 Halbschwingungen pro Stunde arbeitende Glucydur-Schrauben-Unruh. Weitgehend baugleich ist das Kaliber L921.2 SAX-O-MAT ohne Datumsanzeige (Höhe 3,8 mm).

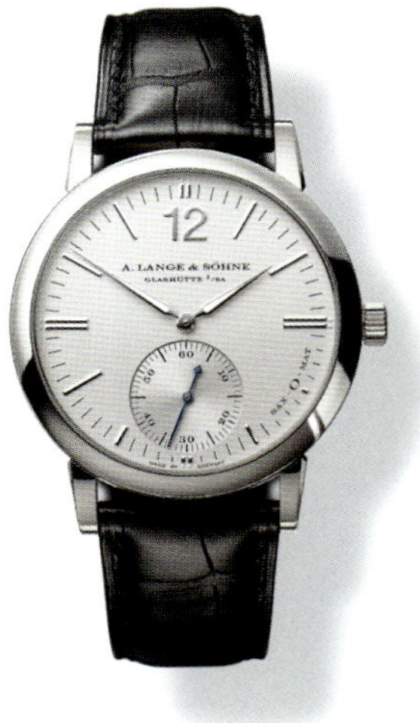

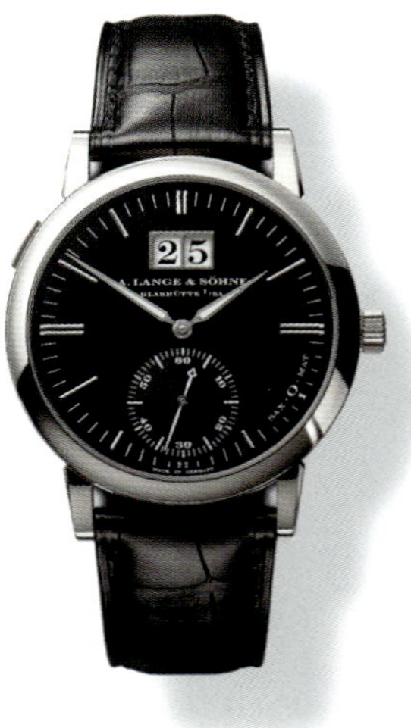

Kraftpaket mit aufdrehender Wirkung

Das Kreissegment des Automatik-Rotors der Sax-O-Mat besteht aus Gold 750, das Ballastgewicht an seinem Außenrand der Schwungmasse aus Platin 950. Platin zählt mit seinem spezifischen Gewicht von 21,45 (Gold hat ein spezifisches Gewicht von „nur" 19,3) zu den schwersten Metallen und ist als „Gewichtsverstärker" hervorragend geeignet – wegen seines hohen Preises allerdings nur in Luxusuhren verwendbar. Die beiden schweren Metalle bringen also „die Masse richtig in Schwung", wobei sie durch die ausgefeilte Technik des Rotorlagers tatkräftig unterstützt werden. Dieses besteht aus einem Kugellager und einem Gleitlager aus Rubin.

Dass Automatikrotoren auf Kugellagern laufen ist seit der Erfindung des Mikro-Kugellagers durch die Schweizer Uhrenfabrik Eterna im Jahre 1948 Standard. Das Miniatur-Kugellager besteht meist aus fünf bis sieben winzigen Stahlkügelchen, die rund 0,6 Millimeter Durchmesser haben und mit ihrem Gewicht von nur einem Tausendstel Gramm so leicht sind, dass sie auf Wasser schwimmen. Soweit also nichts Neues.

Neu dagegen bei einem kugelgelagerten Rotor ist eine zusätzliche Abstützung in einem Lagerstein, der unterhalb der Automatikbrücke sitzt und dort justiert werden kann. Durch dieses Rubinlager wird die Führung der Rotorachse stabilisiert, die Wirkung der vor allem in Flachlagen der Uhr auf das Lager wirkenden und dann die Lagerreibung vergrößernden Kräfte minimiert und ein besserer Flachlauf der Schwungmasse gewährleistet.

Der automatische Aufzug des Sax-O-Mat, das Uhrwerk trägt übrigens die Lange-Kaliber-Nr. L921.2, ist im Aufbau konservativ. So haben die Konstrukteure von A. Lange & Söhne beispielsweise auf die so genannten Klinkenräder verzichtet, die man heute in den meisten Automatikuhren findet.

Stattdessen arbeitet das Kaliber L921.2 traditionell mit einem Wendegetriebe, in der Uhrentechnik auch schlicht „Wechsler" genannt. Dieses Getriebe „wendet" oder „wechselt" seine Drehrichtung, wenn sich die Drehrichtung der Aufzugsschwungmasse ändert, die das Uhrwerk in beiden Drehrichtungen aufzieht. Dies ist notwendig, weil die Zugfeder des Uhrwerkes natürlich nur in eine Richtung aufgezogen werden kann.

Das von A. Lange & Söhne erfundene Wendegetriebe besteht aus zwei winzigen Stahlrädern (Uhrmacher nennen sie „Umstelltrieb"), die sich auf einem beweglichen Steg in Steinlagern drehen und sowohl miteinander als auch mit dem Zahnkranz auf der Rotorwelle als auch abwechselnd (daher der Name) mit dem Automatik-Sperrrad im Eingriff stehen. Neu hieran ist, dass dieser Steg mit den Umstelltrieben seinerseits auf einem zweiten Kugellager sitzt, das ihm größtmögliche, besonders leichte Bewegung gestattet. Das Kugellager ist genau in der Mitte des Steges von unten an diesem befestigt. Die beiden eingangs erwähnten Stahlrädchen (Umstelltriebe) sitzen an seinen Enden und verleihen dem Steg die Wirkungsweise einer Wippe.

Dreht nun die Schwungmasse, bei Betrachtung von der Werkrückseite, rechts herum (siehe Zeichnung), entsteht eine Verbindung des Zahnkranzes der Schwungmasse mit einem der Umstelltriebe, und die Drehbewegung des Rotors wird über dieses Umstelltrieb auf das Aufzugsrad der Automatik übertragen. Das zweite Umstelltrieb läuft dabei im Leerlauf.

Das Aufzugsrad wird durch eine Sperrklinke gesichert und kann sich deshalb nur in eine Richtung drehen.

Wechselt nun die Schwungmasse die Drehrichtung, wird der Eingriff zwischen dem einen Umstelltrieb und dem Aufzugsrad gelöst. Die Wippe dreht sich auf ihrem Kugellager soweit, bis das zweite Umstelltrieb mit dem Aufzugsrad in Eingriff kommt und der Kraftverlauf ist nun von der Schwungmasse auf das erste Umstelltrieb, das seinerseits das zweite dreht, welches wiederum das Aufzugsrad in Bewegung setzt.

Mit dem Aufzugsrad – nomen est omen – beginnt der eigentliche Aufzug der Zugfeder des Uhrwerkes. Denn mit Hilfe der erwähnten Sperrklinke wird nun erstmals die Kraft gespeichert, die dem Uhrwerk durch die Handbewegung des Trägers zugeführt wird. Allerdings kann das Aufzugsrad noch nicht die Zugfeder direkt aufziehen, dafür würde selbst die Kraft der schweren Schwungmasse nicht ausreichen. Deshalb werden, in Berücksichtigung des Mechanik-Grundsatzes „Drehzahlverkleinerung – Krafterhöhung" noch einige Räder und Triebe an dieser schweren Aufgabe beteiligt. Zwei dieser Räder drehen sich ebenfalls auf Kugellagern, um den Reibungsverlust so gering wir möglich zu halten.

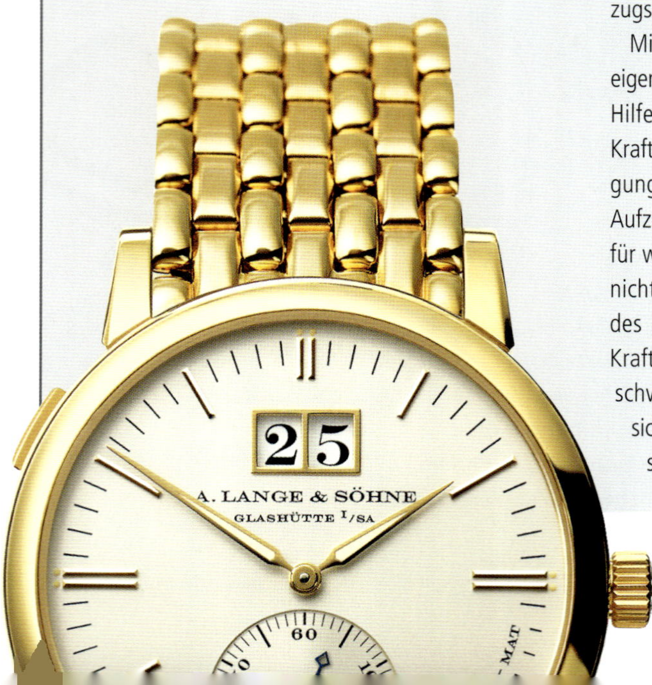

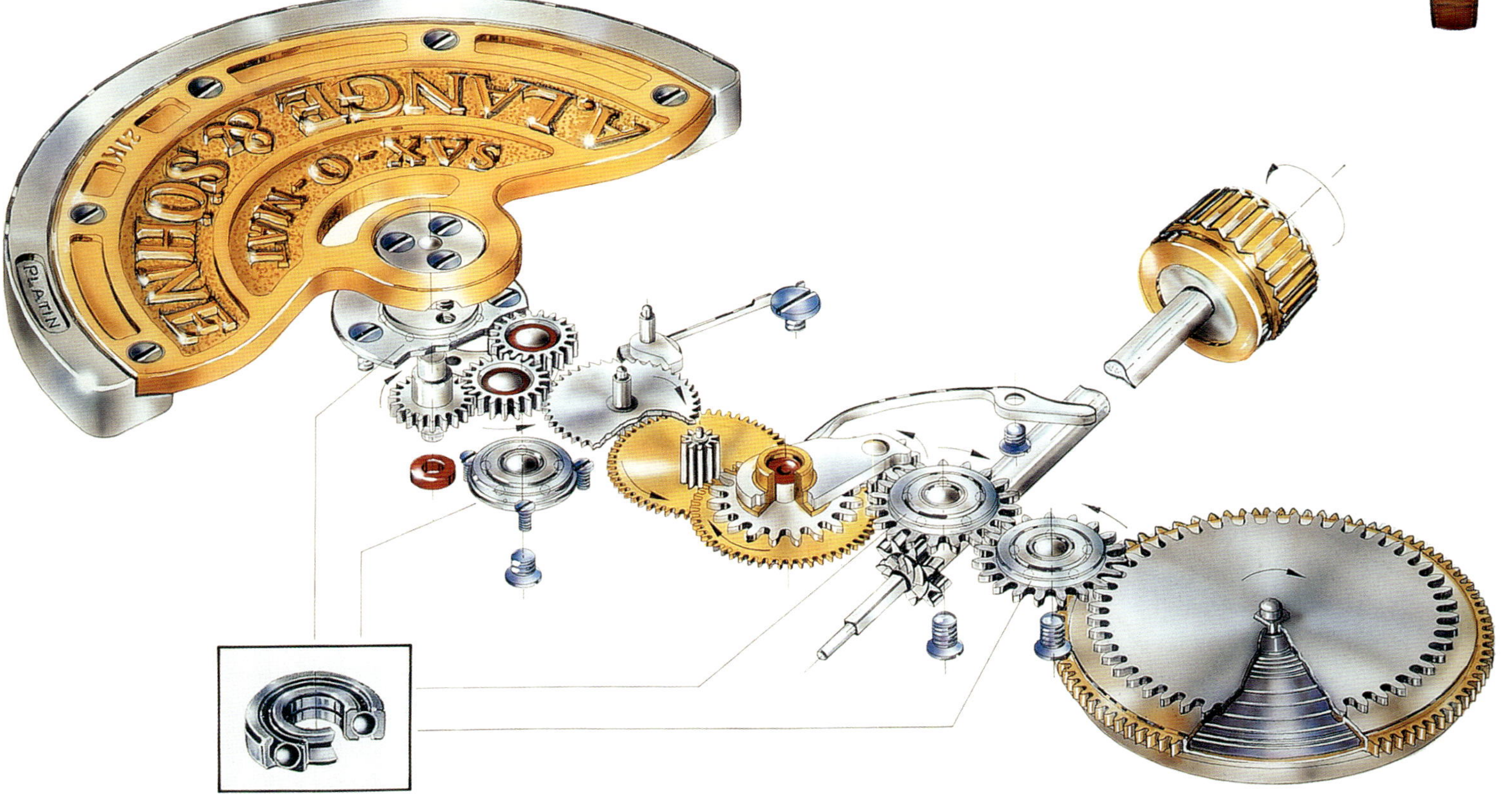

Der automatische Aufzug SAX-O-MAT in schematischer Darstellung: Die feinen Hilfslinien verweisen auf die vier verwendeten Mikro-Kugellager. Sie sitzen, von links nach rechts, unter der Schwungmasse, unter dem Steg (der Wippe) des Wendegetriebes (Wechsler) sowie in den zwei Übertragungsrädern unmittelbar vor dem Sperrrad, mit dem die Zugfeder gespannt wird.

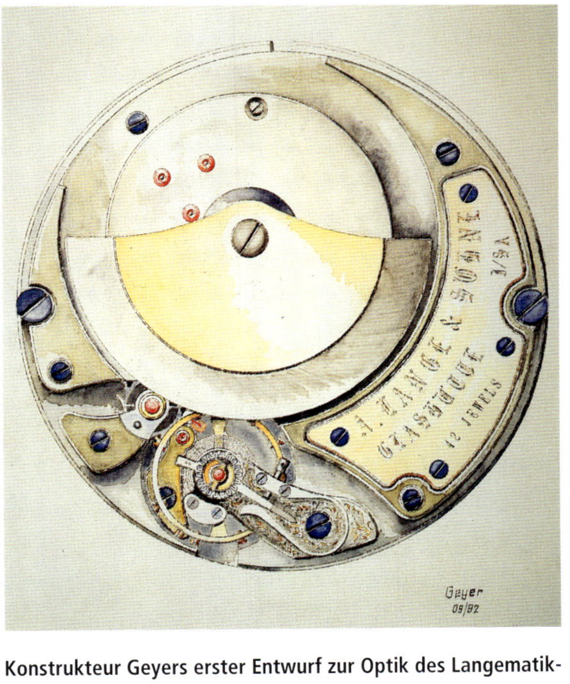

Konstrukteur Geyers erster Entwurf zur Optik des Langematik-Uhrwerks: ein Aquarell.

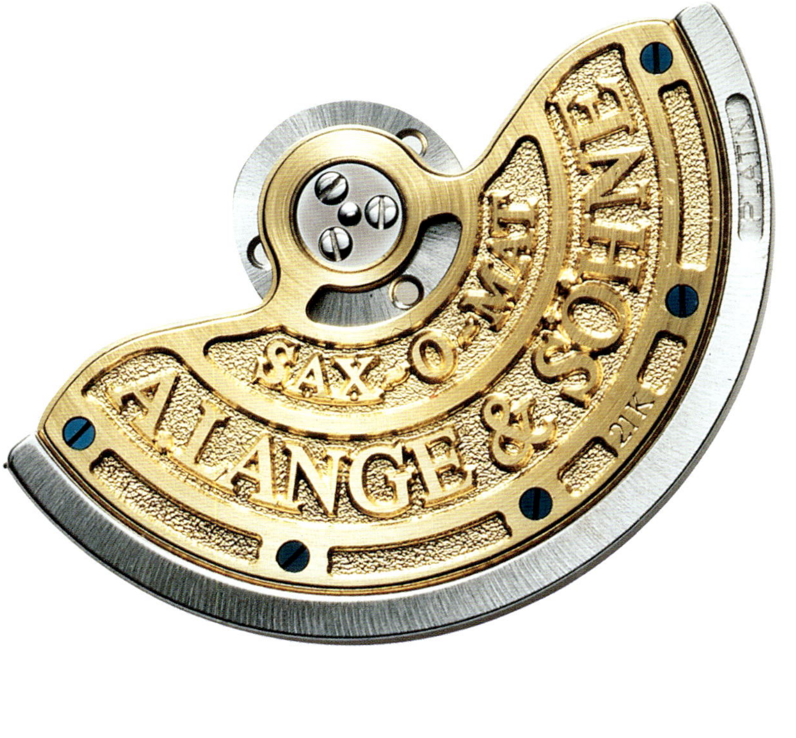

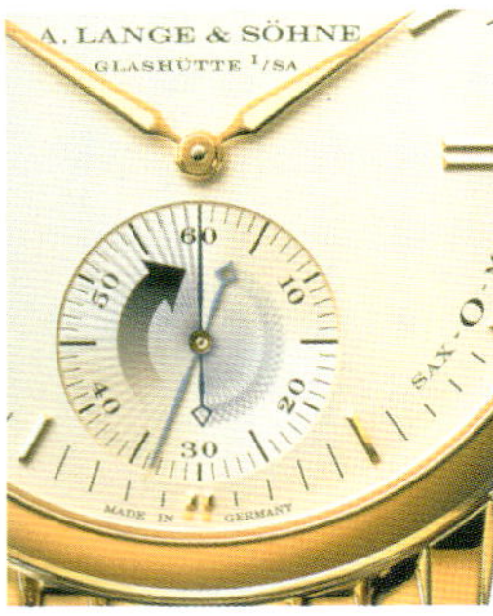

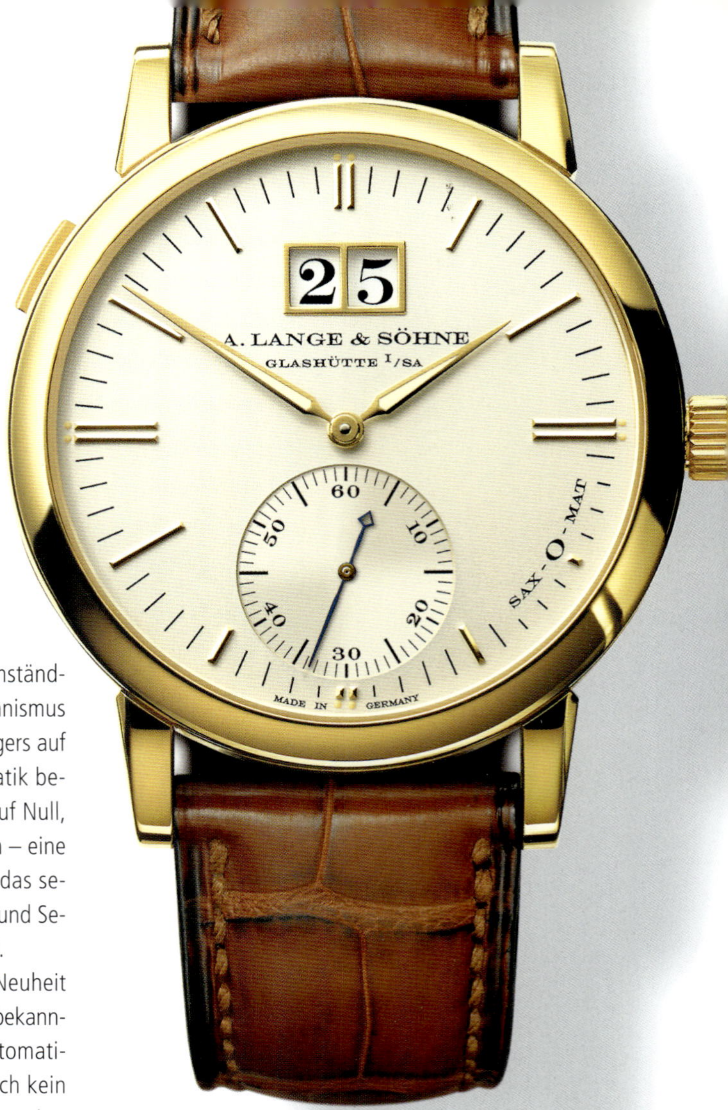

Im Lange-Katalog heißt das Ganze ein wenig umständlicher, dafür ungleich präziser: „Zeigerstellmechanismus mit automatischer Rückstellung des Sekundenzeigers auf Null". In der praktischen Nutzung der Langematik bedeutet das, der kleine Sekundenzeiger springt auf Null, wenn man die Krone zieht, um die Uhr zu stellen – eine überaus sinnvolle Erfindung (siehe Kasten), die das sekundengenaue, synchrone Starten von Minuten- und Sekundenzeiger nach einem Zeitzeichen erleichtert.

Neben dieser bemerkenswerten technischen Neuheit bietet die Langematik natürlich jeden hinlänglich bekannten uhrentechnischen Komfort. Das Thema „automatischer Aufzug" ist für A. Lange & Söhne sicherlich kein unbeschriebenes Blatt. Bereits im Jahre 1891 präsentierten Emil und Richard Lange, die Söhne des Firmengründers Adolph Lange, eine Taschenuhr mit Selbstaufzug mit dem klangvollen Namen „Perpetuale" – wenngleich auch dieser Zeitmesser dem Ideal des Perpetuum Mobile nicht sehr nahe kam. Denn eine Uhr mit automatischem Aufzug braucht Bewegung, und in der Uhrentasche einer Anzugsweste bewegt sich nun einmal nicht viel. In den 29 Jahren bis 1920 wollten denn auch nur ganze 38 Herren die Perpetuale erwerben, die heute natürlich auf Grund dieser geringen Verbreitung zu den besonders begehrten Sammlerstücken zählt.

Als Träger der Langematik darf man indes sogar ein „Bewegungsmuffel" sein, denn der ungewöhnlich konstruierte automatische Aufzug des Sax-O-Mat arbeitet mit überaus geringen Reibungsverlusten und hat, nicht zuletzt durch seine sehr schwere Schwungmasse, einen hohen Wirkungsgrad (siehe Kasten). ■

LANGEMATIK mit Datum

gebaut seit	1997
Werk	Automatik-Manufakturwerk, Kaliber L921.4; Durchmesser 30,4 mm; Höhe 5,55 mm; 45 Rubine; Gold/Platin-Schwungmasse; 4 Mikro-Kugellager; Glucydur-Schraubenunruh; Nivarox-Spirale; Schwanenhals-Feinregulierung; Sekundenstopp und „Zero-reset"; 21.600 A/h, Gangreserve 46 h
Funktionen	Stunden, Minuten, kleine Sekunde, Großdatum
Zifferblatt	Silber massiv, Zeiger aus Gold
Gehäuse	Gold 750 oder Platin 950; Durchmesser 37 mm; Höhe 9,7 mm; Saphirglas; Boden mit Saphirglas; Krone aus Gold

LANGEMATIK

gebaut seit	1997
Werk	Automatik-Manufakturwerk, Kaliber L921.2; Durchmesser 30,4 mm; Höhe 3,8 mm; 36 Rubine; Gold/Platin-Schwungmasse; 4 Mikro-Kugellager; Glucydur-Schraubenunruh; Nivarox-Spirale; Schwanenhals-Feinregulierung; Sekundenstopp und „Zero-reset"; 21.600 A/h; Gangreserve 46 h
Funktionen	Stunden, Minuten, kleine Sekunde
Zifferblatt	Silber massiv, Zeiger aus Gold oder Stahl
Gehäuse	Gold 750 oder Platin 950; Durchmesser 37 mm; Höhe 8,2 mm; Saphirglas; Boden mit Saphirglas; Krone aus Gold

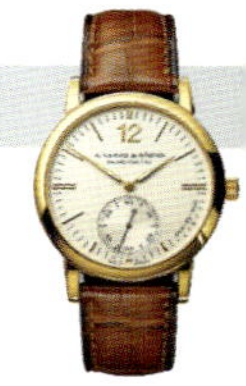

Herzstillstand bei null Sekunden

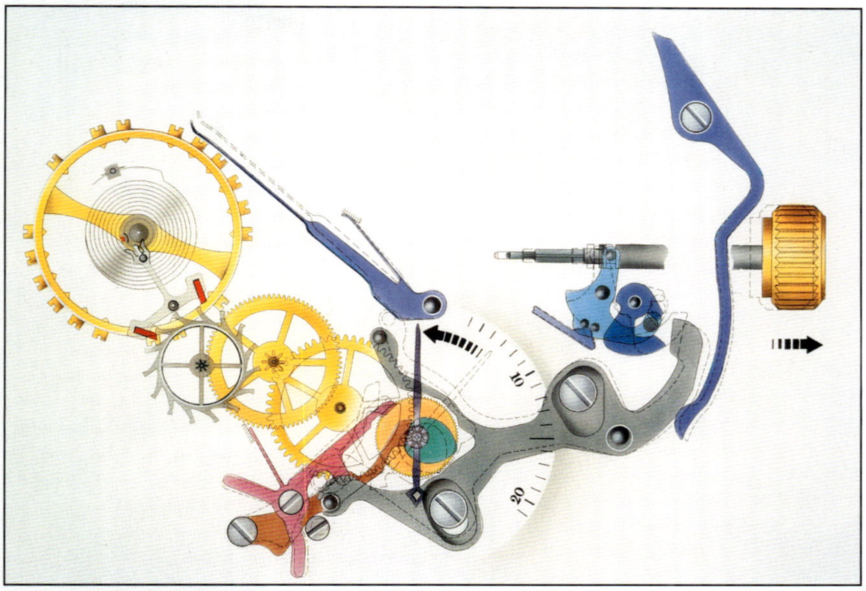

Wie beim Tourbillon, wo ja auch ein unerhört aufwändiger Mechanismus konstruiert werden musste, um eine vergleichsweise einfache Idee zu verwirklichen, ist auch die mit Zero-reset bezeichnete Schaltung ein kompliziertes Zusammenspiel von Hebeln und Federchen, das ausschließlich dem beinahe als banal zu bezeichnenden Zweck dient, den Sekundenzeiger schlagartig auf Null zu stellen, wenn die Aufzugskrone der Langematik gezogen wird.

Ganz entscheidend für die Funktion ist dabei eine Kurvenscheibe, von Uhrmachern schlicht als „Herz" oder „Schaltherz" bezeichnet. Das Herz, im Jahre 1862 von dem Schweizer Uhrmacher Adolphe Nicole entwickelt, ist eigentlich ein Bauteil, das zur Nullstellung von Chronographen-Zeigern dient.

Für die Zero-reset-Schaltung ist diese Funktion der Nullstellung nahezu unverändert übernommen worden. Die Funktion der Chronographendrücker hat bei der Langematik die Aufzugskrone übernommen.

Und so funktioniert Zero-reset: Beim Kaliber L921.2 sitzt der Sekundenzeiger auf einer separaten Welle, außerhalb des Kraftflusses, die vom Sekundenrad angetrieben wird. Die herzförmige Kurvenscheibe sitzt fest auf dieser Welle. Mit dem Räderwerk ist die Sekundenwelle über eine Rutschkupplung verbunden.

Der Winkelhebel (Steuerungshebel im Aufzugsmechanismus) wird von der Aufzugswelle betätigt und dient dazu, das Uhrwerk in die Positionen „Aufziehen" und „Zeigerstellen" zu bringen. Er verschiebt, mit Hilfe einer kräftigen Feder und eines kleinen Zusatzhebels, beim Ziehen der Aufzugskrone auch einen mehrarmigen Übertragungshebel, der auf der Grundplatine des Uhrwerkes beweglich verschraubt ist.

Dieser Übertragungshebel wirkt auf den Nullstellhebel, der dabei gegen das Herz drückt und den Sekundenzeiger auf Null springen lässt. Der Sekundenzeiger schnellt dabei auf Null zurück, wenn er sich vor „30 Sekunden" befindet und springt auf Null vor, wenn er die Stellung „30 Sekunden" überschritten hat. Gleichzeitig wirkt der Übertragungshebel mit einem separaten Arm auf einen sehr feinen Stopphebel, der gegen die Unruh drückt und so die Uhr anhält.

Jetzt kann die Zeigerstellung erfolgen und die Krone lässt sich wieder eindrücken. Dabei werden die Unruh und das Herz auf der Sekundenwelle augenblicklich freigegeben.

Um zu verhindern, dass sich beim Zurückschnellen des Zeigers (von 29 auf 0) auch das notwendige Spiel zwischen den Zahnrädern nach hinten verlegt und sich daraus eine störende Anlaufverzögerung ergeben könnte, steuert der Nullhebel eine mit feinen Zähnen versehene Blockierklinke, die ein auf der Sekundenwelle sitzendes Blockierrad festhält, noch bevor die eigentliche Nullstellung beginnt. Damit bleibt der Antrieb des Sekundenrades und somit auch des Sekundenzeigers erhalten. Die Langematik kann beim Drücken der Krone verzögerungsfrei anlaufen.

Schematische Funktionsdarstellung der automatischen Rückstellung des Sekundenzeigers („Zero-reset"), hier den Zustand bei angehaltener Uhr darstellend (die gestrichelten Linien zeigen die Stellung des Hebelwerkes bei laufendem Uhrwerk). Auf dem Bild ist die Aufzugswelle (Aufzugskrone) in die Position „Zeiger stellen" gezogen. Der Winkelhebel (hellblau) hat mit Hilfe eines kleinen Zusatzhebels (dunkelblau) den Übertragungshebel (grau) verschoben. Dieser hat den Nullstellhebel (braun) gegen die flache Seite der herzförmigen Kurvenscheibe gedrückt und gleichzeitig mit dem Arretierhebel (violett) das Arretierrad (orange) blockiert. Ebenfalls gleichzeitig wird der schlanke Unruh-Stopphebel von seiner eigenen Feder gegen den Unruhreif gedrückt. Die Uhr wurde angehalten und der Sekundenzeiger ist auf Null gesprungen.

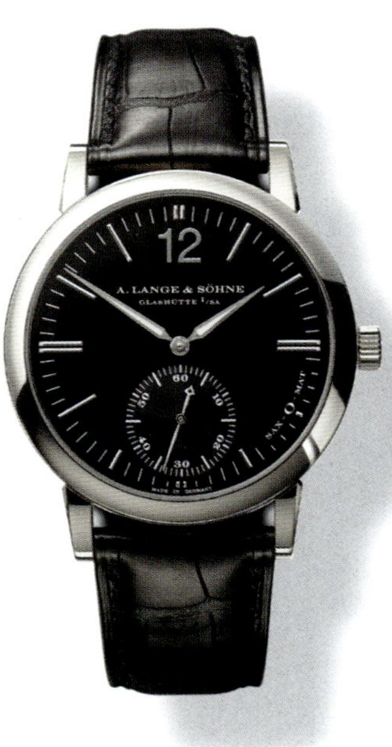

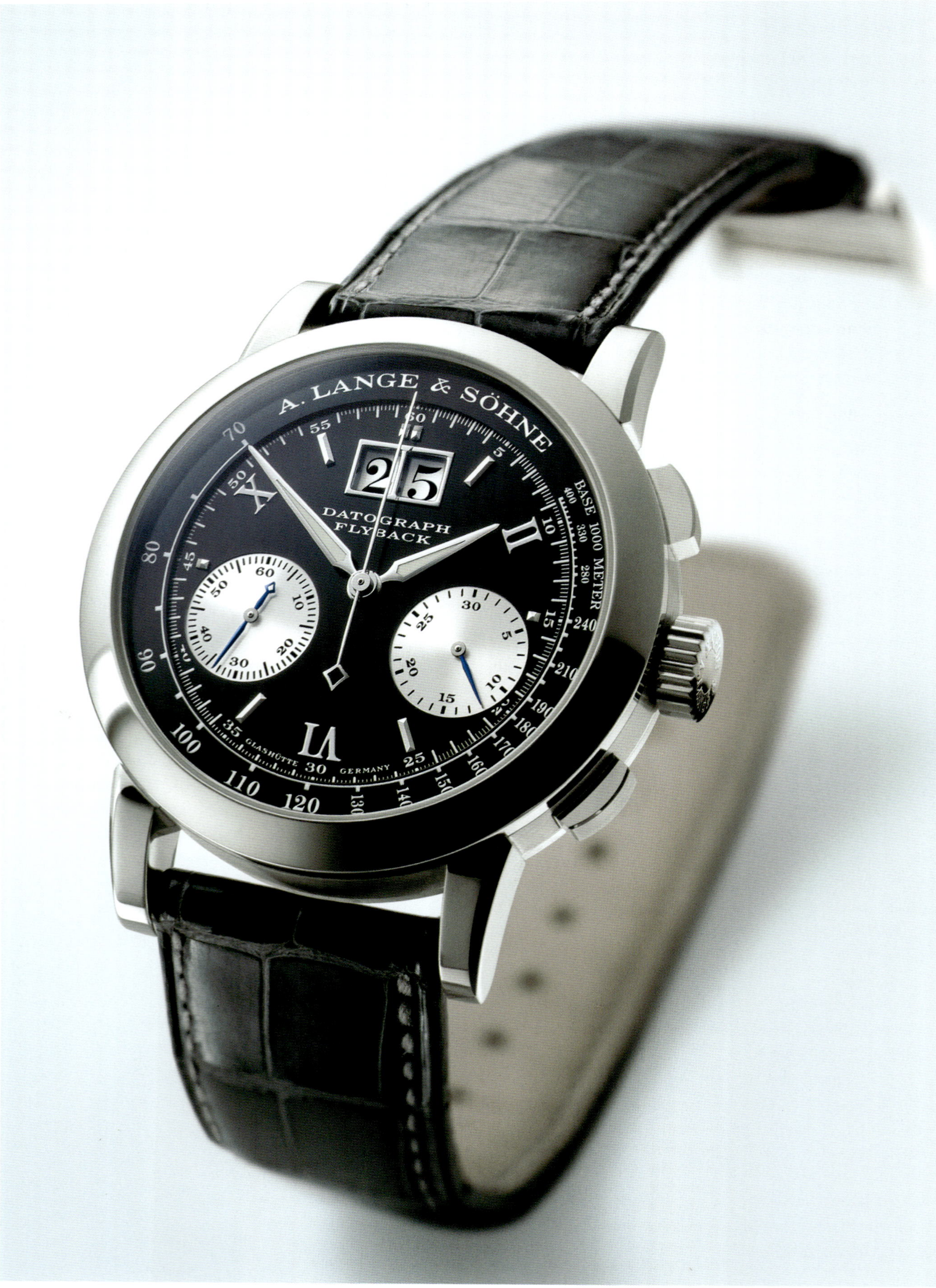
A. LANGE & SÖHNE
DATOGRAPH
FLYBACK
BASE 1000 METER
GLASHÜTTE
GERMANY

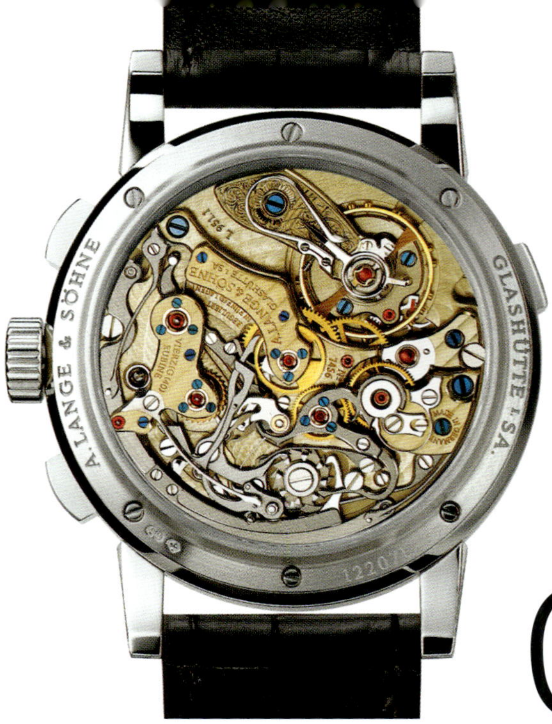

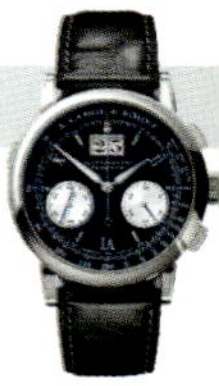

Das neue Gesicht des Zeitschreibers

Mit dem auf der Weltmesse für Uhren und Schmuck in Basel im April 1999 als Weltneuheit vorgestellten Chronographen „Datograph" gelang A. Lange & Söhne wieder einmal die Präsentation einer Uhr, die in Aussehen und Technik neue Maßstäbe setzt.

Der Datograph von Lange: ein Chronograph der Superlative.

Nicht nur die unter dem Zifferblatt verborgene Technik der Uhr sucht ihresgleichen, auch das Gesicht dieses „Zeitschreibers" (Chronograph) ist von ungewöhnlichem Reiz.

Das Zifferblatt aus massivem Silber setzt sich aus dem eigentlichen Blatt und dem umlaufenden Ring zusammen, der die Tachymeterskala und den Schriftzug A. Lange & Söhne trägt. Äußerst geschickt haben die Zifferblatt-Designer mit den beiden asymmetrisch angeordneten Hilfszifferblättern für die kleine Sekundenanzeige und den 30-Minuten-Zähler einen optischen Gegenpol zum dominanten Großdatum („Dato"-Graph) in der oberen Hälfte des Zifferblattes geschaffen. Dadurch wurde die Datumsanzeige gekonnt in das sehr technische Erscheinungsbild des Zifferblattes integriert.

Dem modernen Gehäuse mit seinem breiten Glasrand, den kräftigen Bandanstößen und der großen Krone wurden klassische Elemente wie die lanzenförmigen Zeiger und die römischen Ziffern „2", „6" und „10" gegenübergestellt. Gleichzeitig hat man durch die Markierung der Stunden „1", „5", „7" und „11" mit schlichten Stabindexen vermieden, die Uhr altmodisch aussehen zu lassen.

Dass man hierbei von dem ungeschriebenen Grundsatz abgewichen ist, bei Zifferblättern mit gemischten Stundenmarkierungen aus Ziffern und Indexen stets die Viertelstunden-Markierungen mit Ziffern vorzunehmen, ist einerseits, wegen der Position der Hilfszifferblätter, eine Notwendigkeit, trägt andererseits aber auch zur ungewöhnlichen Attraktivität dieser Uhr bei.

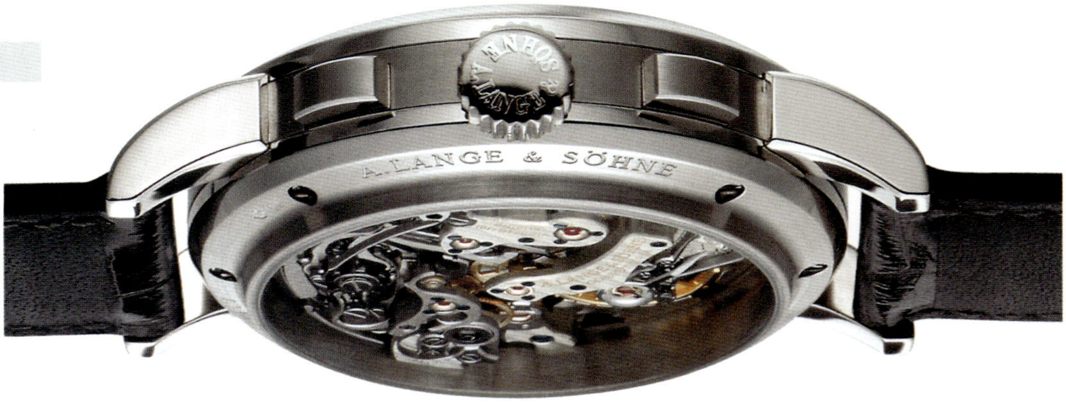

Zeitschreiber ohne Schrift

Das Wort Chronograph setzt sich aus den griechischen Stammwörtern „chronos" (Zeit) und „graphô" (ich schreibe) zusammen. Nun kann man natürlich die Zeit nicht schreiben, und so diente der erste um 1822 entwickelte „Zeitschreiber" lediglich dazu, mit Hilfe eines am Zeiger befestigten Tintenstiftes ein Zeitintervall auf dem vermutlich aus Papier bestehenden Zifferblatt graphisch zu dokumentieren.

Im Jahre 1862 entwickelte Adolphe Nicole aus dem Vallée de Joux (franz. Schweiz) den ersten Chronographen mit rückstellbarem Zeiger, der schon mit Hilfe des auch im Datographen verwendeten Schaltherzes auf Null gestellt wurde.

1868 fertigte Ferdinand Adolph Lange, der Gründer der Manufaktur A. Lange & Söhne, die ersten Taschenuhr-Chronographen in der so genannten Kolonnenrad-Bauart. Dieser Begriff leitet sich von dem französischen Wort „colonne" (Säule) ab, weshalb man auch von „Säulenrad-Chronographen" spricht.

Vom „Zeitschreiben" war indes schon im Jahre 1868 nicht mehr die Rede, und die Chronographen waren bereits zu dem geworden, was sie heute noch sind: Armbanduhren mit eingebauter Stoppuhr, die auf Abruf vom Uhrwerk betrieben werden.

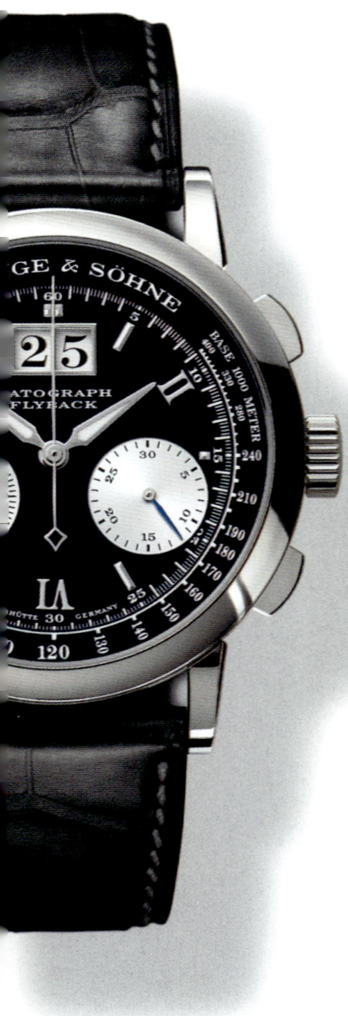

Dreieckige Kolonnen

Auch der Lange-Datograph ist mit einem Werk mit Säulenrad-Technik ausgestattet, die nach wie vor als die Luxusklasse in der Chronographen-Technik gilt. Das Schalt- oder Säulenrad, obwohl natürlich „Hardware" im Wortsinne (es besteht aus gehärtetem Stahl), ist dennoch sozusagen die „Software", also das „Arbeitsprogramm", um zwei Begriffe aus der Computer-Terminologie zu verwenden.

Vom Schaltrad hängen alle anderen Schaltvorgänge im Stopp-Mechanismus der Uhr ab. Ebenso wie ein Computer arbeitet dieser Mechanismus auch nach dem simplen Prinzip „Ein/Aus", auf dem bekanntlich alle noch so komplizierten Operationen eines Rechners basieren.

Bei Betätigung des Startdrückers, der am Gehäuse bei der Zwei sitzt, erhält der Starthebel den Befehl „um einen Zahn weiter drehen". Zur Befehlsausführung greift ein kleiner Haken am Starthebel zwischen die Sägezähne des Schaltrades und zieht dieses um einen Zahn weiter, wobei sofort eine kräftige Blockierfeder die neue Position fixiert.

Das Schaltrad erteilt seinerseits mit Hilfe seiner dreieckigen „Säulen" der so genannten Kupplung abwechselnd das Kommando „einrasten" und „ausrasten". Die Kupplung, mit der die Verbindung zum Räderwerk hergestellt wird, ist eine Art beweglicher Radkloben zur Aufnahme des Übertragungsrades.

Erhält die Kupplung nun den Befehl „einrasten", rutscht sie mit ihrem Taster zwischen zwei der sieben dreieckigen Säulen auf dem „Säulenrad". Dadurch wird die Verbindung zwischen den Rädern des Uhrwerkes und dem Chronographenwerk hergestellt.

Betätigt man erneut den Startdrücker, wiederholt sich der erste Teil der Operation, der Taster der Kupplung wird allerdings diesmal von einer der Dreieckssäulen hochgehoben und löst den Eingriff zwischen dem Übertragungsrad auf der Kupplung und dem Chronographen-Sekundenzählrad. Die Chronographenzeiger bleiben in der gegenwärtigen Position stehen.

Sekundenrad im Doppelpack

Der Chronographen-Mechanismus wird zumeist durch das Sekundenrad angetrieben. Dies bietet sich an, denn bei einer Übersetzung 1:1 erreicht man so ganz automatisch, dass sich das in der Werkmitte arbeitende Chronographen-Sekundenzählrad einmal in der Minute dreht.

Es gibt verschiedene Möglichkeiten, die Kraft des sich innerhalb des eigentlichen Uhrwerkes, also zwischen den Werkplatten, drehenden Sekundenrades (das auch den Zeiger der kleinen Sekundenanzeige trägt) zum Chronographenwerk zu übertragen. Das Chronographenwerk befindet sich ja bekanntlich auf der hinteren Räderwerksbrücke, also außerhalb des Uhrwerkes.

Eine gängige Methode ist beispielsweise, die Welle des (im Uhrwerk drehenden) Sekundenrades mit zwei langen Zapfen auszustatten. An der Zifferblattseite ist ein solcher zur Aufnahme des kleinen Sekundenzeigers ohnehin notwendig. Auf diese hinteren langen Zapfen setzt man dann eine Doppelausführung des Sekundenrades, die nun Mitnehmerrad heißt. Für Uhrmacher ist die Demontage des Mitnehmerrades immer mit einem kleinen

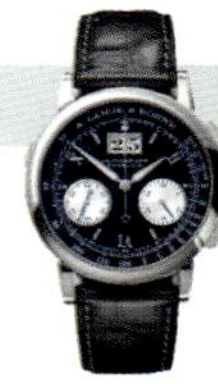

Risiko verbunden, denn der harte Zapfen, auf dem dieses mit Presssitz aufgesteckt ist, bricht leicht.

A. Lange & Söhne hat dem Uhrmacher, sozusagen als Zugabe, diese Sorge genommen. Auch im Kaliber L951.1 gibt es zwar das Sekundenrad im „Doppelpack", das obere (für Uhrmacher ist immer die Werkrückseite oben) Lager des Sekundenrades wurde aber einfach „ausgelagert". Das Uhrwerk erhielt nämlich einen eigenen Sekundenrad-Kloben. Deshalb dreht sich nun ein Sekundenrad zwischen den Werkplatten, ein zweites außerhalb davon unter dem erwähnten Kloben, und eine Gefahr für den Zapfen bei der Demontage besteht nicht. Etwas komplizierter im Vergleich zur üblichen Konstruktion ist allerdings der Einbau des Ankerradklobens, der bei der Montage zwischen die beiden auf der Sekundenradwelle sitzenden Räder auf einer Welle bugsiert werden muss.

tet. Auf Grund der exzentrischen Form der Stufenscheibe wird der Schalthebel während der einminütigen Drehung des Sekundenzählrades immer weiter von diesem weggedrückt. Dabei baut sich die Spannung der Schalthebelfeder zunehmend auf, während die Kralle des Hebels hinter den nächsten Zahn des Minutenzählrades rutscht.

Ist eine Minute um, fällt der Rubintaster von der Stufe der Schnecke ab, der Hebel wird von seiner Feder in Richtung Sekundenzählrad gedrückt und seine Kralle dreht dabei das Minutenzählrad um eine Teilung weiter.

Minutenzählrad und Minutenzähler-Schalthebel bewegen sich in Steinlagern, von denen die oberen, von außen sichtbar, in dreifach verschraubten Gold-Chatons sitzen. Weitere Gold-Chatons dienen zur Aufnahme der Lagersteine des Sekundenzählrades und des im Kupplungshebel gelagerten Übertragungsrades.

Sportlicher Minutenzähler

Bei den meisten Chronographen wird das Minutenzählrad, das sich unter dem 30-Minuten-Totalisator des Zifferblattes dreht, von einem Mitnehmer am Sekundenzählrad in Gang gesetzt, wenn dieses sich einmal gedreht hat. Dass dieser einmal pro Minute stattfindende Schaltvorgang einige Zehntelsekunden dauert, war für A. Lange & Söhne anscheinend inakzeptabel.

Chefkonstrukteur Helmut Geyer und seine Mitarbeiter ersannen deshalb einen komplizierten Mechanismus, der den kleinen Minutenzeiger nach Ablauf von 60 Sekunden schlagartig um einen Teilstrich weiterspringen lässt.

Das Hauptbauteil der aufwändigen Technik ist ein zweiarmiger Hebel, der Minutenzähler-Schalthebel. Dieser trägt, ähnlich wie der Starthebel, mit dem der Chronograph in Gang gesetzt wird, an einem Ende eine bewegliche Kralle. Mit dieser greift er zwischen die Sägezähne des Minutenzählrades.

Auf der Welle des Sekundenzählrades (das sich einmal pro Minute dreht) sitzt eine Stufenschnecke. Der zweiarmige Minutenzähler-Schalthebel wird von einer Feder sanft gegen diese Stufenschnecke gedrückt, wobei sein Taster aus synthetischem Rubin auf dieser entlang glei-

Harte Schläge für die Herzen

Fly-Back nennt man eine weitere, seltene Zusatzfunktion, mit der das Kaliber L951.1 ausgestattet wurde. Der dafür wenig gebräuchliche deutsche Ausdruck heißt „spontane" oder „permanente Nullstellung". Beides bedeutet, dass der Chronograph in eingeschaltetem Zustand auf Null gestellt werden kann, ohne vorher gestoppt werden zu müssen (siehe Kasten).

Um das zu erreichen, muss der Chronograph so konstruiert sein, dass der von dem unteren Drücker bei der Vier betätigte Nullstellerhebel, der normalerweise blockiert ist, wenn Zeitmessungen vorgenommen werden, auch bei laufendem Chronographen bewegt werden kann.

Geschieht dies, schnellt der Hebel gegen die beiden so genannten Herzen auf den Wellen des Sekundenzählrades und des Minutenzählrades, die sich auf Grund

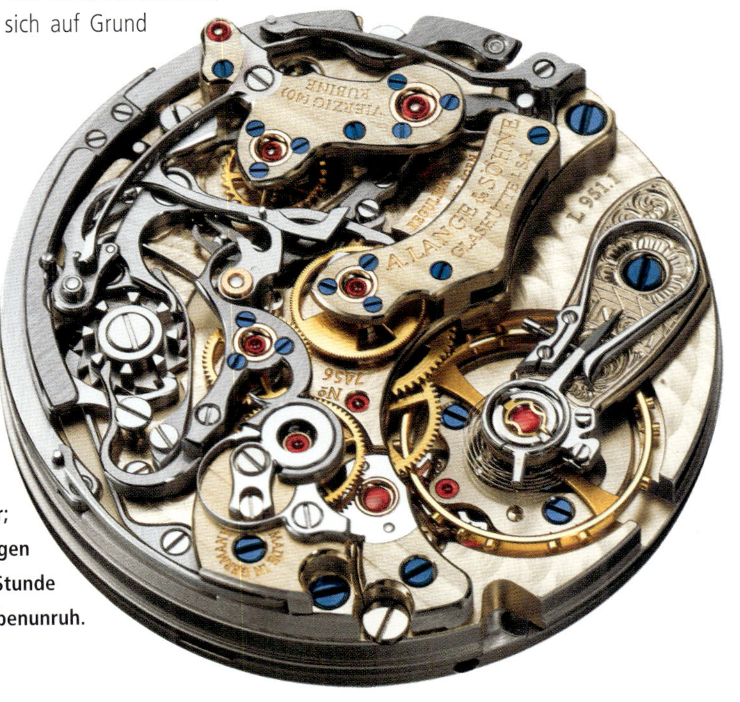

Lange Kaliber L951.1: Es hat einen Durchmesser von 30,6 mm und ist 7,5 mm hoch. Dreiviertelplatine aus Neusilber mit Glashütter Bandschliff; 4 verschraubte Gold-Chatons; Handgravur des Unruhklobens; Schwanenhals-Feinreguliervorrichtung; Fly-Back-Mechanismus; exakt springender Minutenzähler; in Rubinen gelagerte Schalthebel. Das Uhrwerk ist in fünf Lagen fein reguliert und hat eine mit 18.000 Halbschwingungen pro Stunde arbeitende Glucydur-Schraubenunruh.

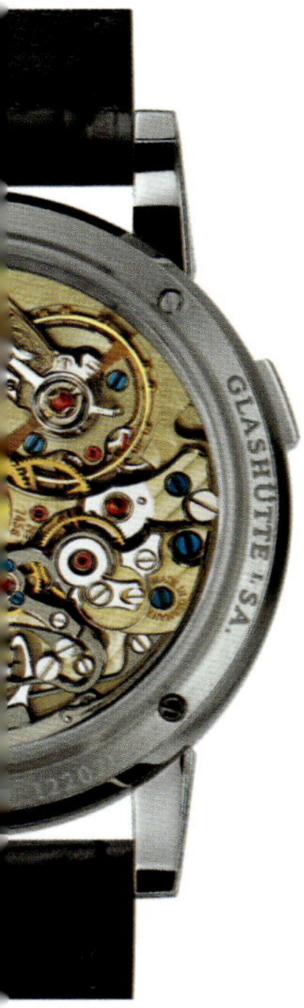

dieses heftigen Schlages mit ihrer abgeflachten Seite gegen den Hebel legen. Die Zeiger springen dabei auf Null. Sekundenbruchteile vorher hat der Nullstellerhebel den Eingriff von Übertragungsrad und Sekundenzählrad gelöst. Dies ist unbedingt nötig, weil die schlagartige Nullstellung bei noch bestehendem Eingriff zwischen Sekundenzählrad und Übertragungsrad unweigerlich zu schweren Beschädigungen des Uhrwerkes führen würde. Wird der Drücker losgelassen, läuft der Chronograph unverzüglich wieder an.

Man kann auf alles verzichten, außer auf Luxus.

Dass dieser Satz auch auf den Datographen zutrifft, bedarf bei einer Uhr von A. Lange & Söhne eigentlich gar nicht der Erwähnung. Dennoch sei hier angemerkt, dass ebenfalls bei dieser Uhr der Unruhkloben von Hand graviert wurde, das Ankerrad sich in Lagern mit zusätzlichen Decksteinen dreht, die ihrerseits in feinpolierten, doppelt verschraubten Deckplättchen sitzen, und dass die mit einer Spirale der Qualität Nivarox 1 ausgestattete Unruh mittels einer Schwanenhals-Feinreguliervorrichtung fein gestellt werden kann.

Sogar der Starthebel dieses Chronographen bewegt sich in Steinlagern und kann, wie die übrigen Schönheiten und viele Funktionen des Uhrwerkes, durch den Saphirglasboden des Platingehäuses bewundert werden. ■

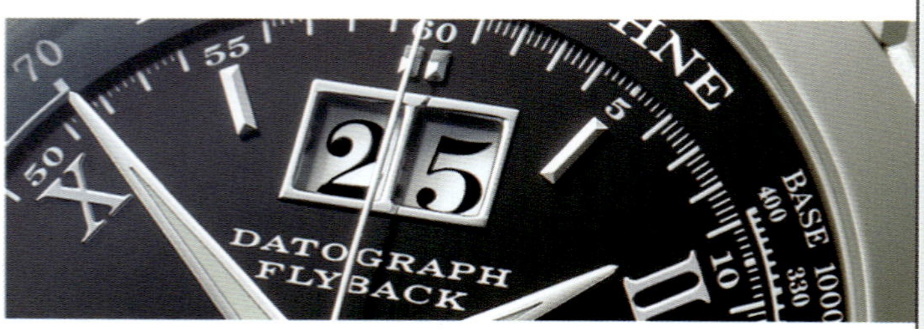

DATOGRAPH

gebaut seit	1999
Werk	Handaufzugs-Manufakturwerk, Kaliber L951.1, Durchmesser 30,6 mm, Höhe 7,5 mm, 40 Rubine, 4 verschraubte Gold-Chatons, Glucydur-Schraubenunruh; Nivarox-Spirale; 18.000 A/h
Funktionen	Stunden, Minuten, kleine Sekunde; Chronograph mit Sekundenzähler mit Fly-Back-Schaltung, 30-Minuten-Zähler; Großdatum
Zifferblatt	Silber massiv, Goldzeiger mit Leuchtmasse
Gehäuse	Platin 950, Durchmesser 39 mm, Höhe 12,8 mm, Saphirglas, Boden aus Saphirglas, Krone aus Gold

Fly-Back – Uhr mit Rückflug

Unter Fly-Back versteht man einen speziellen Chronographen-Mechanismus. Der Ausdruck Fly-Back (engl. wörtlich „fliege zurück") ist zunächst einmal missverständlich und hat mit Fliegen überhaupt nichts zu tun – zunächst einmal.

Fast könnte man glauben, „Fly-Back" sei ebenso ein Begriff aus dem „deutschsprachigen Englisch" wie Dressman, Timing, updaten oder Handy. Denn natürlich gibt es auch eine deutsche Bezeichnung für diese Art des Chronographen. Allerdings ist diese missverständlich und umschreibt auch nur eine mögliche Nutzung der Uhr: „Permanente Nullstellung".

Um es vorwegzunehmen, was sich anhört wie ein Imperativ auf Englisch und sicher besser klingt als „permanente Nullstellung" unterscheidet sich vom „normalen" Chronographen lediglich durch einen erweiterten Schaltmechanismus, der dem Benutzer erlaubt, die Totalisatoren ohne vorherigen Stopp auf Null zurückzustellen und sofort wieder anlaufen zu lassen.

Hier kommt nun die Verbindung zur Fliegerei ins Spiel. In Zeiten, als die Flugzeugführer sich noch nicht auf funkgesteuerte Autopiloten und Blindflugsysteme verlassen konnten und das Fliegen noch eine auch körperlich durchaus anstrengende Arbeit war, weil Landeklappen, Höhen- und Seitenruder der Flugzeuge durch ständige Betätigung von Pedalen getrimmt werden mussten, spielten die Fliegeruhren eine ungleich wichtigere Rolle als heute.

Moderne Flugplätze haben beispielsweise, neben der normalen so genannten „Begrenzungsbefeuerung" der Landebahnen, an deren Anfang auch spezielle Lampen mit einem weißen und einem roten Lichtsektor. Sieht der Pilot beim Landeanflug den weißen Sektor, kann er sicher sein, dass sich seine Maschine, bezogen auf die Distanz zum Rollfeld, in der richtigen Höhe befindet. Sieht er dagegen rotes Licht, droht Gefahr wegen der zu geringen Höhe seines Flugzeuges.

Die Männer (und manchmal Frauen) in den „fliegenden Kisten" der Vergangenheit kannten all diese Hilfsmittel nicht und waren bei ihrer Arbeit mehr auf sich gestellt. Fliegen war viel mehr als heute auch ein haptisches Erlebnis. Schnell, vielleicht noch schneller als heute, hatte dabei alles zu gehen. Kurze Zeitintervalle mussten bei allen denkbaren Operationen möglichst unkompliziert gemessen werden können.

Die Bedienung eines herkömmlichen Chronographen erfordert zum Messen eines Zeitintervalls den

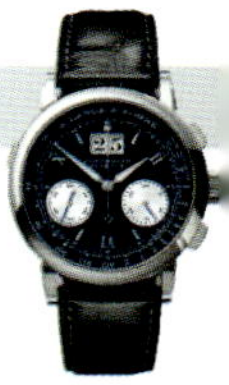

dreimaligen, zum erneuten In-Gang-Setzen gar den viermaligen Griff zur Uhr für Start, Stopp, Rück (Null-Stellung) und den erneuten Start. Die Möglichkeit, die gestoppte Zeit zunächst einmal in Ruhe abzulesen und vielleicht notieren zu können, ist ja an sich sehr sinnvoll und häufig unerlässlich.

Für den Piloten, dem es nur um schnelle und zügig aufeinander folgende Intervallmessungen geht, ist sie eher lästig, denn sie lenkt ihn zu sehr von seiner hochkonzentrierten Arbeit ab.

Um den Bedürfnissen der Flieger, besonders der Militärpiloten, gerecht zu werden, verfügten in den vierziger und fünfziger Jahren noch etliche Chronographenwerke über die Möglichkeit der „permanenten Nullstellung". Im Laufe der zurückliegenden Jahrzehnte verschwanden die mit diesen Werken ausgestatteten Uhren ganz vom Markt, bedingt einerseits durch das große Mechaniksterben, andererseits wegen der nachlassenden Nachfrage durch die mit immer besseren Flugzeuginstrumenten versorgten Piloten und nicht zuletzt aus Kostengründen. Erst während der letzten beiden Jahre ließen einige wenige renommierte Uhrenmarken den Chronographen mit permanenter Nullstellung wieder aufleben. Mit dem Datograph hat nun auch bei Lange der Fly-Back sein Comeback.

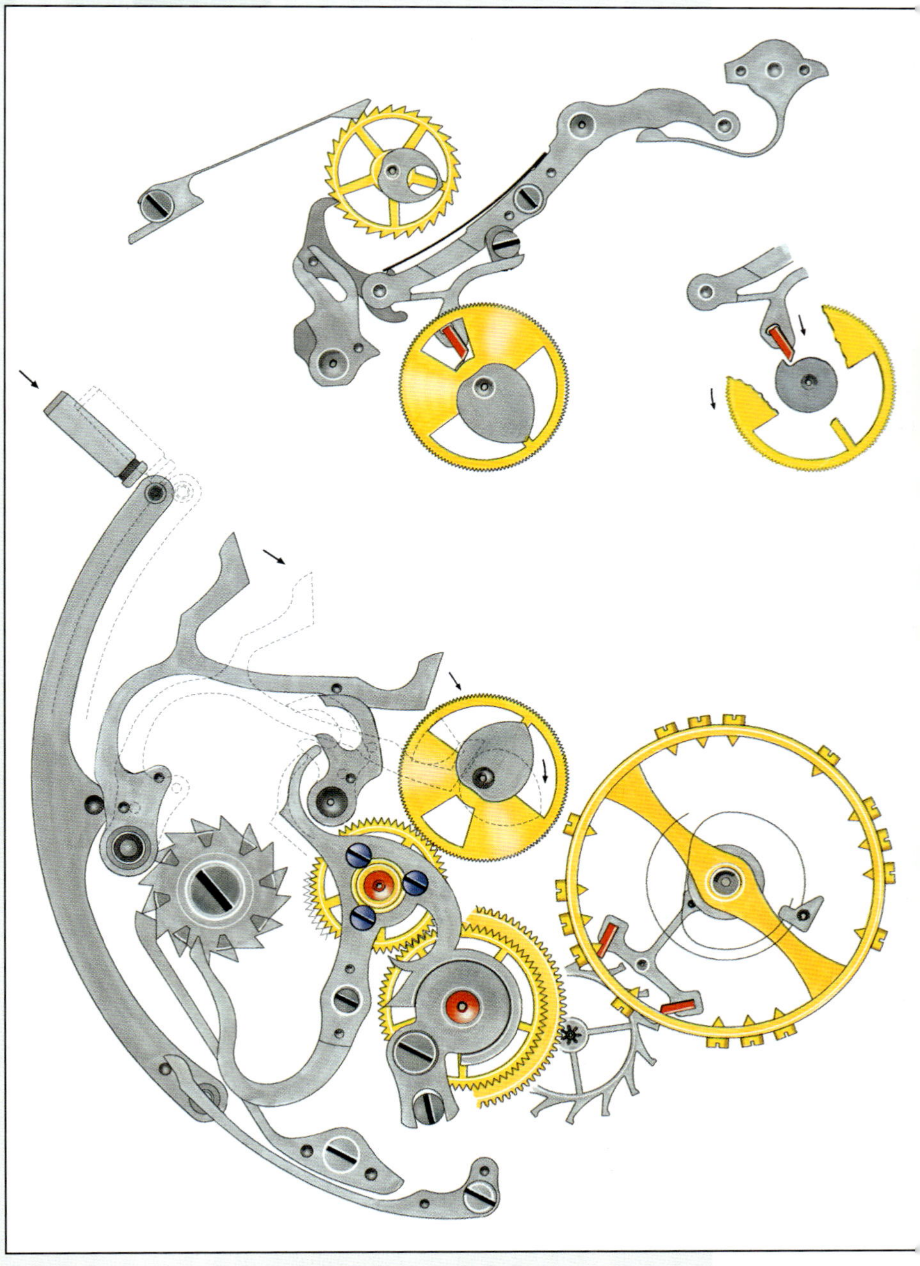

Die untere Zeichnung verdeutlicht die Wirkung der permanenten Nullstellung („Fly-Back"): Beim Druck auf den halbkreisförmigen großen Hebel ganz rechts (den so genannten Nullstellerhebel) wird ein zweiter Hebel (er heißt Herzhebel, weil er gegen die Schaltherzen drückt), dessen Arme an das Profil einer Skischanze erinnern, in die gestrichelte Position bewegt. Dabei wird der Eingriff des im Kupplungshebel drehenden Übertragungsrades (unter dem dreifach verschraubten Chaton) mit dem Sekundenzählrad unterbrochen. Fast gleichzeitig werden die beiden Zählräder von dem eingangs erwähnten doppelarmigen Herzhebel auf Null gestellt und sofort wieder freigegeben. Die Räder können dann augenblicklich wieder anlaufen und ein neuer Messvorgang beginnt.

Die obere Zeichnung zeigt den Mechanismus für den exakt springenden Minutenzähler. Links ist in der Detailzeichnung gerade der Rubingleitstein von der Stufe der Schnecke abgefallen. Durch den dabei entstehenden Schwung wird das Sägezahnrad von der Kralle des Minutenzähler-Hebels schlagartig um einen Zahn weitergedreht. Das Sekundenzählrad dreht nun im Gegenuhrzeigersinn (weil wir die Rückseite des Uhrwerkes sehen) weiter. Der Minutenzähler-Hebel (ein zweiarmiger Hebel im Verhältnis etwa 1 : 2 und am Drehpunkt zur Reibungsverminderung in Rubinen gelagert) wird von der geschwungenen Feder ganz links permanent gegen die Schnecke unterhalb des Rades gedrückt. Dabei wird er langsam „hochgehoben" (etwa wie die Kurbelwelle von der Pleuelstange im Automotor), und die Kralle kann sich hinter dem nächsten Zahn des „Kreissägenrades" des Minutenzählers verhaken. Der Vorgang wiederholt sich.

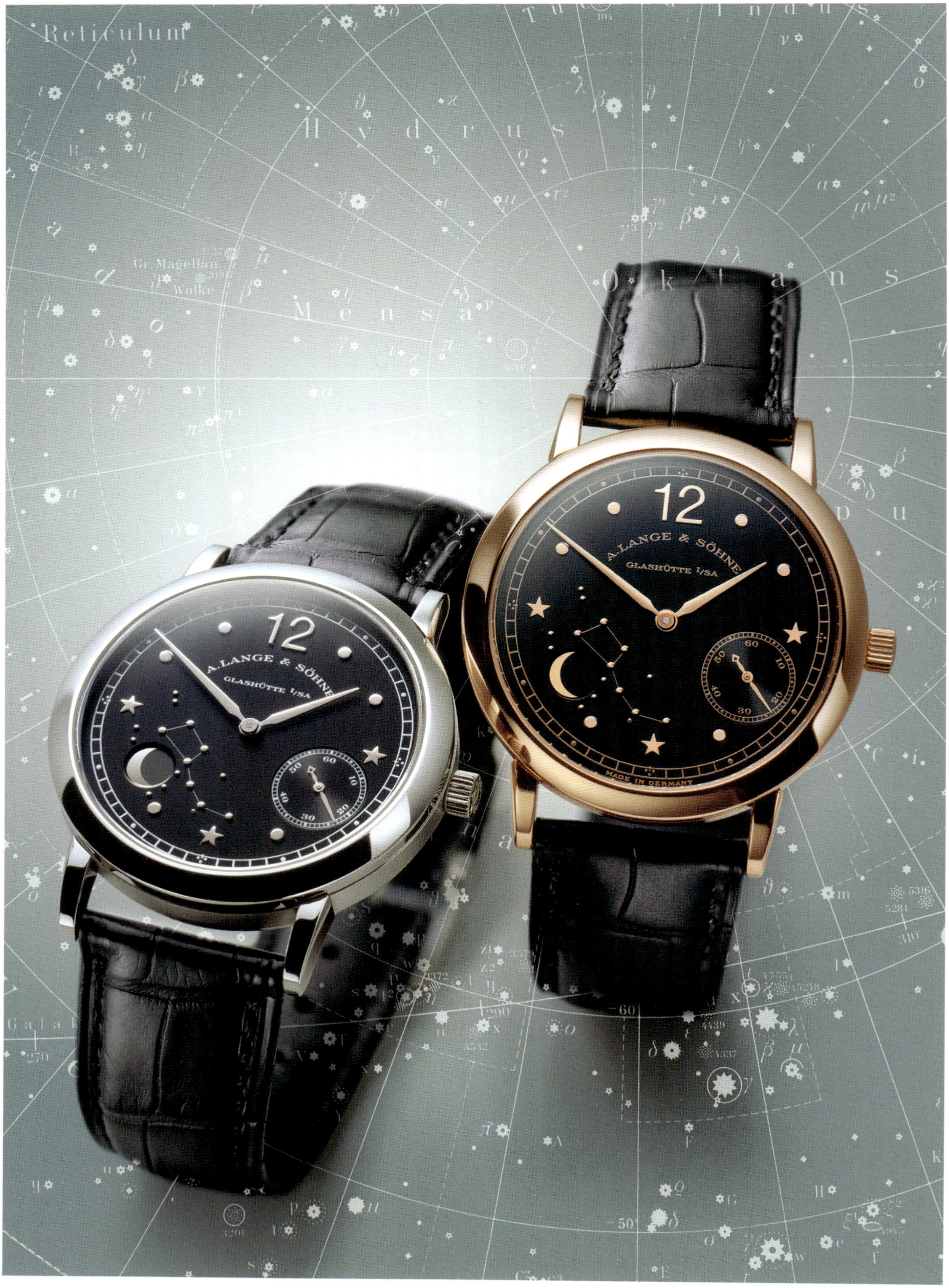
Reticulum
Hydrus
Gr. Magellan. Wolke
Mensa
Oktans
A. LANGE & SÖHNE
GLASHÜTTE I/SA
A. LANGE & SÖHNE
GLASHÜTTE I/SA
MADE IN GERMANY

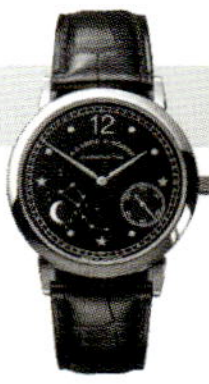

Der Neumond und der große goldene Wagen

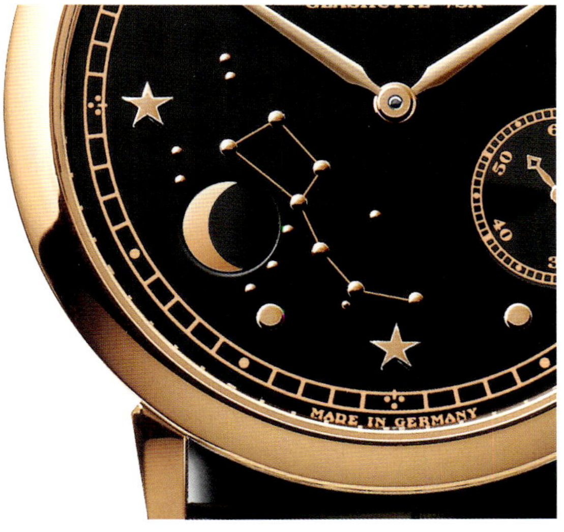

Mit der Konstruktion der „1815" mit zusätzlicher Mondphasen-Anzeige hat man bei A. Lange & Söhne nicht nur eine weitere Uhr für Liebhaber komplizierter Uhrentechnik geschaffen, sondern beschert dem Uhrenfreund erneut auch einen visuellen Genuss.

Die 1815 Mondphase von Lange: Rotgold- oder Platingehäuse; Durchmesser 35,9 mm; Höhe 7,95 mm; Saphirglas; Silberzifferblatt; Goldzeiger; Goldkrone; Boden mit Saphirglas.

Da ist zunächst einmal die Einteilung des aus massivem Silber hergestellten Zifferblattes. Das Fenster für die Mondphasenanzeige bildet zusammen mit dem Hilfszifferblatt der Sekundenanzeige und der großen Stundenziffer „12" etwa ein gleichseitiges Dreieck. Der geschwungene Schriftzug A. Lange & Söhne unterhalb der einzigen Stundenziffer dieser Uhr wirkt wie ein Bogen, der auch die Anzeigen in der unteren Hälfte des Zifferblattes umspannt. Während ein Teil der Stundenmarkierungen Punkte sind, werden die „3", die „6" und die „9" durch Sternchen markiert. Weitere Sternchen umgeben das runde Fenster, in dem der Mond einmal mehr, einmal weniger zu sehen ist und bilden das Sternbild Großer Wagen. Für Betrachter, die in der Sternkunde nicht so versiert sind, ist dieses mit feinen Linien nachgezeichnet.

Feine Zeiger, je nach Wahl des Gehäuses in rotem Gold oder in rhodinierter Ausführung, und eine klare Minuteneinteilung runden, zusammen mit dem gewohnt schlichten Glasrand, das Bild einer gelungenen Uhr ab.

Zeiger und Mond werden von einem Uhrwerk Kaliber L943.1 bewegt, das durch das rückwärtige Saphirglas dabei beobachtet werden kann, wie seine Räder sich in goldgefassten Lagersteinen drehen und die Schraubenunruh ihre 21.600 Halbschwingungen pro Stunde vollführt. Dass die Unruh dabei von einer Nivarox-1-Spirale unterstützt wird und der mit einer Schwanenhals-Feinreguliervorrichtung präzise einstellbare Spiralschlüssel für ihre genaue Arbeitsweise sorgt, sei hier nur der guten Ordnung halber auch erwähnt.

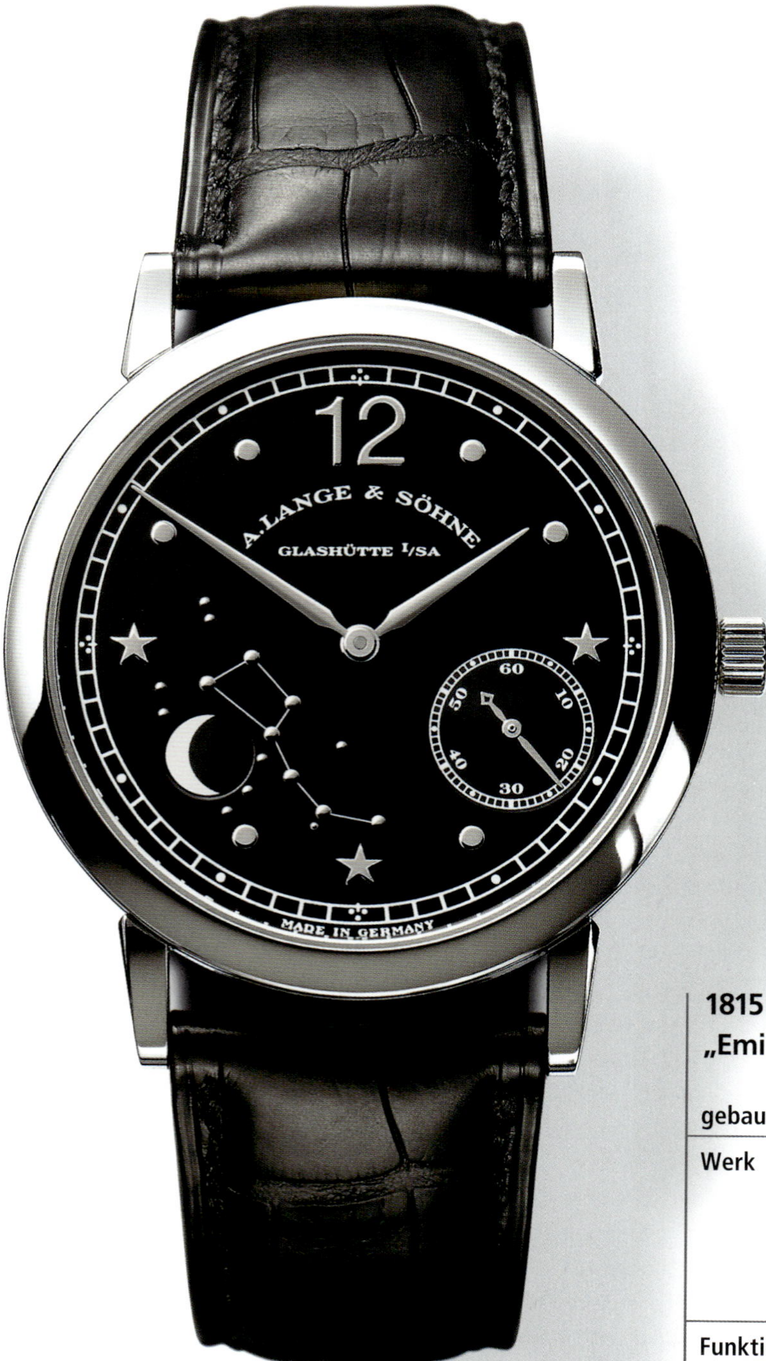

Limitierte Erinnerung an Emil Lange

Einen Nachteil hatte diese Uhr allerdings von vornherein – ihre Produktion war auf 400 Exemplare begrenzt und alle sind bereits ausverkauft. 150 Modelle gab es im Platingehäuse, 250 Uhren in Rotgold. Alle Uhren wurden fortlaufend nummeriert.

Adolph Langes zweitem Sohn Emil ist diese Uhr gewidmet. Emil Lange leitete den väterlichen Betrieb seit dessen Tod zunächst zusammen mit seinem älteren Bruder Richard und ab 1887 schließlich allein. Neben seiner Unternehmertätigkeit, die A. Lange & Söhne vollends zu Weltruhm verhalf, war Emil Lange ein aktiver Förderer des Uhrmacherhandwerks und lange Jahre auch als Aufsichtsratsvorsitzender der Deutschen Uhrmacherschule in Glashütte tätig. Zweifellos hätte Emil Lange Freude an der ihm gewidmeten Uhr, deren Mondphasengetriebe im Hinblick auf die Genauigkeit einen Vergleich mit den großen ortsfesten astronomischen Uhren nicht zu scheuen braucht.

Die Faszination des Mondes

Die unterschiedlichen Erscheinungsformen des Mondes während der einzelnen Phasen eines Mondmonats (Neumond, zunehmender Mond, Halbmond, Vollmond, abnehmender Mond, Halbmond) waren für den Menschen seit jeher von großem Interesse.

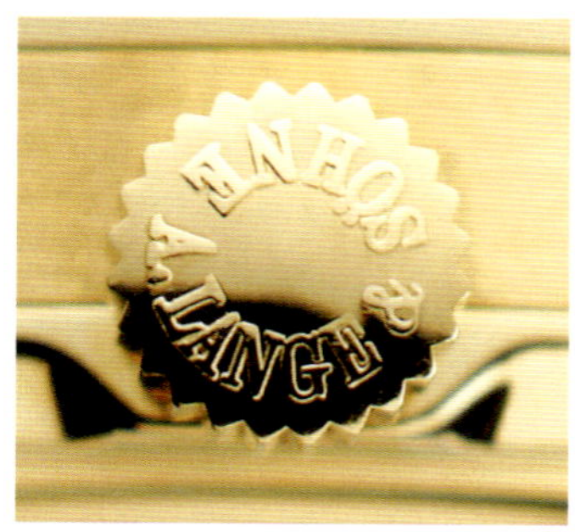

1815 MONDPHASE „Emil Lange"

gebaut seit	1999
Werk	Handaufzugs-Manufakturwerk, Kaliber L943.1 Durchmesser 27,5 mm, Höhe 3,85 mm, 26 Rubine, 6 verschraubte Gold-Chatons, Glucydur-Schraubenunruh, Nivarox-Spirale, Schwanenhals-Feinregulierung, Sekundenstopp, 21.600 A/h, Gangreserve 45 h
Funktionen	Stunden, Minuten, kleine Sekunde, Mondphasenanzeige
Zifferblatt	Silber massiv, Zeiger aus Gold
Gehäuse	Gold 750 oder Platin 950, Durchmesser 35,9 mm, Höhe 7,95 mm, Saphirglas, Boden mit Saphirglas, Krone aus Gold

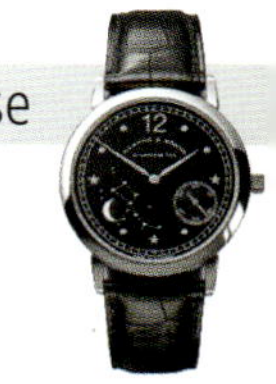

Während für die Astronomen auf Grund der besonderen Beobachtungsweise der so genannte siderische Mond maßgeblich ist, der nur eine Umlaufzeit von etwas mehr als 27 Tagen hat, bezeichnet man unter anderem in der Uhrentechnik die Zeit von Neumond zu Neumond als Mondmonat. Sie beträgt etwas mehr als 29 1/2 Tage (29 Tage, 12 Stunden, 44 Minuten und 2,9 Sekunden), wird als sinodischer Mond bezeichnet und von den Uhren mit Mondphase auch angezeigt.

Da neben dem wissenschaftlich nachgewiesenen Einfluss des Mondes auf unser Erdgeschehen der Astrologie in früheren Jahrhunderten eine noch viel größere Bedeutung beigemessen wurde als heute, haben Uhrmacher schon sehr früh Uhren mit Mondphasenanzeige gebaut, weil dies es ermöglicht, auch bei bedecktem Himmel und vor allem im Haus den Stand des Mondes zu verfolgen.

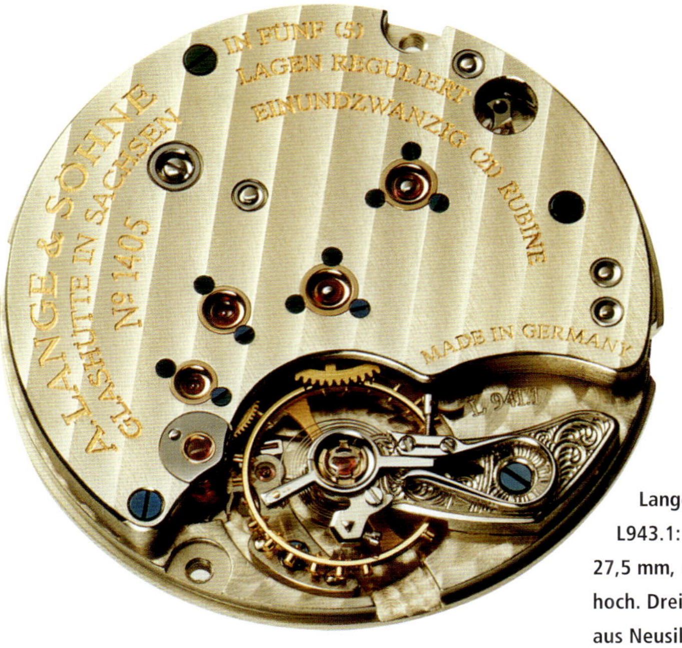

Lange Kaliber L943.1: Durchmesser 27,5 mm, ist 3,85 mm hoch. Dreiviertelplatine aus Neusilber mit Glashütter Bandschliff; 6 verschraubte Gold-Chatons; Handgravur des Unruhklobens; Schwanenhals-Feinreguliervorrichtung; Sekundenstopp. Das Uhrwerk ist in fünf Lagen feinreguliert und hat eine mit 21.600 Halbschwingungen pro Stunde arbeitende Glucydur-Schraubenunruh.

Die Mondphasenanzeige im Allgemeinen ...

Im Allgemeinen erfolgt die Anzeige der Mondphase mit einer dunkelblauen Scheibe, die vom Zeigerwerk der Uhr unter dem Zifferblatt gedreht wird. Zwei große, meist goldfarbene Punkte, die einander gegenüberliegend aufgedruckt oder aufpoliert sind, zeigen sich abwechselnd in einem Ausschnitt des Zifferblattes. Die darunter liegende „Mondscheibe" dreht sich in 59 Tagen, also nicht ganz zwei Monaten, einmal.

... und im Besonderen

Die Konstrukteure bei A. Lange & Söhne sind, fast ist man geneigt zu sagen – natürlich – einen anderen konstruktiven Weg gegangen. Konstrukteurin Annegret Fleischer hat einen Mechanismus entwickelt, bei dem sich in der Zeit von drei Mondphasen, also in etwa in 88 Tagen und knapp 15 Stunden, unter dem Zifferblatt eine runde Scheibe dreht. Diese Scheibe zeigt einen Ausschnitt ihrer Oberfläche im runden Fenster des Zifferblattes und wird zweimal täglich von einem umfangreichen Schalträderwerk in kaum wahrnehmbaren Schritten weiter gedreht. Der Antrieb dieses Mondphasen-Räderwerkes erfolgt durch das Stundenrad (das den Stundenzeiger trägt).

Die Grundfarbe der Lange-Mondscheibe ist nicht Dunkelblau, sondern Gold, die Mondscheibe der Gehäuseausführung in Platin ist rhodiniert, also silberfarben.

Im Abstand von jeweils 120 Winkelgraden, also immer nach einem Drittel des Vollkreises, sind drei schwarze Punkte auf die Scheibe aufgedruckt. Der Durchmesser dieser Punkte entspricht der Größe des runden Zifferblattfensters für die Mondphasenanzeige. Dreimal während der fast drei Monate währenden Umdrehung der Mondscheibe ist also das Fensterchen von einem der schwarzen Punkte ganz ausgefüllt: Es ist Neumond.

Die Neumonduhr

Fast könnte man also sagen, dass die Lange-Mondphasenanzeige eine Neumondanzeige ist, denn „Neumond" nennt man ja bekanntlich merkwürdigerweise die kurze Zeit, in der gar kein Mond zu sehen ist. Der pausbäckige Erdtrabant, zuletzt noch als die schmale Sichel des abnehmenden Mondes sichtbar, scheint vom Firmament verschwunden zu sein, taucht dort aber nach wenigen Tagen als hauchdünner Halbkreis, diesmal andersherum liegend, wieder auf.

Bei Annegret Fleischers Konstruktion dreht sich die Anzeigenscheibe im Uhrzeigersinn. Deshalb erscheint schon einen Tag, nachdem das Zifferblattfenster schwarz ausgefüllt war, an dessen rechtem Rand ein feine goldene oder silberne nach links offene Sichel – zunehmender Mond.

Im weiteren Verlauf des Mondmonats dreht sich mehr und mehr der unbedruckte Teil der Mondscheibe in das Fenster hinein, bis dieses schließlich ausgefüllt ist – Vollmond.

Unterdessen hat sich der nächste der drei „Neumonde" schon an den rechten Rand des Fensters geschoben und dieses erhält nun allmählich wieder einen schwarzen Hintergrund. Dabei wird aus dem dicken Vollmond langsam eine Sichel, die nach rechts offen ist – abnehmender Mond.

Die Anzeige ist so genau berechnet, dass sich erst nach 1058 Jahren eine Abweichung von einem Tag ergibt. Vorausgesetzt, der Besitzer zieht die Uhr bis dahin stets regelmäßig auf.

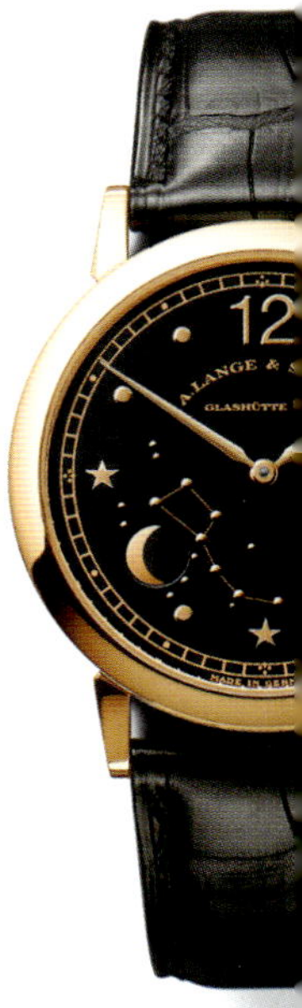

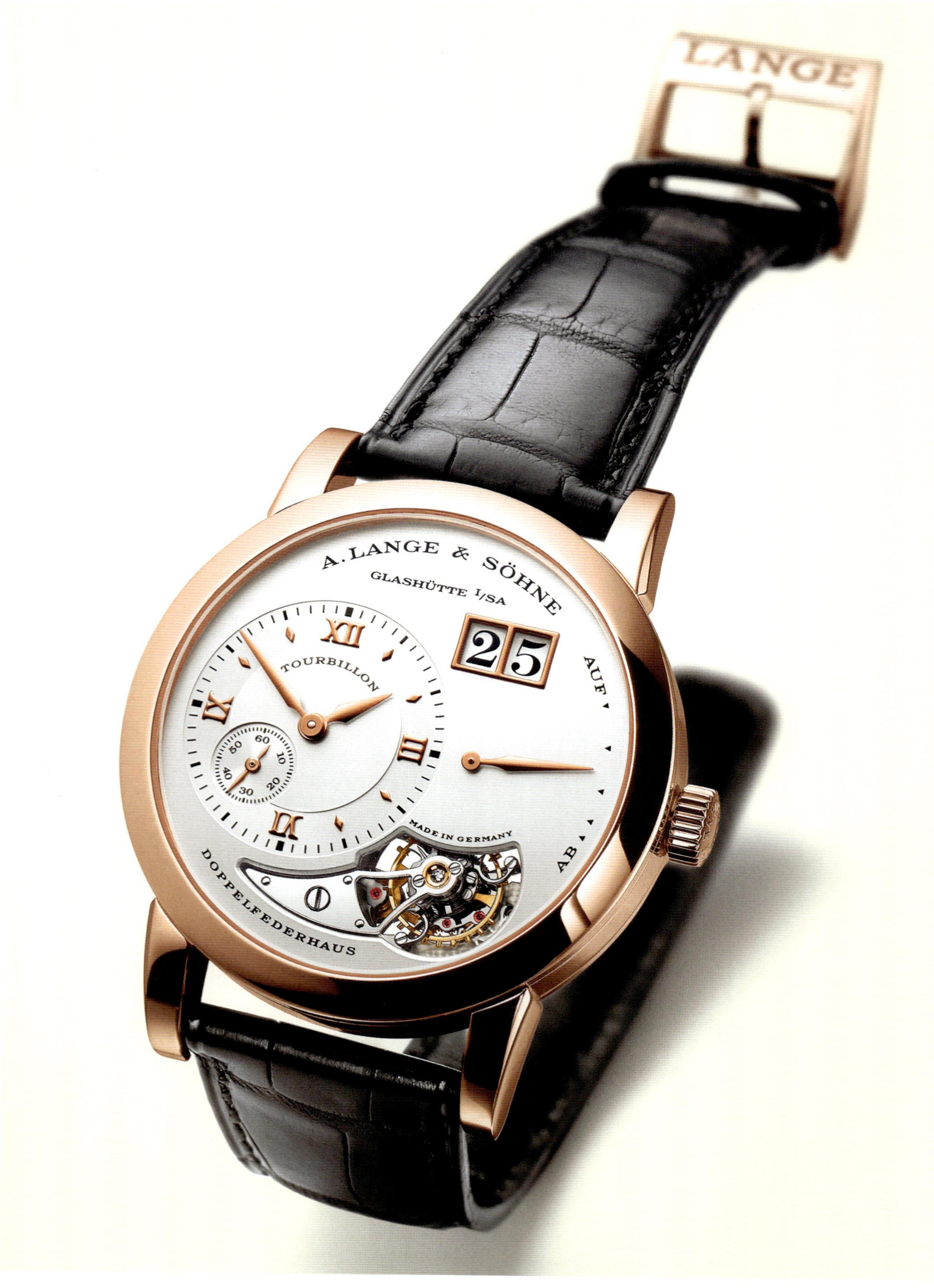
LANGE
A. LANGE & SÖHNE
GLASHÜTTE I/SA
TOURBILLON
25
AUF
AB
MADE IN GERMANY
DOPPELFEDERHAUS

Erfüllte Erwartung

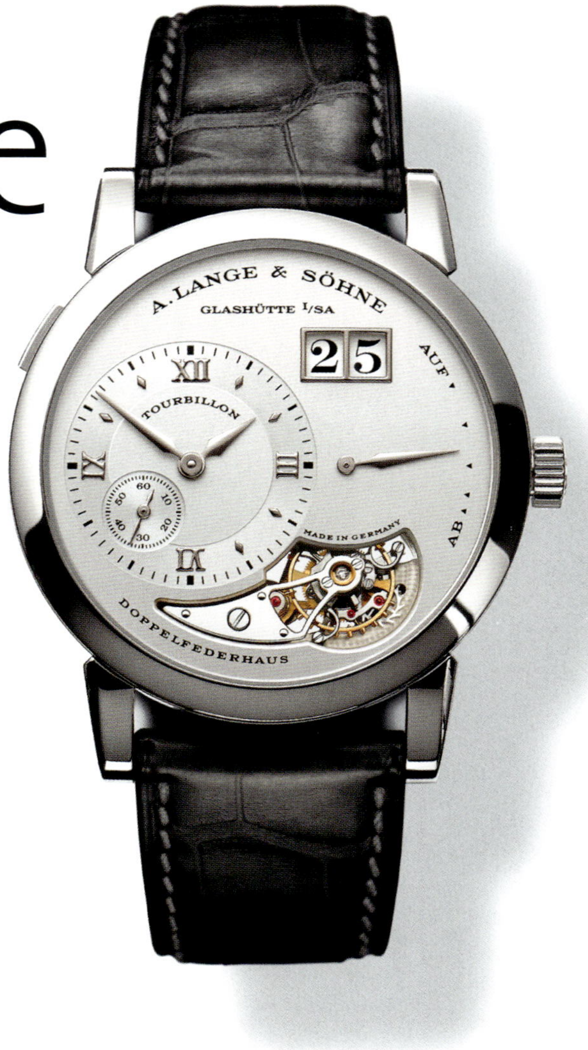

Für die meisten Freunde und Kenner der Marke A. Lange & Söhne war bald nach dem schnellen Ausverkauf des Tourbillons „Pour Le Mérite" klar, dass die Manufaktur in absehbarer Zeit eine neue Uhr mit Tourbillon, diesem komplizierten „Schwerkraft-Einfluss-Überlistungs-Mechanismus", produzieren würde.

Das Lange 1 Tourbillon: Goldgehäuse, auch in Platin erhältlich; Durchmesser 38,5 mm, Höhe 10 mm; Saphirglas; Silberzifferblatt; Goldzeiger; Goldkrone; Boden mit Saphirglas.

Es war auch klar, dass diese Uhr einen völlig anderen Charakter haben würde als das beim Debüt der wieder ins Leben gerufenen Marke am 24. Oktober 1994 zur „Erstausstattung" gehörende Tourbillon-Modell.

Das seinerzeit in Windeseile ausverkaufte Modell „Pour le Mérite" war einerseits ein Nachweis uhrmacherischer Kompetenz – der aber auch erbracht werden musste als Signal für die Spitzenmarken der Schweizer Uhrenindustrie, in deren Kreis sich die alte, wenngleich neu gegründete sächsische Marke nun plötzlich als Mitbewerberin drängte. Den Beweis sorgfältig bewahrter Handwerkskunst hatte Lange ja auf Grund der unseligen Geschichte während der Enteignung in der DDR-Ära nicht mehr erbringen dürfen und war ihn deshalb sicher auch der eigenen Identitätsfindung schuldig.

Andererseits war dieses hoch komplizierte, jedoch eigentlich mit klassischen Merkmalen der Taschenuhrtechnik ausgestattete Prunkstück der ersten Lange-Uhrenkollektion der Nachkriegszeit eine deutliche Botschaft an die Traditionalisten unter den Freunden des Hauses (und das waren vermutlich damals fast alle), die in etwa lautete: „Seht her! Wir bauen euch zwar nicht mehr die geliebten Lange-Taschenuhren, aber wir bekennen uns noch zu den alten Werten und können unsere überlieferten Fähigkeiten auch an Armbanduhren zeigen."

Das wurde seither alljährlich auf der Baseler Weltmesse für Uhren und Schmuck und seit 2002 auf dem Genfer Uhrensalon immer aufs Neue kundgetan. Wohl auch aus diesem Grund konnten es sich die sächsischen Uhrenbauer erlauben, die Tourbillon-Fans so lange warten zu lassen. Man durfte sich in Glashütte aber auch etwas Zeit lassen, weil man überzeugt davon war, ein Produkt zu entwickeln, das man mit dem Satz „das Warten hat sich gelohnt" würde präsentieren können, wie er in manchen Lange-Anzeigen zu finden ist.

Ein eigenwilliges Gesicht

Sicher ist auch das Lange 1 Tourbillon eine Uhr, die polarisiert, wie das schon beim Ursprungsmodell Lange 1 Mitte der neunziger Jahre der Fall war. Die Konstrukteure und Uhrmacher bei A. Lange & Söhne haben wieder einmal ungewöhnliche Wege beschritten.

Schon die Position des „Drehgangs" – wie der alte Glashütter Ausdruck mit Bezug auf die mit dem Tourbillon drehende Hemmung (Gangpartie) lautet – innerhalb

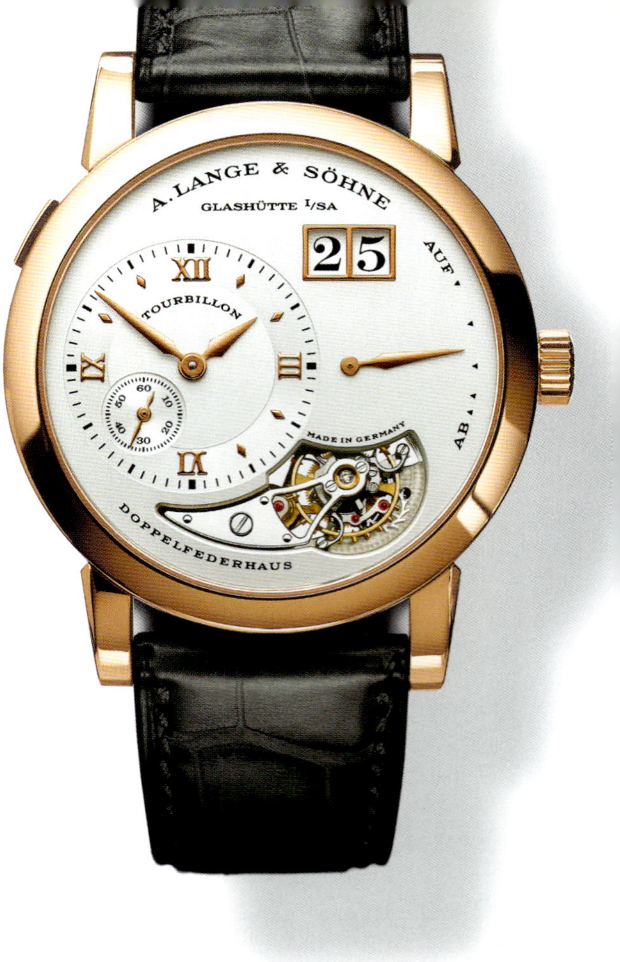

des Werkes ist ungewöhnlich, denn während dieser bei anderen Uhren zumeist auf der Achse zwischen den Stundenziffern „6" und „12" des Zifferblattes seinen Platz hat, wird das Tourbillon beim zu großen Teilen neu konstruierten Lange-Uhrwerk 961.1 mit einem langen „Kometenschweif"-Kloben geradezu aus der Symmetrie hinausgeführt – um zugleich eine neue Symmetrie herzustellen, denn zusammen mit dem Großdatum am oberen Rand des Zifferblattes bildet das unablässig einmal in der Minute rotierende Drehgestell ein perfektes optisches Gegengewicht zum dominanten, exzentrisch positionierten Skalenkranz des Hauptzifferblattes.

Es wird schon die eine oder andere Stimme geben, die sich kritisch zu der großen, spiegelpolierten Stahlfläche des Klobens äußert, die offenbar bewusst zu einem Teil des Silberzifferblattes gemacht wurde. Uneingeschränkt ist hingegen das Lob für die luftige, so gänzlich unbeschwert erscheinende Konstruktion des Drehgangs. Auch der in seinem vorderen Teil bis an die Stabilitätsgrenze ausgeschnittene Kloben und die gute Sichtbarkeit des Käfigs von der Rückseite des Uhrwerkes her finden einhellige Zustimmung in Fachkreisen und, für die Lange Uhren GmbH ungleich wichtiger, beim Konsumenten.

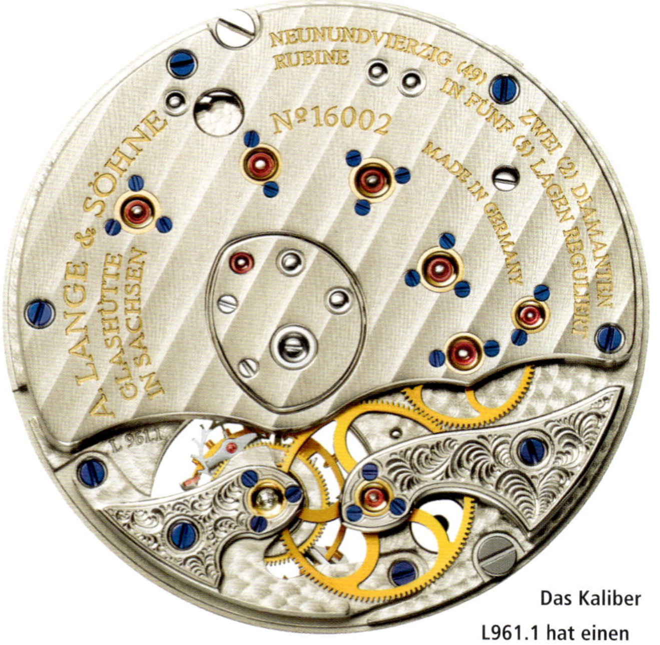

Das Kaliber L961.1 hat einen Durchmesser von 30,6 mm und ist 5,9 mm hoch. Das Tourbillon dreht sich zwischen Decksteinen aus Diamant unter einem Kloben, der, wie der Kloben des großen Zwischenrades, handgraviert ist.

Zartes Leichtgewicht zwischen Diamanten

Der Eindruck von zarter Zerbrechlichkeit der Konstruktion wird noch durch eine Spezialität verstärkt, die sich schon in den besten der alten Lange-Taschenuhren, der Qualitätsstufe „1 A", fand: die glasklaren Diamant-Decksteine, mit denen das Höhenspiel der Drehgestell-Zapfen begrenzt wird.

Die Vorstellung von Leichtigkeit, die beim Anblick der emsig hin und her schwingenden Unruh und der gleichzeitigen raschen, leicht ruckenden Drehbewegung des Tourbillon-Käfigs entsteht, hat indes einen durchaus rea-

LANGE 1 TOURBILLON

gebaut seit	2000
Werk	Handaufzugs-Manufakturwerk, Kaliber L961.1, Durchmesser 30,6 mm, Höhe 5,9 mm, 49 Rubine, 2 Diamanten, 9 verschraubte Gold-Chatons, Glucydur-Schraubenunruh, Nivarox-Spirale, 21.600 A/h, Gangreserve mind. 72 h, Minuten-Tourbillon
Funktionen	Stunden, Minuten, kleine Sekunde, Gangreserveanzeige, Großdatum
Zifferblatt	Silber massiv, Zeiger aus Gold
Gehäuse	Gold 750 oder Platin 950, Durchmesser 38,5 mm, Höhe 10 mm, Saphirglas, Boden mit Saphirglas, Krone aus Gold

Gefährliche Seitenlage

Für die Verwendung der Unruh mussten die Uhrmacher – neben der unterschiedlichen Lagereibung in den verschiedenen Positionen tragbarer Uhren und den Erschütterungen, denen diese ausgesetzt werden – vor allem ein Problem lösen: einen Ersatz für die Rolle der Erdanziehung zu finden, die das Pendel einer stationären Uhr stets zu seinem Nullpunkt zurückkehren lässt.

Eine elastische Flachspirale erwies sich als hervorragend dafür geeignet. Das innere Ende dieser Spirale wurde mittelbar an der Unruhwelle befestigt, während man den äußeren Umgang am Werkgestell (Unruhkloben) fixierte.

Im Laufe der Zeit stellte sich heraus, dass gleichmäßige Schwingungen der Unruh – wie bei einem Pendel – von entscheidender Bedeutung für die Genauigkeit der Uhr sind.

Es wurde den Uhrmachern aber auch klar, dass es wiederum die Schwerkraft war, die nun ein neues Problem verursachte.

Wie bei den Rädern eines Automobils, die vor der Montage ausgewuchtet werden müssen, treten auch bei der Unruh unerwünschte Unwuchten auf. Während sich diese bei Autorädern infolge der Zentrifugalkraft bei bestimmten Geschwindigkeiten des Fahrzeuges durch so genanntes „Trampeln" der Räder bemerkbar machen, leidet bei der Unwucht einer Unruh die Ganggenauigkeit der Uhr in den häufig vorkommenden Seitenlagen.

Optimal wäre ein Schwerpunkt, der in der Mitte der Unruhwelle läge. Doch dieser rein theoretische Zustand ist quasi unerreichbar.

Die Unruh besteht ja aus einem Schwungrad mit einer dünnen Stahlwelle. Auf dieser Unruhwelle sitzt auch die so genannte Doppelscheibe, die aus zwei, durch ein Röhrchen miteinander verbundenen runden Scheiben unterschiedlichen Durchmessers besteht. Die größere der beiden Scheiben trägt an ihrem Außenrand, also ein Stück weit von der Unruhwelle entfernt, den so genannten Hebelstein, der die Verbindung der Unruh zur Hemmung und damit zum Uhrwerk herstellt. Durch den Hebelstein, weit ab vom Drehpunkt der Unruh, entsteht zwangsläufig eine Unwucht. Außerdem können noch weitere Unwuchten des Unruhreifes und ein durch die Unruhspirale unweigerlich entstehendes Ungleichgewicht hinzukommen.

Tourbillon-Erfinder Abraham Louis Breguet kam deshalb auf die Idee, die Unwuchten einfach „wandern" zu lassen und so wirkungslos zu machen. Er entwickelte eine Vorrichtung, in der sich die hin und her schwingende Unruh mitsamt der Hemmung einmal in der Minute um die eigene Achse dreht – das Tourbillon.

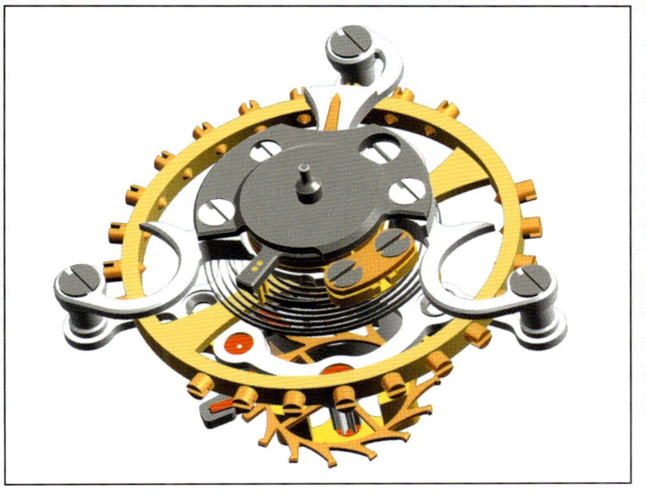

Der Tourbillon-Käfig im ausgebauten Zustand. Das gesamte Bauteil, bestehend aus 74 Komponenten, wiegt nur 0,234 Gramm.

len Hintergrund. Die gesamte aus 74 Teilen bestehende Konstruktion des Tourbillons mit Unruh, Unruhspirale, Anker und Ankerrad sowie den jeweiligen winzigen Lagerplatten wiegt nur ganze 0,234 Gramm!

Die Diamant-Decksteine sind, ebenso wie sieben der insgesamt 49 im Uhrwerk verwendeten Rubine, in so genannte Chatons gefasst – goldene Steinfutter mit polierter Hohlkehle, die ihrerseits mit handgebläuten Schrauben in den Werkplatten und -kloben gehalten werden.

Da es einen herkömmlichen Unruhkloben in diesem Uhrwerk nicht gibt, der bekanntlich bei den übrigen Lange-Uhrwerken mit einer kunstvollen, von Hand gefertigten und deshalb für jedes Werk letztlich individuellen Gravur verziert wird, haben die Graveure beim Kaliber L961.1 die rückwärtigen Kloben des Drehgestells und des großen Zwischenrades verziert. Letzteres überträgt die vom berühmten Doppelfederhaus an das Uhrwerk gelieferte Kraft auf das Drehgestell mit Unruh, Anker und Ankerrad.

Lange 1 Tourbillon verbindet die inzwischen bewährte Technik des Lange 1 Uhrwerkes in gelungener Weise mit der filigranen, in der Wirkung einfachen, in der Herstellung gleichwohl äußerst komplizierten Kostbarkeit des Tourbillons und verbindet so höchste, traditionelle Uhrmacherkunst mit der ungewöhnlichen Gestaltung einer modernen Armbanduhr. Dem schon in die Uhrengeschichte eingegangenen Modell „Pour le Mérite" ist eine würdige Stammhalterin gefolgt.

Eine große Enttäuschung blieb den Freunden von Lange-Uhren indes leider nicht erspart: Auch das Lange 1 Tourbillon ist limitiert: auf 150 Exemplare in Platin und 250 Uhren mit Rotgoldgehäuse. ■

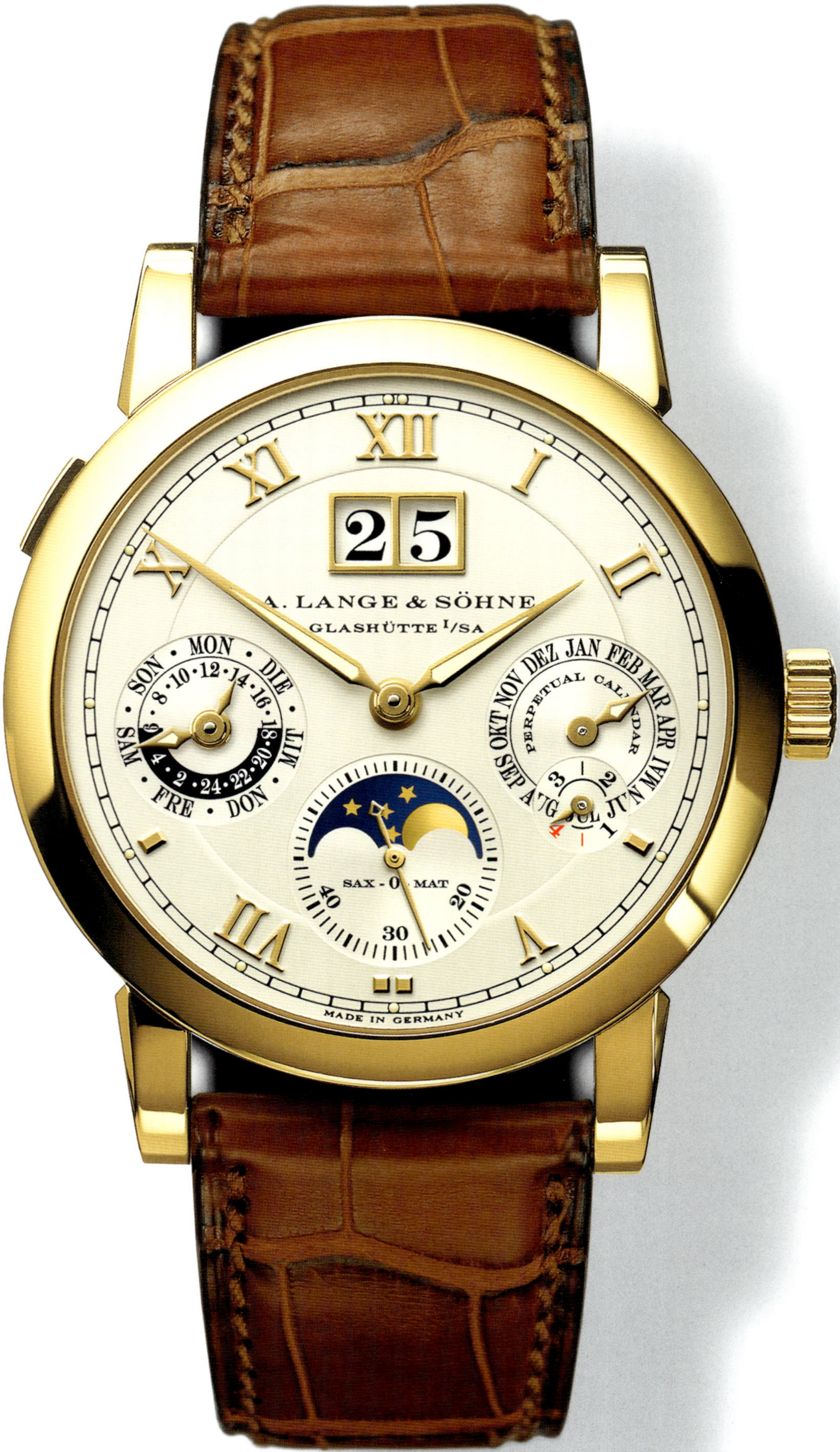
A. LANGE & SÖHNE
GLASHÜTTE I/SA
SAX-0-MAT
MADE IN GERMANY

Wartungsfrei bis 1. März 2100

Sie war zu erwarten, die Lange-Uhr mit ewigem Kalender. Nun ist sie da und ist ganz anders als alle anderen. Aber auch das war zu erwarten!

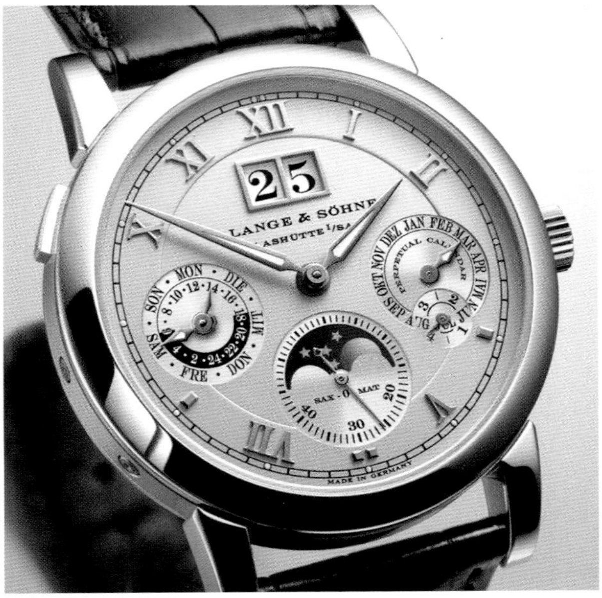

In gewissen exklusiven Kreisen der Uhrenindustrie – einer kleinen Gruppe von Produzenten ausgefallener, hoch komplizierter und auf oberstem Qualitätsniveau gefertigter Zeitmesser, zu denen sich die Marke A. Lange & Söhne durch beste uhrentechnische Referenzen im Jahre 1994 mit einem Schlag Zugang verschaffte –, in diesen Kreisen von Uhrenherstellern ist es üblich, eine Uhr mit immerwährendem Kalendarium im Sortiment zu haben.

Dessen ungeachtet ließ man sich bei A. Lange & Söhne rund sieben Jahre Zeit, bevor man im Jahre 2001 mit der Langematik Perpetual eine Uhr mit ewigem Kalender der Öffentlichkeit vorstellte, die eine inzwischen quasi zur Grundanforderung gewordene Erwartung an die Glashütter Traditionsmarke bravourös erfüllte: anders zu sein als andere.

Nun hat sicherlich die Manufaktur mit der Langematik Perpetual kein Neuland betreten, denn in der Zeit zwischen 1887 und 1931 entstanden schon unter der Unternehmensführung der Söhne und Enkel Ferdinand Adolph Langes Taschenuhren mit ewigem Kalender. Die Gesamtzahl dieser aufwändigen Uhren belief sich indes nur auf ganze 44 Exemplare, was sie heute zu Raritäten von zum Teil unschätzbarem Wert macht.

Neu, und damit zugleich anders als alle bisher gebauten Uhren mit immerwährendem Kalendarium ist beispielsweise die Kombination des Lange-Großdatums mit der komplizierten Mechanik einer Kalenderschaltung, die neben dem Datum auch den Monat, den Wochentag, den Stand des Mondes und den Vierjahreszyklus von einem Schaltjahr zum nächsten anzeigt. Ein Uhrwerk, das darüber hinaus noch mit einer 24-Stunden-Anzeige und der genialen Einrichtung „Zero-reset" ausgestattet ist (wir erinnern uns: hinter dieser Bezeichnung verbirgt sich die Eigenschaft des Sekundenzeigers, mit einem Satz auf die Null-Position seines Hilfszifferblattes zu springen, wann immer die Aufzugswelle mit der Krone gezogen wird, um die Uhrzeit einzustellen).

Die patentierte Innovation Zero-reset ist originär mit dem vielfach wegen seiner uhrmacherischen Finessen bewunderten Automatikwerk, Kalibernummer L921.4 „SAX-O-MAT", verbunden, das als Basis der Langematik Perpetual dient und hier, erweitert um den ewigen Kalender, die Kaliberbezeichnung L922.1 trägt.

Wem diese geballte Ladung sächsischen uhrentechnischen Erfindungsgeistes nicht ausreicht – und das scheint vor allem wieder einmal bei den Konstrukteuren und Uhrmachern bei Lange selbst der Fall gewesen zu sein – den wird vielleicht eine weitere Besonderheit dieser Uhr zufrieden stellen: Die verschiedenen Indikationen des immerwährenden Kalendariums können nämlich einerseits unabhängig voneinander mit separaten Korrekturdrü-

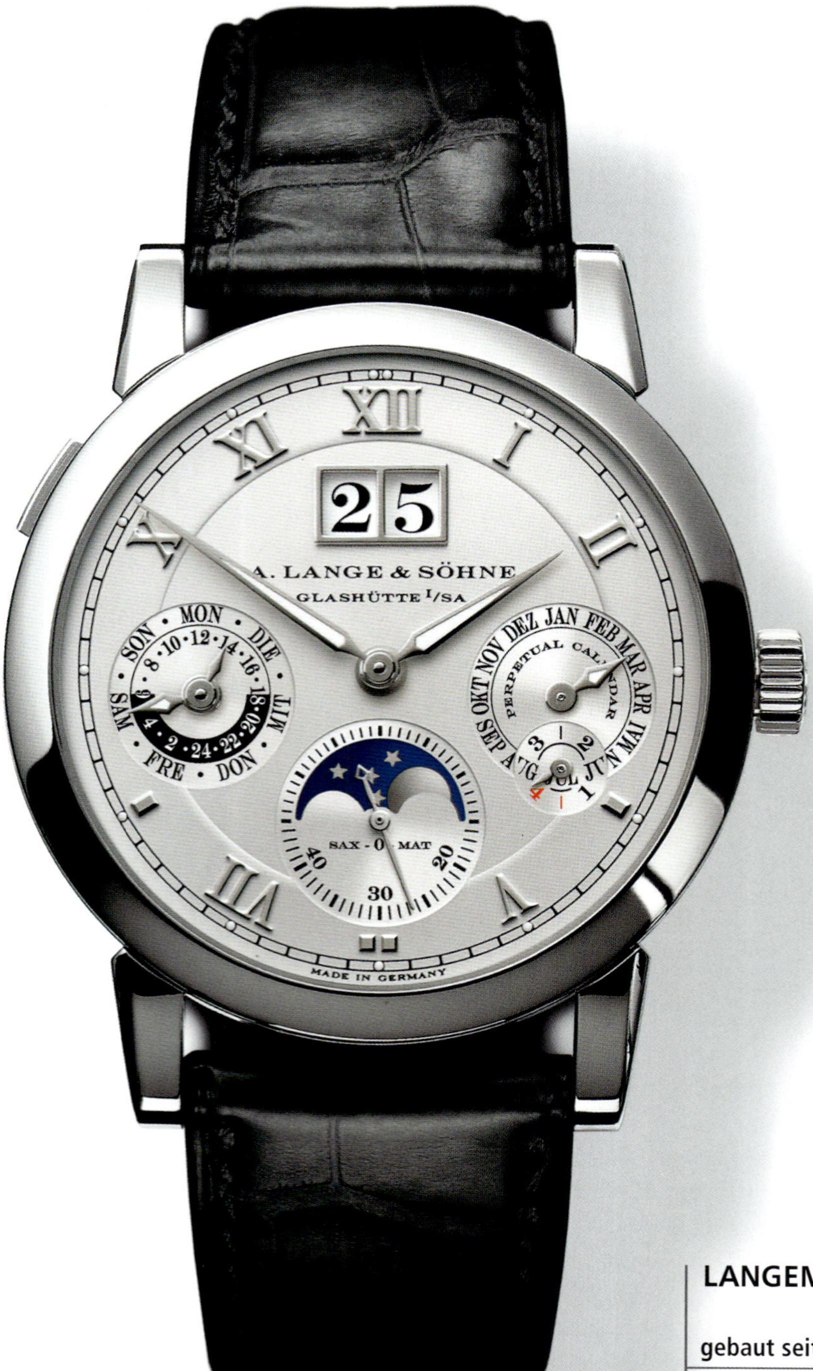

Die Langematik Perpetual: Platingehäuse, auch in Gold erhältlich; Durchmesser 38,5 mm, Höhe 10,2 mm; Saphirglas; Silberzifferblatt; Goldzeiger rhodiniert; Boden mit Saphirglas. Die mit dem Automatik-Kaliber L922.1 (Basis L921.4) ausgestattete Uhr hat Wochentags-, Monats-, Schaltjahres- und Mondphasenanzeige, das Großdatum und die patentierte „Zero-reset"-Vorrichtung. Die einzelnen Funktionen werden mit einem Hauptdrücker und drei ins Gehäuse versenkten Einzeldrückern korrigiert.

ckern eingestellt werden, die versenkt an der Gehäuseflanke sitzen. Andererseits besteht die Möglichkeit, alle Anzeigen gleichzeitig und synchron mit dem charakteristischen eckigen Drücker zu verstellen, der am Gehäuserand bei der „10" sitzt und üblicherweise zur Schnellkorrektur des Großdatums dient.

Daneben lassen sich die Zeiger jederzeit in beide Richtungen verstellen, ohne dass man dabei eventuelle Beschädigungen der Kalendermechanik befürchten muss. Normalerweise sind Einstellungen von außen während der Schaltphasen des Kalender-Mechanismus tabu.

Klare Verhältnisse

Es scheint wegen der zahlreichen Informationen, die eine Uhr mit ewigem Kalender bereitstellen muss, schwierig zu sein, die verschiedenen Anzeigen auf einem Zifferblatt zu platzieren und dieses dennoch übersichtlich und gut ablesbar zu gestalten.

Auch diese Aufgabe wurde indes bei A. Lange & Söhne zufriedenstellend gelöst, wobei den Sachsen offenkundig mit dem großen Datumsfenster und der deutlichen „kleinen" Sekundenanzeige zwei Charakteristika ihrer Uhren zugute kamen, die ihrer Wichtigkeit entsprechend auf dem Zifferblatt eine dominante Stellung haben. Dass die Sekundenanzeige, trotz der in ihr Hilfszifferblatt integrierten Mondphasenanzeige, kaum etwas von ihrer gewohnten Deutlichkeit verloren hat, ist dabei besonders hervorzuheben.

Großdatum und Sekundenanzeige erlauben, zusammen mit den kräftigen Goldzeigern der in angemessener Größe aufgedruckten Minuteneinteilung und den applizierten

LANGEMATIK PERPETUAL

gebaut seit	2001
Werk	Automatik-Manufakturwerk, Kaliber L922.1 SAX-O-MAT, Durchmesser 30,4 mm, Höhe 5,4 mm, 43 Rubine, 4 Mikro-Kugellager, Glucydur-Schraubenunruh, Nivarox-Spirale, Schwanenhals-Feinregulierung, Sekundenstopp und „Zero-reset", 21.600 A/h, Gangreserve 46 h
Funktionen	Stunden, Minuten, kleine Sekunde, Großdatum, 24-Stunden-Anzeige, ewiger Kalender mit Wochentag, Monat, Mondphasen und Schaltjahresindikation
Zifferblatt	Silber massiv, Zeiger aus Gold
Gehäuse	Gold 750 oder Platin 950, Durchmesser 38,5 mm, Höhe 10,2 mm, Saphirglas, Boden mit Saphirglas, Krone aus Gold

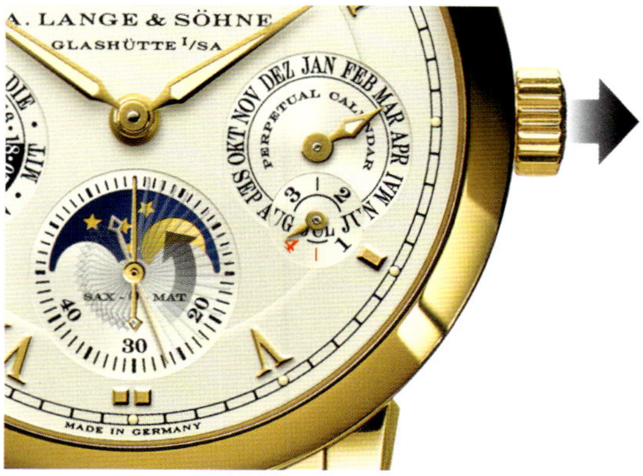

Dieses Bild zeigt einen Zifferblattausschnitt mit Schaltjahres-, Mondphasen- und Monatsanzeige. Zeichnerisch wird angedeutet, dass beim Ziehen der Krone der Sekundenzeiger durch den so genannten „Zero-reset"-Mechanismus auf 0 bzw. 60 gestellt wird.

Goldziffern, die „Basisinformationen" schnell auf einen Blick zu erlangen. Die übrigen Anzeigen finden sich in gleicher Deutlichkeit auf dem Zifferblatt. Dennoch ist dieses so geschickt gestaltet, dass die Hilfszifferblätter bei der „3" und der „9" etwas in den Hintergrund zu treten scheinen.

Auskunft über den aktuellen Wochentag, den Monat, den Tag- und Nachtzyklus durch die 24-Stunden-Anzeige oder eine Antwort auf die Frage, wann das nächste Schaltjahr sein wird, bekommt man bei der Langematik Perpetual ebenfalls unverzüglich – auf den zweiten Blick.

Selbst bei regelmäßigem Tragen oder Aufziehen von Hand werden alle Anzeigen der Uhr allerdings nur bis Ende Februar 2100 korrekt auf dem Zifferblatt erscheinen.

Macht aber nichts. Stellen Sie einfach am Abend des 28. Februar 2100 kurz vor 24 Uhr Ihre Langematik Perpetual mit den Einzeldrückern auf den 1. März. Und schlafen Sie gut! ■

Ewig ist nicht für immer

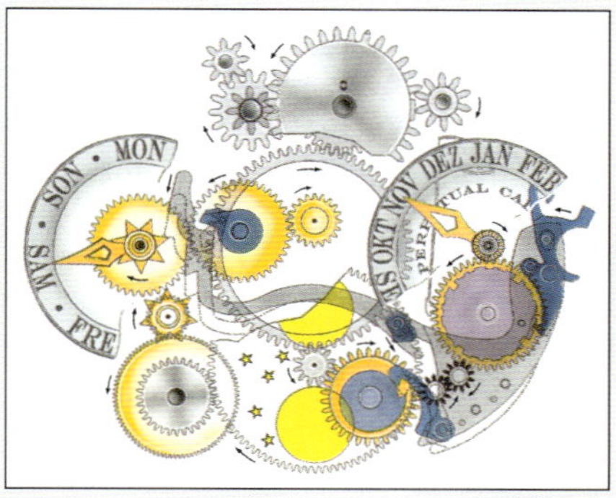

Zeichnung des Kalender-Schaltwerkes mit gestrichelter Funktionsbewegung einzelner Teile. Besonders markant sind die hier violett dargestellte, eckig gezahnte Abtastscheibe für die Monatslängen im Verlauf von vier Jahren sowie die schneckenförmige Kurvenscheibe und der an dieser anliegende hakenförmige Hebel (rechts unterhalb der Mondscheibe, beides in Mittelblau dargestellt), welcher am jeweiligen Monatsende das Datum auf den 1. des neuen Monats schaltet.

Schon sehr frühe Räderuhren befriedigten das Interesse der Menschen an Informationen über weitere Zeitabläufe neben der Uhrzeit, zum Beispiel dem Datum und dem Stand des Mondes. Sogar manche Wasseruhren der Antike zeigten bereits astronomische Abläufe. Aber auch in der Neuzeit entstanden gewaltige „Zeitanzeigemaschinen" mit astronomischen Zifferblättern, die vor allem Kirchen schmückten. Das Straßburger Münster, die Kathedrale von Exeter oder die unlängst aufwändig restaurierte Uhr von San Marco in Venedig seien als Beispiele erwähnt.

Bei heutigen Uhren mit Kalender-Indikationen unterscheidet man zwischen solchen mit einfacher Wochentags- und Datumsanzeige, die am Ende eines jeden Monats mit weniger als 31 Tagen nachgestellt werden müssen, und Uhren mit so genanntem Vollkalender, die nicht nur das Datum über einen längeren Zeitraum korrekt angeben, sondern stets auch den Monat und häufig die Mondphase anzeigen. Die Uhren mit so genanntem ewigen Kalender schließlich berücksichtigen auch die Schaltjahre und zeigen zumindest bis zum 1. März des Jahres 2100 die Uhrzeit, den Tag, das Datum, den Monat, das Jahr (allerdings meistens nur den Schaltjahres-Zyklus mit der Zifferfolge 1 bis 4) und den Stand des Mondes an.

Das erwähnte Jahr 2100, das wohl kaum einer der heutigen stolzen Besitzer einer solchen komplizierten Uhr erleben kann, wird als so genanntes „Säkularjahr" kein Schaltjahr sein, der 29. Februar findet also in jenem Jahr nicht statt. Diesen gibt es nämlich nach dem für uns gültigen Gregorianischen Kalender zwar alle vier Jahre, bei vollen Jahrhunderten dagegen nur, wenn sich deren Zahl durch 400 teilen lässt.

Armbanduhren, die auch noch Säkularjahre berücksichtigen, gibt es nicht. Nicht einmal bei A. Lange & Söhne.

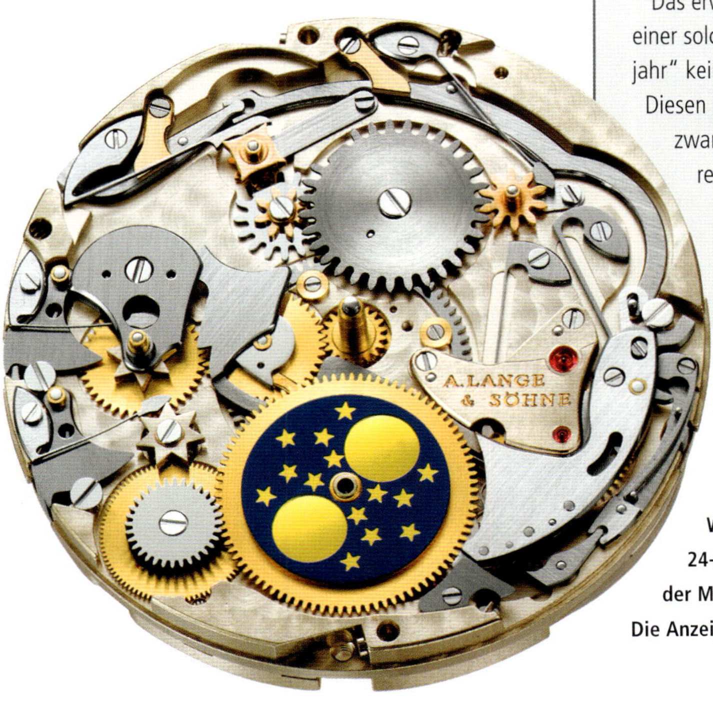

Die Zifferblattseite des Uhrwerkes mit dem Kalenderschaltwerk. Aus der kleinen Brücke mit der Gravur „A. Lange & Söhne" ragen die Zapfen für die Monats- und Schaltjahresanzeige hervor. Am linken Werkrand (Messingzahnrad mit darauf sitzendem Stern) haben die 24-Stunden-Anzeige und die Wochentagsanzeige ihren Platz. Im Zentrum der Mondscheibe sitzt die Welle des Sekundenzeigers (hier nicht sichtbar). Die Anzeigescheiben des Großdatums sind abgenommen.

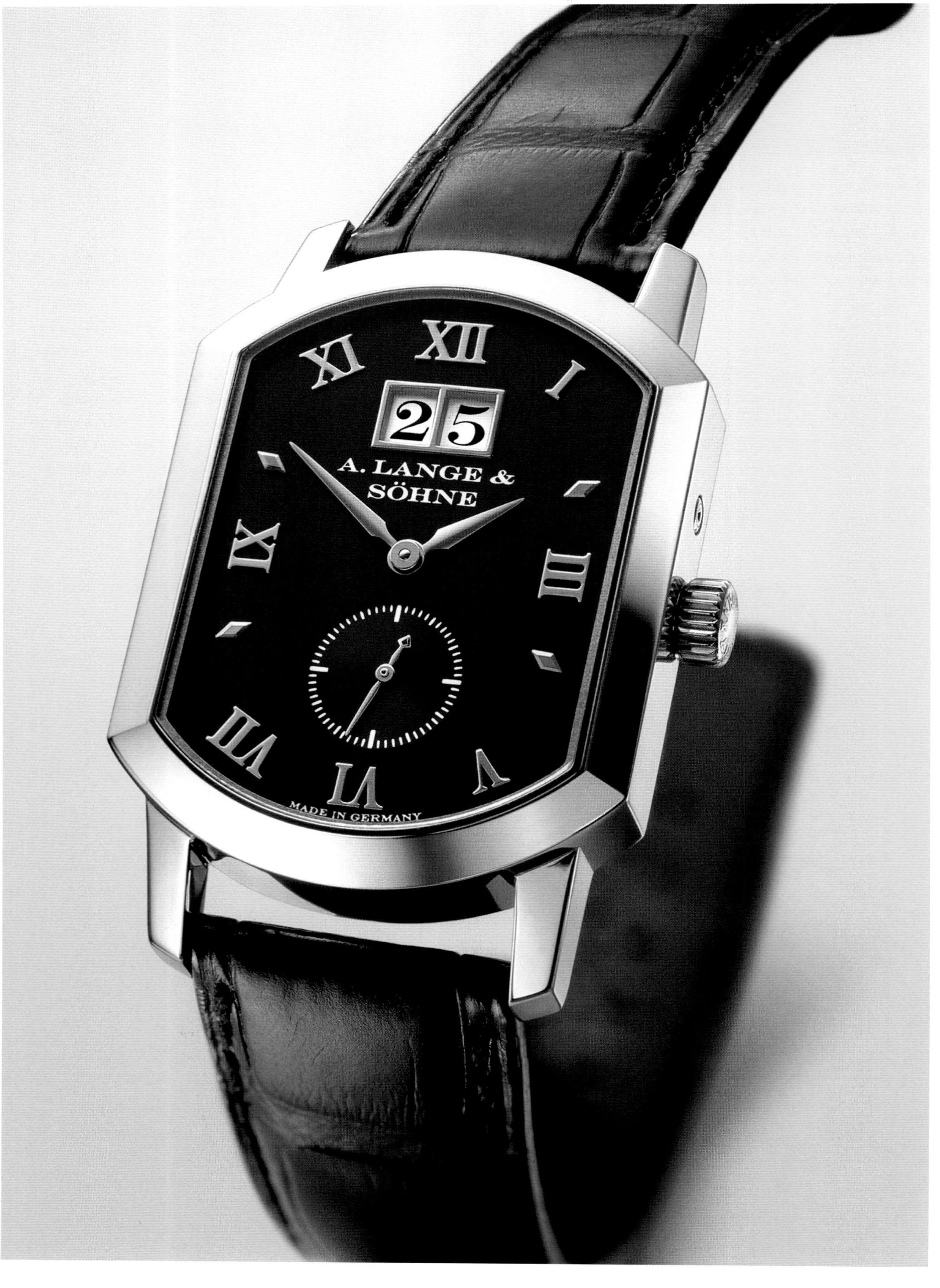
A. LANGE &
SÖHNE
MADE IN GERMANY

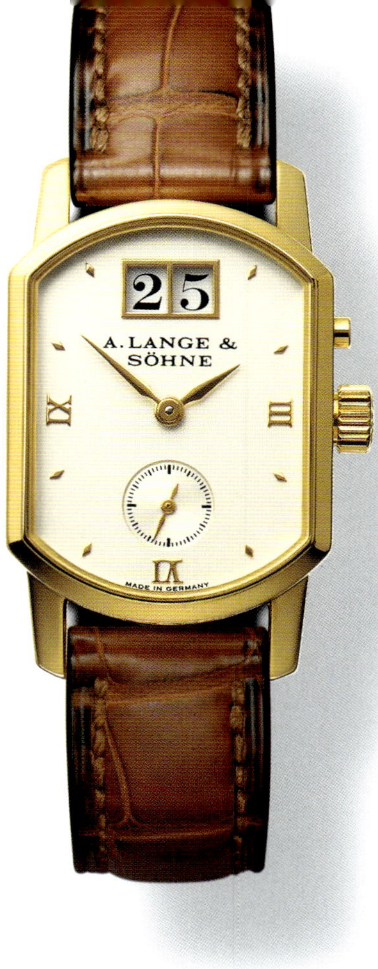

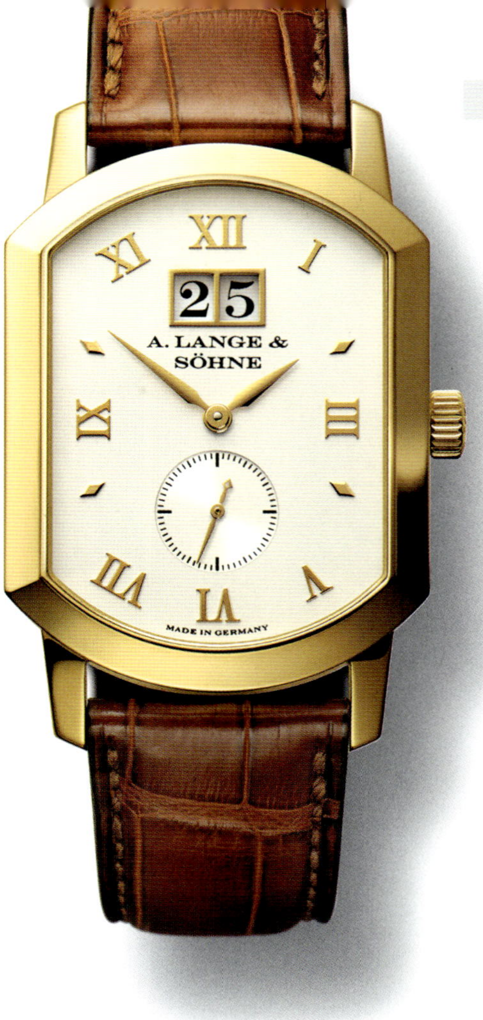

Vergrößerter Säulengang

Selten gibt es Damenuhren, die sich von der Form her so gut auch zur Herrenuhr eignen wie die Arkade von A. Lange & Söhne. Daraus hat man in Glashütte nun die Konsequenzen gezogen.

Oben: Nur im Namen gleich: die Große Arkade und ihr „kleines" Vorbild.

Links: die Große Arkade in Weißgold.

Entstanden ist dabei eine Uhr, die sich in ihrer strengen, gleichwohl gefälligen Linienführung an jedem Männerhandgelenk prächtig ausnimmt. Zugleich folgt man mit der „Großen Arkade" auch der in den letzten Jahren deutlich wahrnehmbaren Neigung der Damen, ihre schmalen Gelenke durch Uhren zu betonen, die im ersten Moment völlig überdimensioniert erscheinen und gerade deshalb mit ihrer männlichen Attitüde die weiblichen Reize unterstreichen.

Wer allerdings deshalb die Große Arkade unter dem „neudeutschen" Begriff „unisex" einordnen will, tut ihr Unrecht. Die Lange'schen Uhrmacher haben eben nicht nur einfach eine kleine Uhr vergrößert, sondern bei der Neuschöpfung des Jahres 2002 mit dezentem Einsatz gestalterischer Mittel nun den Herren eine männlich-markante neue Uhr an die Hand – pardon: ans Handgelenk – gegeben.

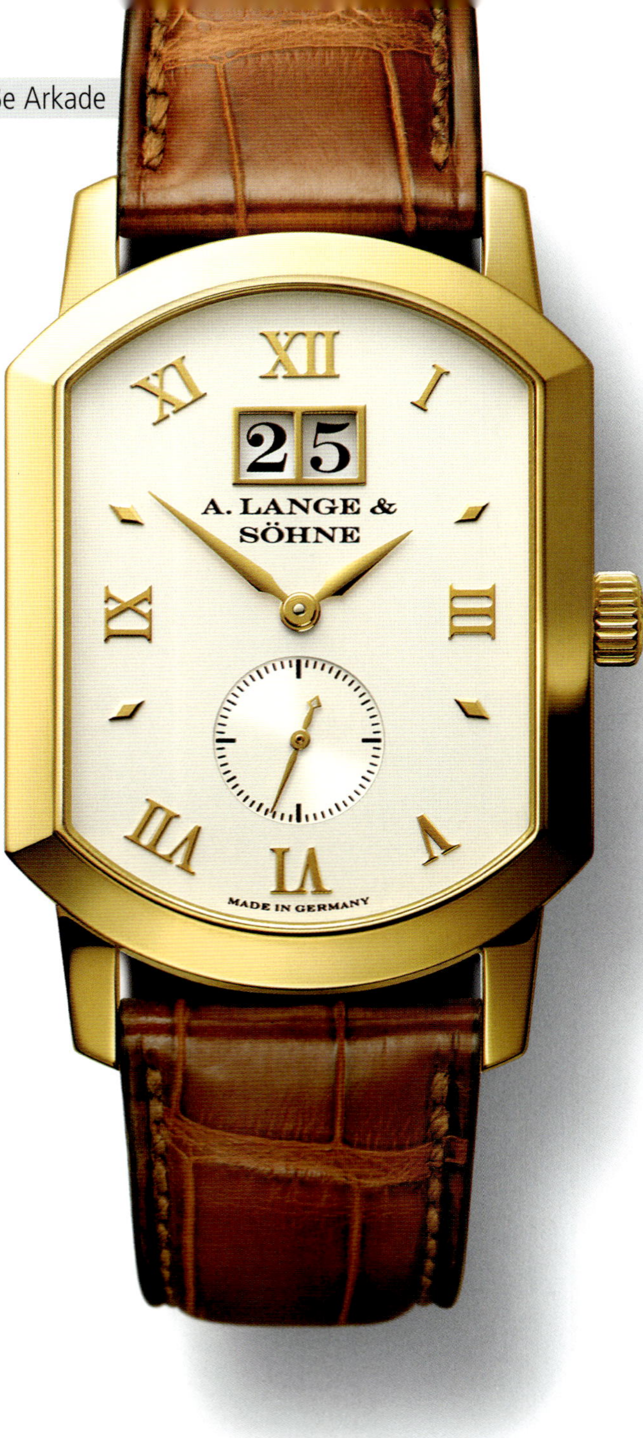

Zwar erlebt man beim ersten Anblick der Großen Arkade ein „Déjà-vu", glaubt also, diese Uhr schon einmal gesehen zu haben. Bei genauerer Betrachtung aber, vor allem, wenn die im Jahre 1994 geschaffene Arkade für Damen zum direkten Vergleich zur Verfügung steht, werden erhebliche Unterschiede zwischen der Herrenuhr und dem „Ursprungsmodell" deutlich.

Bei diesem hatte man sich noch bei der Gestaltung des Zifferblattes – wohl aus Gründen des begrenzten Platzes und der deutlichen Ablesbarkeit – mit nur drei römischen Ziffern begnügt und die übrigen Stunden durch zarte Rauten-Indexe angedeutet, während das Großdatum die Position der „12" einnahm.

An dieser Stelle des Zifferblattes sitzen die beiden goldgerahmten Fensterchen der patentierten Datumsanzeige auch beim Herrenmodell. Da jedoch in der großen Ausführung des in Weiß-, Rot- und Gelbgold sowie in Platin lieferbaren Arkade-Gehäuses das gleiche Uhrwerk Verwendung findet wie bei der Damenuhr, ist das Datum konstruktionsbedingt ein ganzes Stück vom Rand des naturgemäß geräumigeren Zifferblattes abgerückt. Den dadurch entstandenen Raum nehmen nun drei der insgesamt acht römischen Ziffern aus Gold ein, die in Zusammenarbeit mit nur vier Rauten-Indexen die Stundenteilung markieren.

In der unteren Hälfte des Silberzifferblattes profitiert die „kleine" Sekundenanzeige von dem deutlich erhöhten Platzangebot, das ihr die willkommene Möglichkeit verschafft hat, ein größeres, leicht versenktes Hilfszifferblatt zu nutzen. Vor diesem dreht nun ein Sekundenzeiger in „Herrengröße", ausgestattet mit dem markenüblichen Dreieck an seinem rückwärtigen Ende, in kleinen Schritten seine Minutenrunden.

Die Große Arkade: Gelbgoldgehäuse, Abmessungen 38 x 29,5 mm, Höhe 9 mm; Saphirglas; Silberzifferblatt; Goldzeiger; Goldkrone; Boden mit Saphirglas; Datumsschnellkorrektur über Drücker.

GROSSE ARKADE

gebaut seit	2002
Werk	Handaufzugs-Manufakturwerk, Kaliber L911.4, Abmessungen 25,6 x 17,6 mm, Höhe 4,95 mm, 30 Rubine, 3 verschraubte Gold-Chatons, Glucydur-Schraubenunruh, Nivarox-Spirale, Schwanenhals-Feinregulierung, Sekundenstopp; 21.600 A/h, Gangreserve 42 h
Funktionen	Stunden, Minuten, kleine Sekunde, Großdatum
Zifferblatt	Silber massiv, Zeiger aus Gold
Gehäuse	Gold 750, 38 x 29,5 mm, Höhe 9 mm, Saphirglas, Boden mit Saphirglas, Krone aus Gold

Bleiben als Parallelen zwischen der Großen Arkade und der nun zwangsläufig zur „Kleinen" gewordenen Modell-Version das in feinster Manier von A. Lange & Söhne gefertigte Uhrwerk, Lange-Kaliber 911.4, und natürlich der Name Arkade, der wiederum seinen Ursprung in der Gehäuseform hat.

Erstbegegnung im Säulengang

Für diese Form diente bekanntlich ein Säulengang als Vorlage. Doch obwohl man bei Lange vor allem im technischen Zusammenhang von Säulen spricht, ist hier nicht von dem stets als höchste Erfüllung des Chronographenbaus erwähnten und natürlich auch im Lange-Datograph zu findenden Säulenrad die Rede, das alle Vorgänge im Chronographen-Mechanismus schaltet und deshalb auch „Schaltrad" heißt.

Gemeint sind vielmehr die Säulen der geschwungenen Renaissance-Arkaden des Dresdner Schlosses, deren Form bei der Gestaltung der Arkade-Gehäuse Pate stand. Solche Säulengänge werden, vor allem in Deutschlands Norden, auch Kolonnaden genannt, was wiederum vom französischen „colonne" (Säule) hergeleitet ist. Hier schließt sich dann der Kreis vom Säulengang zum Säulenrad, denn dieses heißt in der eleganten Uhrmachersprache „roue à colonnes".

Da passt es doch, dass Ferdinand Adolph Lange, der Unternehmensgründer, zwischen all' den Säulen im Hof des Schlosses erstmals seiner späteren Frau Antonia begegnet sein soll. Wahrlich schicksalhafte Arkaden. ■

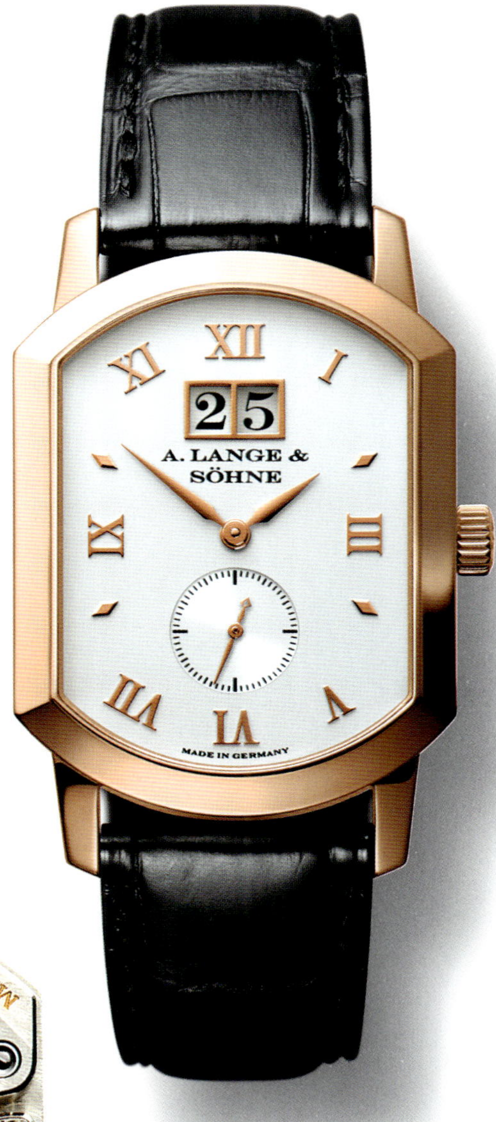

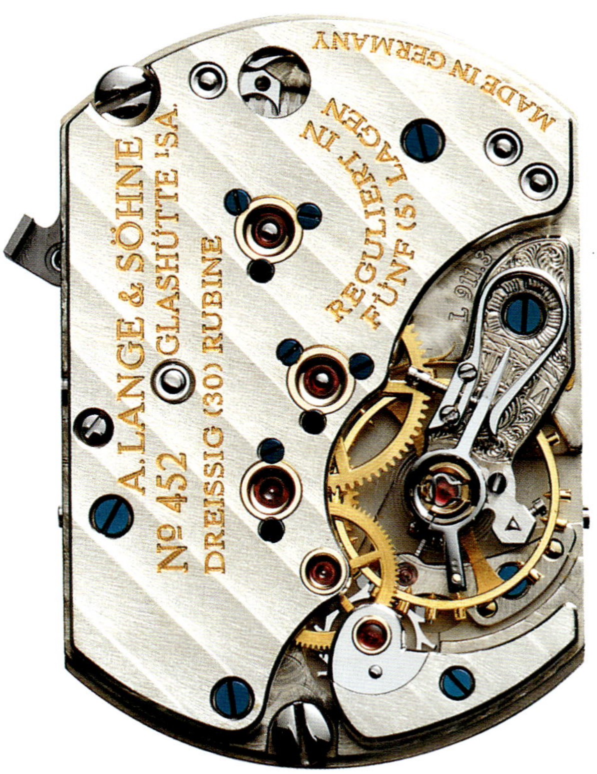

Lange Kaliber 911.3: Es misst 25,6 x 17,6 mm und ist 4,95 mm hoch. Dreiviertelplatine aus Neusilber und Ankerradkloben mit Glashütter Bandschliff; 3 verschraubte Gold-Chatons; Handgravur des Unruhklobens; Schwanenhals-Feinreguliervorrichtung. Das Uhrwerk ist in fünf Lagen feinreguliert und hat eine mit 21.600 Halbschwingungen pro Stunde arbeitende Glucydur-Schraubenunruh.

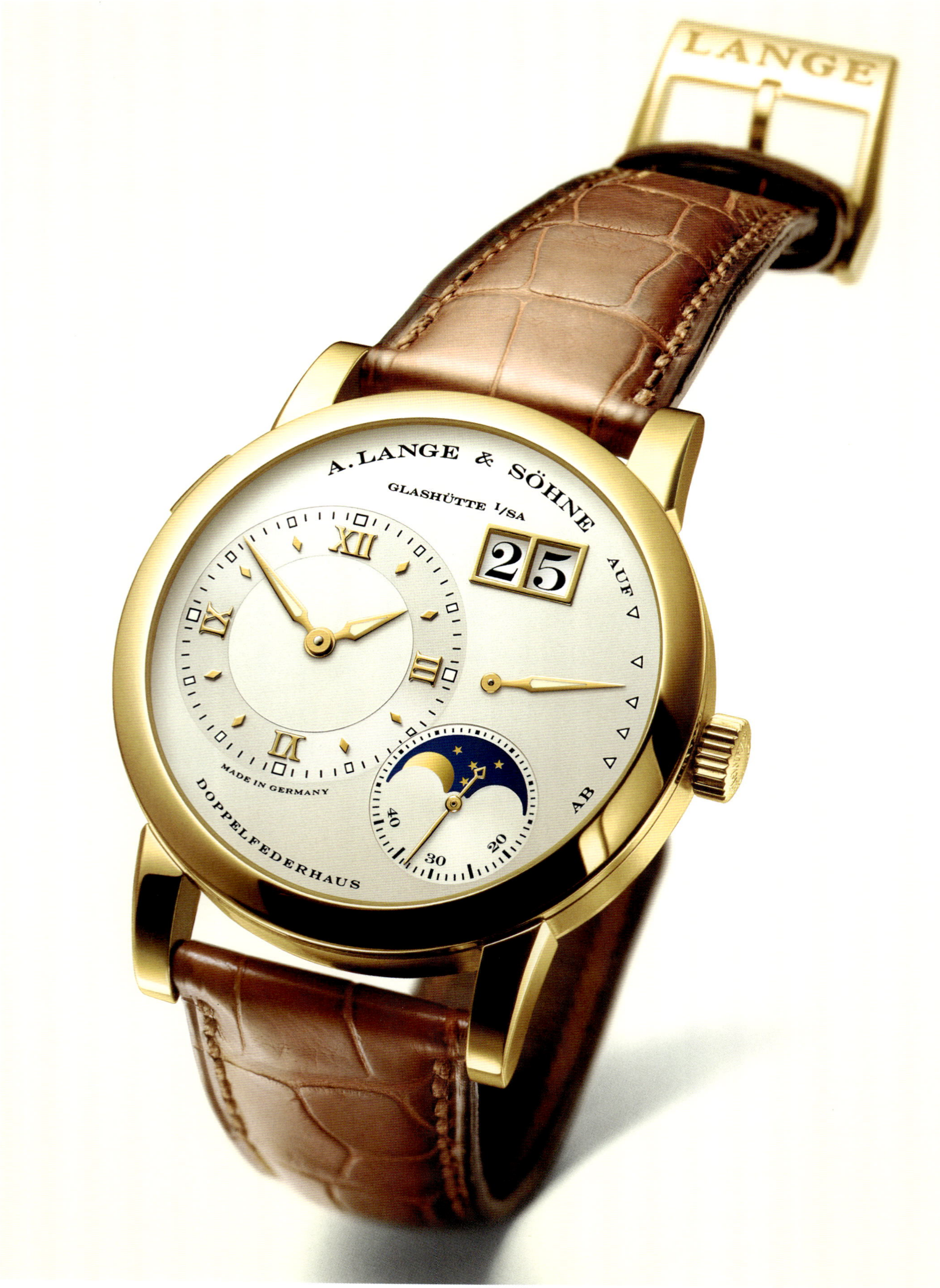
LANGE
A. LANGE & SÖHNE
GLASHÜTTE I/SA
25
AUF
AB
MADE IN GERMANY
DOPPELFEDERHAUS
40
30
20

Direktverbindung mit dem Mond

Während beim Entwurf der Mondphasenanzeige der Lange 1815 im Jahre 1999 ein völlig neuer Denkansatz verfolgt wurde, hat man sich bei der Lange 1 Mondphase wieder tradierter Technik zugewandt. Aber nur scheinbar.

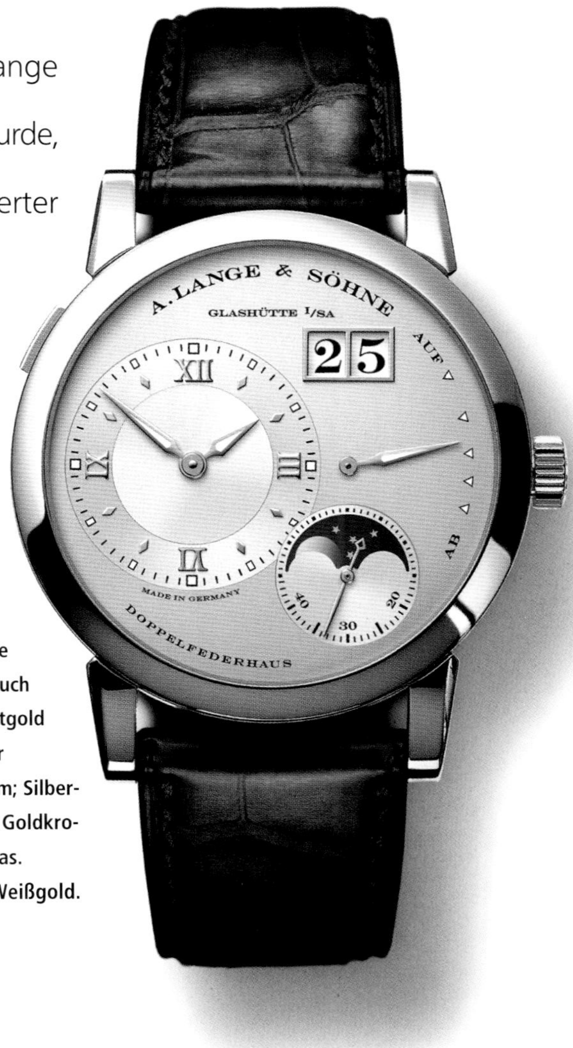

Links:
Die Lange 1 Mondphase im Gelbgoldgehäuse, auch in Platin, Weiß- und Rotgold erhältlich; Durchmesser 38,5 mm, Höhe 10,4 mm; Silberzifferblatt; Goldzeiger; Goldkrone; Boden mit Saphirglas. Rechts das Modell in Weißgold.

Wenn man sich näher mit der Neuentwicklung der Glashütter Konstrukteure beschäftigt, kommt man schnell zu einem anderen Ergebnis. Tatsächlich wird natürlich auch diesem Mondphasen-Getriebe die Kraft vom Stundenrad zugeführt, dem langsamsten Rad des Zeigerwerkes, das für die Bewegung des Stundenzeigers zuständig ist. Soweit gängige Technik.

Neu ist bei der Lange 1 Mondphase jedoch einerseits die direkte Verzahnung des Stundenrades mit der Anzeigescheibe für den Mond über mehrere Zwischenräder. Andererseits ist es die daraus resultierende kontinuierliche Drehung der Mondscheibe. Im Gegensatz zu der häufig eingesetzten technischen Lösung, bei der die runde Scheibe mit Mondsymbolen ein- bis zweimal täglich durch einen Mitnehmer fortgeschaltet wird, dreht sich die Mondscheibe des Lange-Kalibers L901.5 unablässig, quasi im Direktantrieb.

Durch diese Kontinuität der Rotation kann eine deutlich größere Anzeigegenauigkeit über einen langen Zeitraum erreicht werden, denn ein auf diese Weise in Bewegung gehaltenes Mondphasengetriebe arbeitet mit einer ungleich geringeren Fehlerquote als herkömmliche Mechanismen.

Dauermond mit Rutschkupplung

Bei A. Lange & Söhne hat man für die Lange 1 Mondphase eine Abweichung von nicht mehr als 1,9 Sekunden pro Tag errechnet, woraus sich lediglich 57 Sekunden pro Mondumlauf ergeben. Erst nach einem Zeitraum von 122 Jahren und gut sieben Monaten sei eine Abweichung von einem Tag zu erwarten.

Diese Abweichung kann dann – vielleicht von einem Urenkel eines heutigen Besitzers – schnell und einfach per Knopfdruck korrigiert werden. In Wahrheit dient der

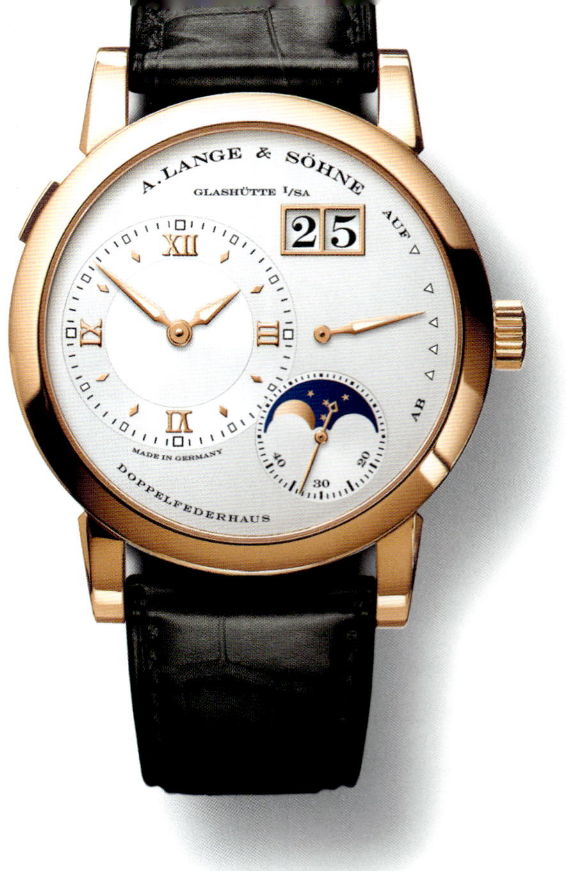

Oben: Die Lange 1 Mondphase im Rotgoldgehäuse.

zu diesem Zweck an der Gehäuseflanke zwischen den Stundenziffern „7" und „8" versenkte Drücker natürlich dazu, die Mondphasenanzeige auf den aktuellen Stand zu bringen, wenn die Uhr nach längerer Zeit in der Uhrenschublade oder dem Safe wieder in Betrieb genommen werden soll.

Weil bekanntlich in einem Zahnradgetriebe nicht eines der Räder gedreht werden kann, ohne dass sich die anderen auch bewegen, haben die Lange-Konstrukteure in das Räderwerk für die Mondphase ein Rad mit einer Rutschkupplung eingebaut, wie es bei modernen Uhren auch im Zeigerwerk verwendet wird, um bei fortlaufendem Uhrwerk die Zeiger einstellen zu können.

Im Kaliber L901.5 besteht dieses Rad aus einem großen Zahnkranz aus Messing, dessen beide Speichen nahe am Mittelpunkt des Rades parallel verlaufen, sowie einem kleineren Trieb aus Stahl, das sich mit seiner durchbohrten Welle auf einer in der Grundplatine des Werkes befestigten Ansatzschraube dreht. Die Welle des Triebes hat außen eine Nut, in der die beiden Speichen des Rades mit Klemmsitz einrasten.

Beim normalen Lauf des Mondphasengetriebes drehen sich Rad und Trieb gemeinsam auf dem Schraubenansatz. Soll hingegen die Mondphasenanzeige korrigiert werden, greift der über den versenkten Gehäusedrücker betätigte Korrekturhebel zwischen die Zähne des Triebes, das sich ja zwischen den Speichen des Zahnrades mit Friktion drehen kann und seinerseits direkt mit dem Zahnkranz der Mondscheibe im Eingriff ist.

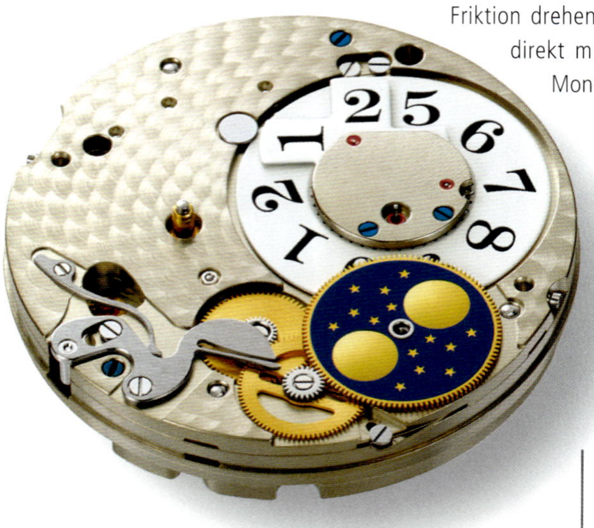

Die Zifferblattseite des Kaliber L901.5: Unten links sieht man den Korrekturhebel für die Mondphasenanzeige. Darüber ragen Minuten- und Stundenrohr aus der Bohrung in der großen Datumsplatine hervor, bei der Datumsbrücke rechts ist es die Welle für den Gangreservezeiger.

Tags mit Mond, nachts mit Leuchtzeigern

In Zeiten, da der Mond vielleicht am Firmament steht, sind die ihn darstellenden Symbole im Zifferblatt-Ausschnitt der Mondphasenanzeige nur mit Fremdbeleuchtung zu erkennen. Anders die mit nachtleuchtender Substanz ausgelegten Zeiger für Stunde, Minute und Gangreserve, die mit Hilfe ebenfalls nachtleuchtender Markierungen auf dem Zifferblatt auch bei Dunkelheit zuverlässig und gut erkennbar ihren Dienst versehen können.

Das Zifferblatt besticht in guter Lange-Manier durch seine Deutlichkeit. Besonders geschickt ist die Gestaltung der Gangreserveanzeige gelungen. Da man hier auf eine Skalierung des vom Zeiger durchlaufenen Sektors verzichtet hat, ergibt sich eine Freifläche auf dem Zifferblatt, durch die Mondphasenanzeige, Hauptzifferblatt und Großdatum noch besser zur Geltung kommen. Letzteres wird übrigens mit dem Tastendrücker am linken oberen Gehäuserand eingestellt. ■

LANGE 1 Mondphase

gebaut seit	2002
Werk	Handaufzugs-Manufakturwerk, Kaliber L901.5, Durchmesser 30,4 mm, Höhe 5,9 mm, 54 Rubine, 9 verschraubte Gold-Chatons, Glucydur-Schraubenunruh, Nivarox-Spirale, Schwanenhals-Feinregulierung, Sekundenstopp, 21.600 A/h, Gangreserve mind. 72 h
Funktionen	Stunden, Minuten, kleine Sekunde, Gangreserveanzeige, Großdatum, Mondphasenanzeige
Zifferblatt	Silber massiv, Zeiger aus Gold
Gehäuse	Gold 750 oder Platin 950; Durchmesser 38,5 mm, Höhe 10,4 mm, Saphirglas, Boden mit Saphirglas, Krone aus Gold

Mondphasenanzeigen

Der Mond, in den romanischen Sprachen weiblichen Geschlechts und in vielen Kulturen des Altertums auch als Symbol der Fruchtbarkeit verehrt, übt seine Faszination auch auf Menschen ohne Hang zur Mystik aus.

Die Bedeutung des Mondes und seine fortwährende Veränderung von der zarten Sichel zum sprichwörtlichen Vollmondgesicht und zurück bis zum Neumond reizten auch sehr früh die Uhrmacher, die verschiedenen Erscheinungsformen unseres Erdtrabanten, vor allem aber deren Regelmäßigkeit, mittels der Anzeige einer Uhr zu demonstrieren.

Das hatte durchaus praktische Gründe, denn vor allem in den gemäßigten Breiten unserer Erde mit häufig bedecktem Himmel wird der Blick auf den Mond oft Tage (und Nächte) lang verwehrt. Wie gut ist es, dann eine Uhr zu haben, die anzeigt, wie der Stand der Dinge oberhalb der Wolkendecke gerade ist.

Meistens erfolgt die Anzeige der Mondphase mit einer dunkelblauen Scheibe, die vom Zeigerwerk der Uhr unter dem Zifferblatt gedreht wird. Zwei große, meist goldfarbene Punkte, die einander gegenüberliegend aufgedruckt oder aufpoliert sind, zeigen sich abwechselnd in einem Ausschnitt des Zifferblattes, wobei stets nur ein Teil der den Mond darstellenden Punkte auf der „Mondscheibe" auf Grund des entsprechend geformten Zifferblattausschnittes sichtbar wird. Die unter dem Zifferblattfenster liegende „Mondscheibe" dreht sich bei den meisten Uhren mit Mondphasenanzeige in 59 Tagen, also nicht ganz zwei Monaten, einmal.

Grund dafür ist der in der Uhrentechnik als Mondmonat maßgebliche Zeitraum von Neumond zu Neumond. Dieser beträgt etwas mehr als 29 1/2 Tage (29 Tage, 12 Stunden, 44 Minuten und 2,9 Sekunden) und wird als synodischer Mond bezeichnet.

Es lässt sich leicht nachrechnen, dass sich dadurch sehr bald erhebliche Ungenauigkeiten ergeben, denn zwei synodische Mondmonate sind eben nicht genau 59 Tage lang, sondern dauern 59 Tage, 1 Stunde, 28 Minuten und 5,8 Sekunden. Die so entstehende Abweichung kann schon in etwa zweieinhalb Jahren eine Abweichung von einem vollen Tag ausmachen.

Bei der Lange 1 Mondphase beträgt die Abweichung gegenüber dem tatsächlichen Mondzyklus indes erst einen Tag nach 122,6 Jahren.

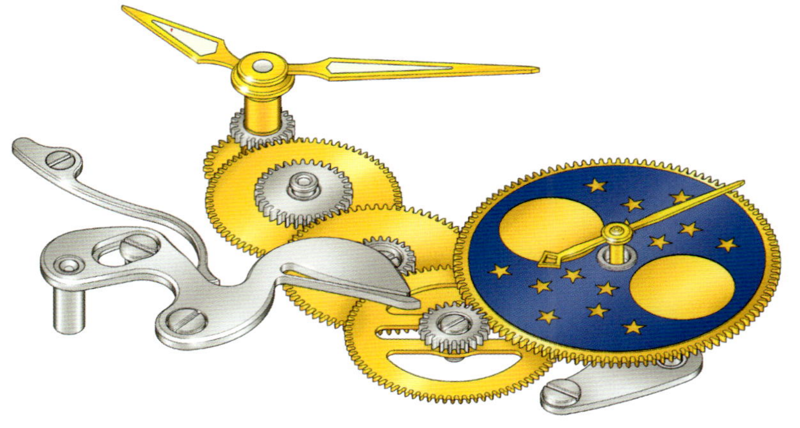

Zeichnung des Mondphasen-Schaltmechanismus. Ganz vorn im Bild ist ein Rad mit zwei parallelen Speichen zu sehen. Dadurch sitzt es mit Reibung auf dem hohlgebohrten Stahltrieb. So kann mit Hilfe des Korrekturhebels das Trieb und die mit ihm in Eingriff stehende Mondscheibe eingestellt werden.

Explosionszeichnung des zwischen Grundplatine und Zifferblatt liegenden Schaltwerkes für Großdatum und Mondphase, das aus insgesamt 93 Einzelteilen besteht.

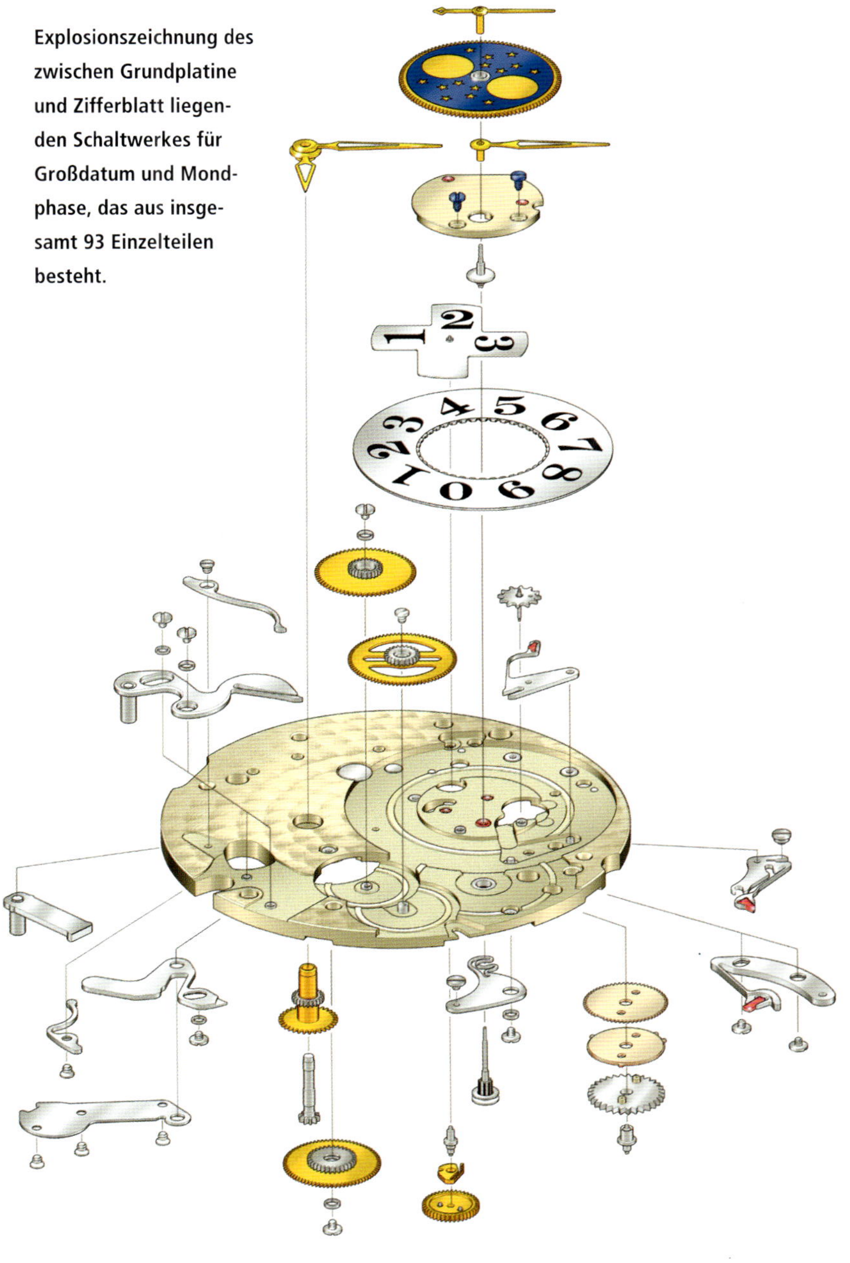

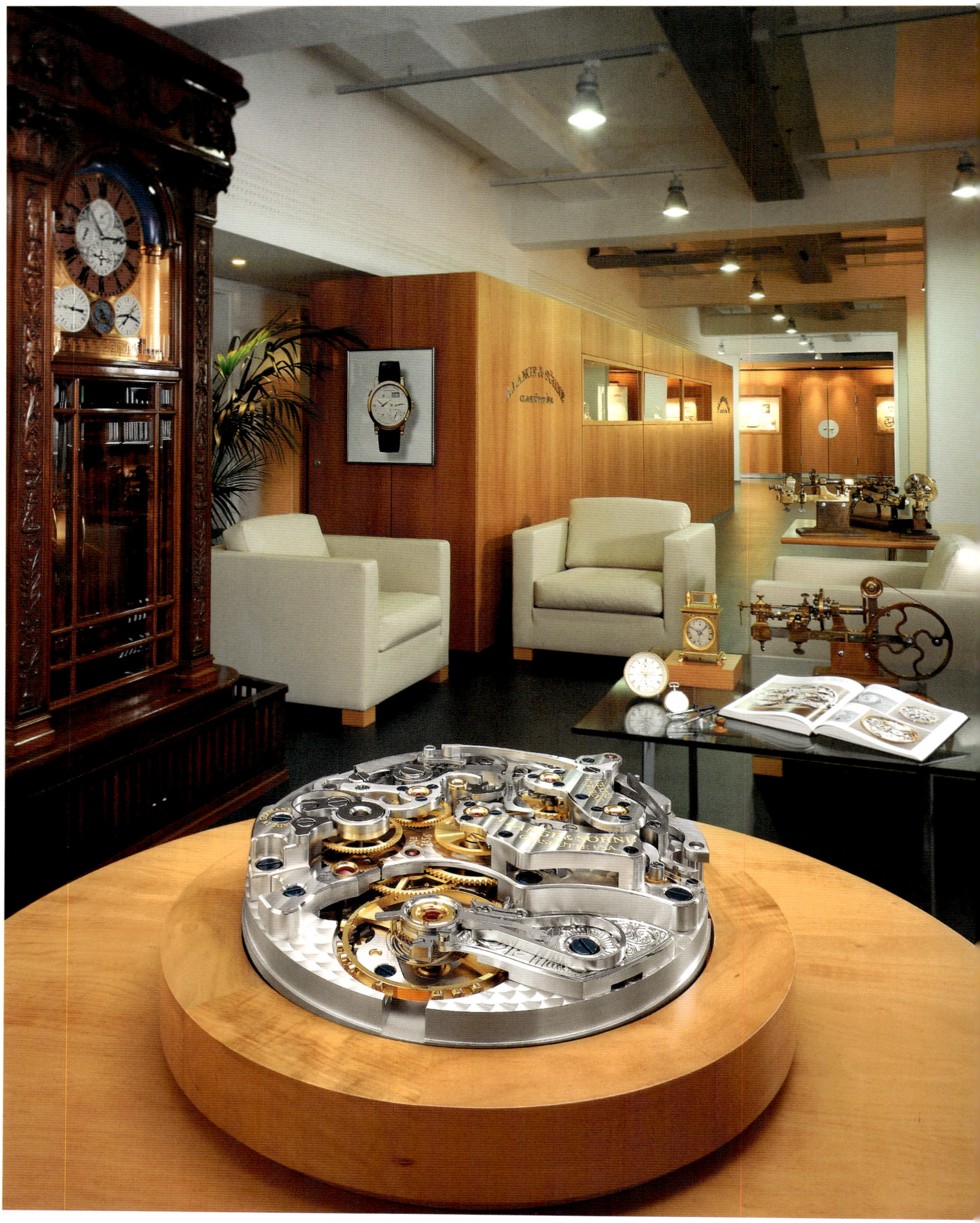

Ein glanzvolles Comeback

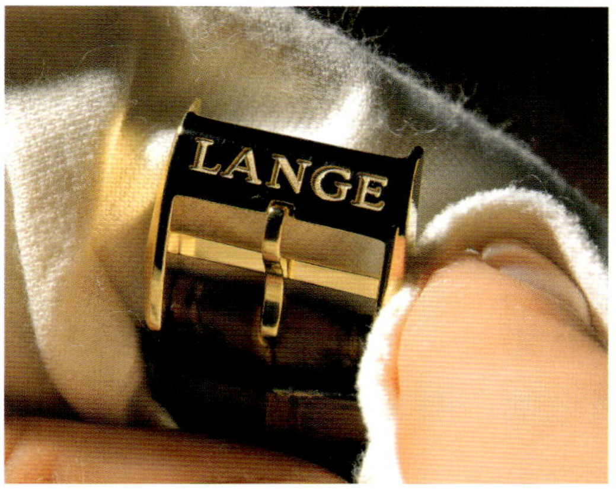

Links:
Blick in den neuen Showroom in der ersten Etage des Fabrikationsgebäudes „Lange II".

Der Erfolg der neuen Lange-Uhrenkollektion kam nicht ganz überraschend – schließlich hätten sich die „Macher" hinter dem Projekt kaum auf ein solches Wagnis eingelassen, wenn sie nicht von ihrer Idee überzeugt gewesen wären. Aber dass das Comeback der einstigen und neuen deutschen Leader-Marke derart hohe Wellen schlagen würde, konnte nun wirklich niemand vorausahnen.

Die Messlatte lag sehr hoch, als man sich an den Frontalangriff auf den etablierten Luxusuhrenmarkt wagte. Keine Geringeren als die größten, renommiertesten Schweizer Luxusmarken und Edel-Manufakturen wie Patek Philippe, Vacheron Constantin, Audemars Piguet oder Breguet hatte man sich als Vergleichsmaßstab ausgesucht, und das zu einem denkbar ungünstigen Zeitpunkt.

Anfang der neunziger Jahre hatte der Markt für hochfeine und komplizierte (mechanische) Armbanduhren nach einem nie für möglich gehaltenen Höhenflug einen empfindlichen Dämpfer erfahren. Neben den etablierten Genfer Edelmarken hatten auch zahlreiche andere Hersteller mit teilweise zugekauften Komplikationswerken oder geradezu verschwenderisch ausgestatteten Schmuckuhren Zugang zur Spitze der Preis-Pyramide gesucht – teils erfolgreich, teils weniger. Auf jeden Fall war dieses Marktsegment Mitte der neunziger Jahre überproportional gut besetzt, die Produktionskapazitäten überreizt und die Produktvielfalt geradezu erdrückend. Die Läger des Einzelhandels waren übervoll, und unter normalen Umständen hätten sich die unter dem Knick in der Uhrenkonjunktur leidenden Fachhändler und Juweliere niemals um die Aufnahme einer weiteren Uhrenmarke in ihre Kollektion bemüht.

Unter normalen Umständen, wie gesagt, aber die Präsentation der ersten Lange-Uhrenkollektion nach über 50 Jahren war nun einmal alles andere als ein normaler Umstand.

Angeregt durch den effektvoll und stilsicher inszenierten ersten Auftritt der jungen, alten Marke im Oktober 1994 und bereits nach dem ersten Augenschein restlos überzeugt von der Qualität der neuen Lange-Uhren, baten zahlreiche Interessenten die Lange Uhren GmbH noch vor Beginn des Weihnachtsgeschäfts um eine Verkaufskonzession.

Günter Blümlein, der in den frühen Achtzigern die „schweren Jahre" mit IWC und Jaeger-LeCoultre an vorderster Front miterlebt hatte, musste sich erst an die ungewöhnliche Situation gewöhnen, Konzessionäre nicht suchen zu müssen, sondern aussuchen zu dürfen.

Aus dem Stand an die Spitze

Da die auf Grund der arbeitsintensiven Manufakturproduktion der Uhrwerke geringen Stückzahlen ein engmaschiges Vertriebsnetz von vornherein ausschlossen, konzentrierte man sich halb der Not gehorchend, halb im Bewusstsein um die hohe Exklusivität der Produkte, auf

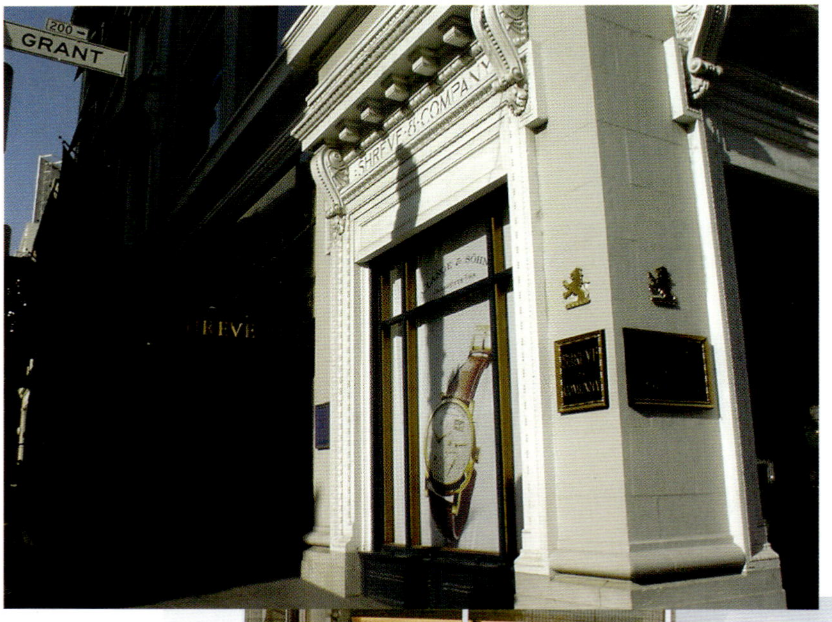

Shreve & Co.,
San Francisco

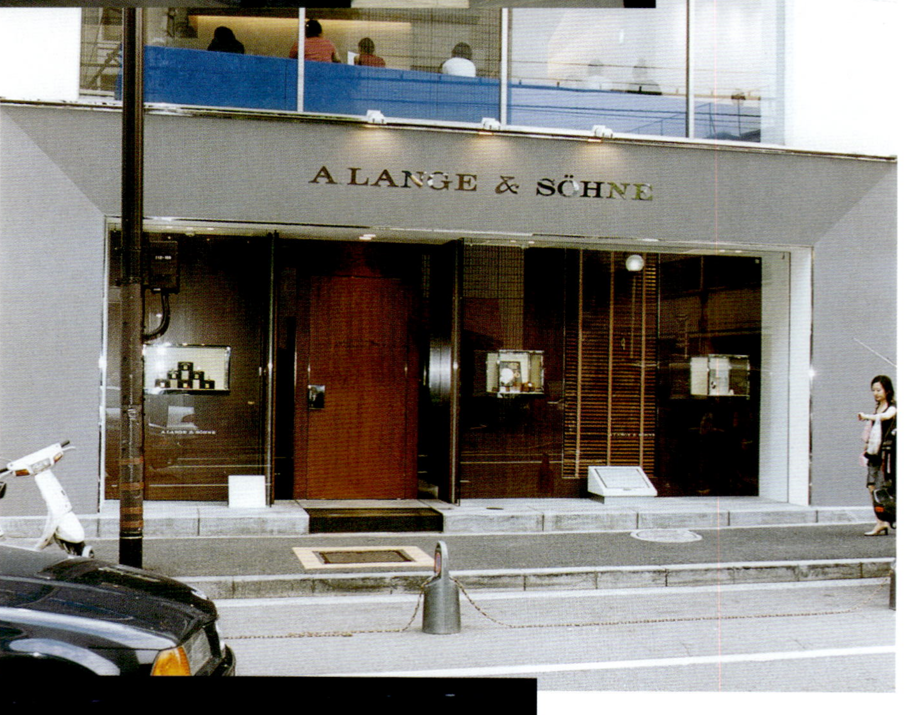

Lange-Boutique
WCC, Tokio

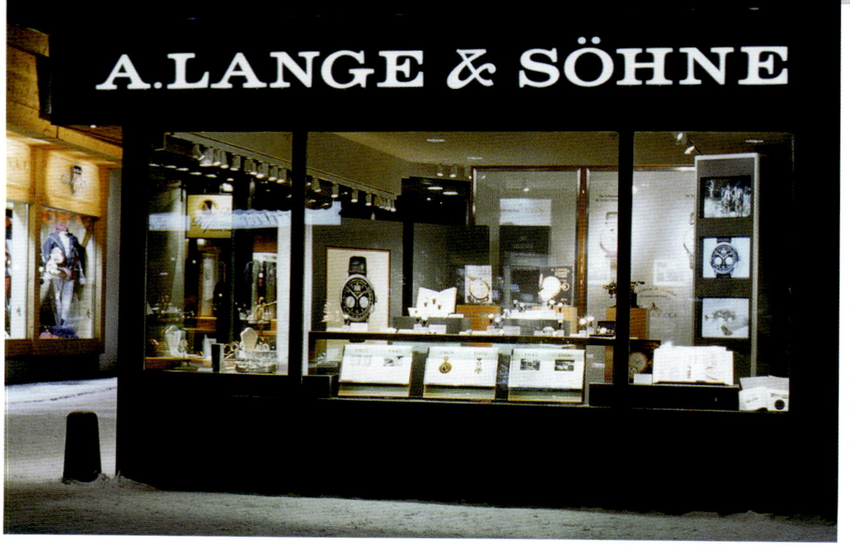

Juwelier Schindler,
Zermatt

eine äußerst selektive Vertriebspolitik mit anfangs nur 15 Partnern in Deutschland und im angrenzenden deutschsprachigen Ausland. Bis zum heutigen Tag hat sich diese Zahl auf 76 Konzessionäre mit 136 Verkaufspunkten erhöht, in erster Linie durch die behutsame Ausweitung des Vertriebsgebietes auf das europäische Ausland (Italien/Frankreich im Oktober 1995) sowie nach Übersee (USA im Herbst 1995, Südostasien im Frühjahr 1996, Japan im Herbst 1996).

Trotz des mit großem Engagement vorangetriebenen Ausbaus der Fertigungseinrichtungen in Glashütte setzen die Produktionskapazitäten vor Ort immer noch äußerst knappe Wachstumsgrenzen. Zuwachsraten von anfangs 100 % und heute immer noch im zweistelligen Bereich pro Jahr mögen für Branchenkenner geradezu unglaublich klingen, doch die absoluten Zahlen (750 Uhren im ersten vollen Produktionsjahr 1995, 3200 Uhren im Jahr 1998, und auch heute nur wenige tausend Stück pro Jahr) qualifizieren A. Lange & Söhne nach wie vor als „David" im Kreise der Luxusuhren-„Goliaths" wie Rolex und Cartier. Selbst exklusive Manufaktur- und Edelmarken wie Patek Philippe, Vacheron Constantin oder Audemars Piguet produzieren pro Jahr ein Vielfaches an Uhren. Dennoch war A. Lange & Söhne bei den „feinsten Adressen" unter den Juwelieren und Uhrenfachgeschäften schon wenige Jahre nach der Markteinführung bereits einer der wichtigsten Umsatzträger.

Bei Lange ist man stolz darauf, trotz aller Verlockungen den nach Günter Blümleins Meinung „wesentlichsten Fehler der Uhrenbranche" vermieden zu haben: die Über-Distribution. Durch vertraglich gesicherte Vertriebsbindungen mit gegenseitigen Pflichten wurde die Gefahr eines Graumarktes schon im Vorfeld eingedämmt, und durch die Sicherung ausreichend großer Einzugsgebiete für die Konzessionäre genießen die Lange-Produkte in den wenigen Schaufenstern, in denen sie zu sehen sind, hervorragende Platzierungen: Die Handelspartner engagieren sich aus verständlichen Gründen stark für ihr „bestes Pferd im Stall".

Kein nationales Phänomen

Es bedurfte keiner hellseherischen Fähigkeiten, um der aus Ruinen wiederauferstandenen „Deutschen Luxusuhrenmarke" in Deutschland zumindest einen anfänglichen Achtungserfolg vorherzusagen. Doch die Begeisterung für den Newcomer aus dem Osten erfasste nicht nur passionierte Lange-Taschenuhrensammler, nationalstolze Deutschtümler und „Heimwehsachsen", sondern ambitionierte Uhrensammler quer durch alle Disziplinen und vor allem auch ganze Berufs- bzw. Gesellschaftsstände, die bis dato noch nie ernsthaft daran gedacht hatten, sich eine besondere (sprich: teure) Uhr zu leisten.

Womit man in Glashütte am allerwenigsten gerechnet hatte, war jedoch das enthusiastische Echo aus dem Ausland, nachgerade aus der Schweiz, der allgemein anerkannten „geistigen Heimat" hochfeiner Armbanduhren. Die Italiener, denen man nicht von ungefähr einen besonderen Spürsinn für uhrmacherische Feinheiten und sammelnswerte Exklusivitäten nachsagt, empfingen die Erben von Adolph Lange mit offenen Armen, und auch im Land mit der höchsten Anzahl von Uhrensammlern und -liebhabern weltweit, den USA, stürzte man sich auf die neuen Uhren „Made in Germany" – auch wenn sie anfangs nur schwer zu kriegen waren: Bis in den Herbst 2002 waren Uhren von A. Lange & Söhne nur bei Cellini und Wempe in New York erhältlich. Fünf neue Konzessionäre an der West- und Ostküste, im Süden der Vereinigten Staaten sowie in Kanada versorgen seither den weltweit größten Markt für Luxusuhren mit den Produkten aus Glashütte in Sachsen.

Noch immer sind die produzierten Stückzahlen so gering, dass in Märkten wie Südamerika, Afrika, Zentralasien oder Australien noch gar kein Lange-Distributionsnetz existiert.

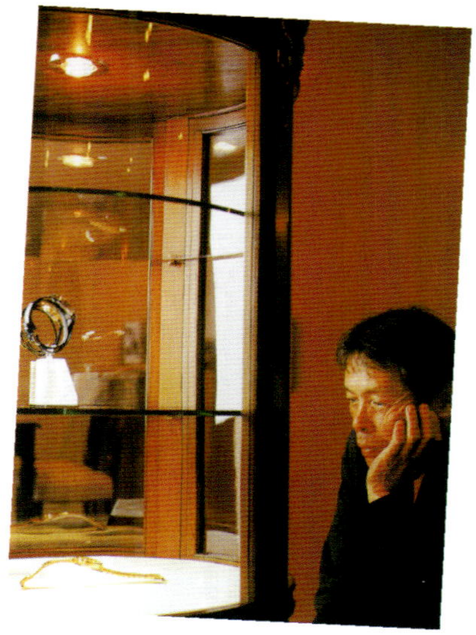

Eine Frage der Kommunikation?

Ganz zweifellos profitierte die Marke A. Lange & Söhne vor allem in der Startphase von einem für ein solches Nischenprodukt eher ungewöhnlichen Werbeaufwand. Ganz- oder doppelseitige Anzeigen in auflagenstarken, überregionalen Zeitungen und Zeitschriften sorgten für Aufsehen, und eine perfekte PR-Arbeit versorgte die Medien mit fundierten Informationen. Kaum eine Publikation im deutschsprachigen Blätterwald kam in den ersten zwölf Monaten nach der Lancierung der Uhren um eine Berichterstattung herum, was in „informierten Kreisen" eine sich selbst tragende Mundpropaganda-Maschine in Gang setzte. Mit geringer zeitlicher Verzögerung setzte die Diskussion über die Wiederauferstehung der „Kaiser-Marke" auch im Ausland ein, und im Spannungsfeld zwischen der noch nicht völlig

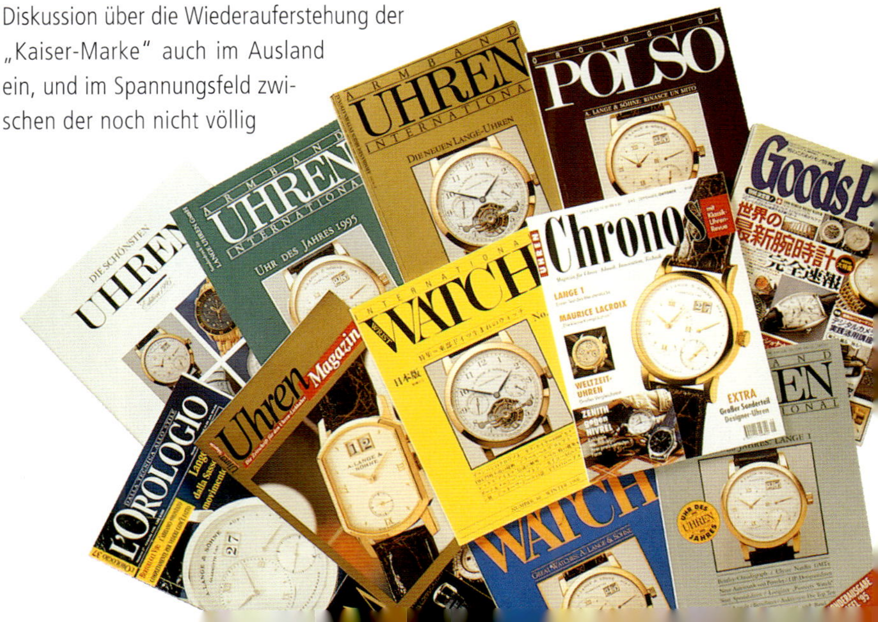

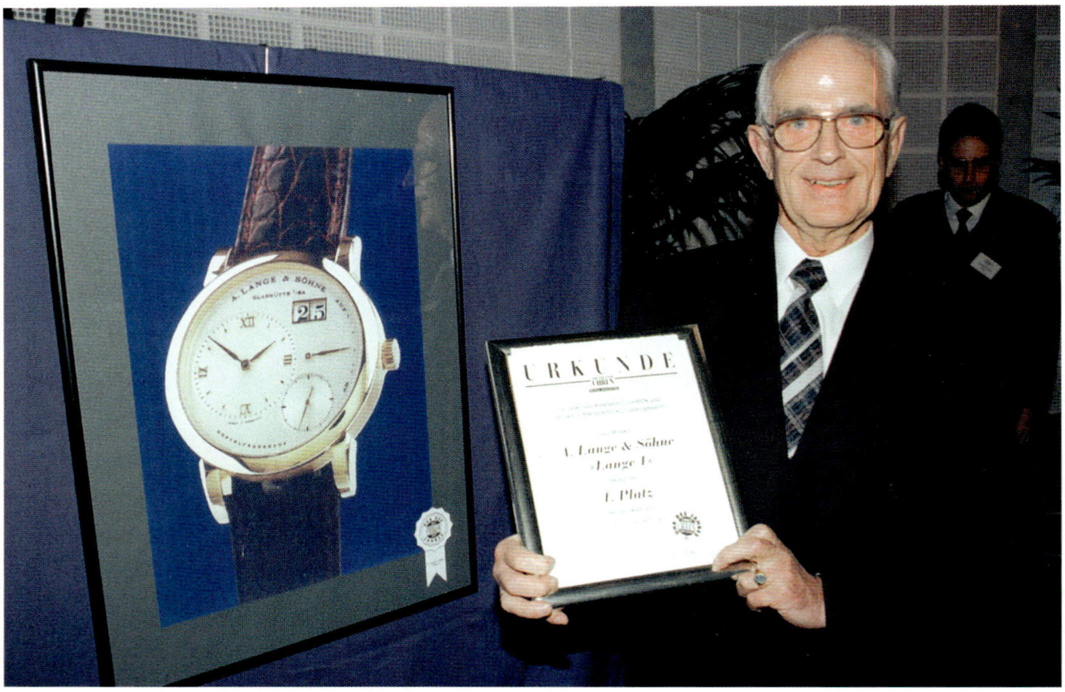

Walter Lange nimmt die Auszeichnung der Lange 1 als „Uhr des Jahres 1995" an. Die Leser von „Armband-Uhren" und „WELT am SONNTAG" wählten das Erfolgsmodell 1997 erneut auf Platz 1.

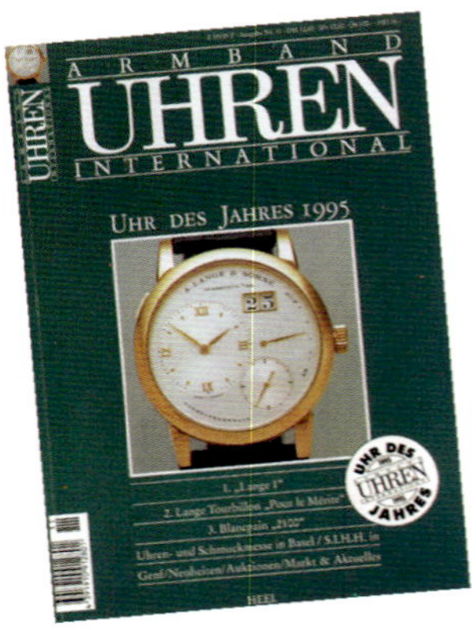

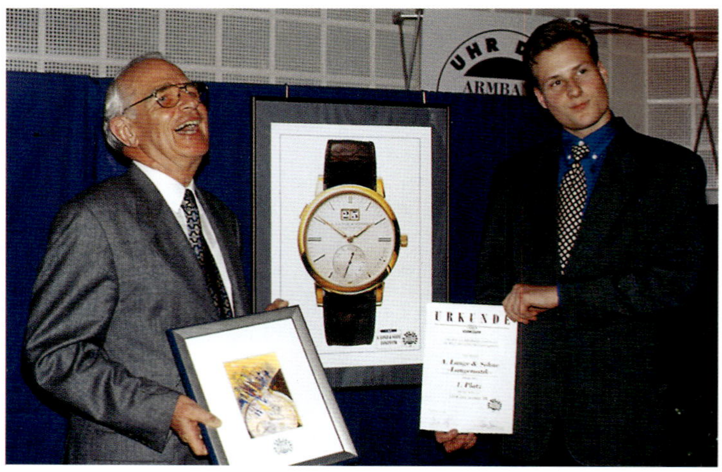

Walter Lange mit seinem Sohn Benjamin anlässlich der Prämierung der Langematik als „Uhr des Jahres 1998".

verdauten Furcht vor dem vereinten Deutschland und dem Respekt vor dem Prädikat „Made in Germany" gediehen Legenden von Präzision, Ingenieurskunst und Exklusivität.

Dass die eigentliche Uhr-Sache darüber nicht zu einer reinen „Glitzerstory" verkam, dafür sorgten die Produkte selbst. Die geforderten Preise mochten zwar hoch sein, aber das perfekt geschnürte Paket aus glaubhaft vermittelten „inneren Werten" und ästhetisch anspruchsvollem Äußeren rechtfertigten die Positionierung. Fachzeitschriften kamen nicht umhin, vor der technischen Raffinesse des Großdatums, des Tourbillons mit Kette und Schnecke oder der automatischen Nullstellung des Sekundenzeigers beim Ziehen der Krone („Zero-reset") den Hut zu ziehen, und die mit Dreiviertelplatine, Goldchatons und Schraubenunruh geradezu liebevoll zelebrierten Anspielungen auf die „gute alte" Taschenuhr-Tradition weckten längst verschüttet geglaubte Emotionen. Wer ein Herz für Uhren hatte, musste die subtil mit diesen Emotionen jonglierenden Uhren einfach lieben: Sie waren so herrlich altmodisch in der Anmutung, und doch betont fortschrittlich und innovativ im technischen und ästhetischen Detail.

Mit Preisen überhäuft

Die überwältigend deutlich ausgefallene Wahl des Modells „Lange 1" zur „Uhr des Jahres 1995" durch die Leser der Zeitschrift „ArmbandUhren" war nur der Auftakt einer ganzen Reihe von Ehrungen, die den Lange-Uhren der Neuzeit, ihren geistigen Vätern und dem Gesamtprojekt „A. Lange & Söhne" seit 1994 zuteil wurden. Auch in Österreich, Italien und Japan wurden der „Lange 1" und anderen Modellen entsprechende Publikums- und

Jurypreise zuerkannt, und um die heimische Uhrenbranche nicht zu verärgern, erfand eine Schweizer Fachjury gar eine Extra-Kategorie, um die erfolgreiche deutsche Uhr – vorgeblich „außer Konkurrenz" – in gebührender Weise ehren zu können. Die Lange-Werbekampagne wurde 1996 mit dem „Effie" in Silber ausgezeichnet, und im Juni 1997 ehrte Bundespräsident Roman Herzog die Firma Lange für ihr mutiges Engagement in den neuen Bundesländern.

Im Dezember 2000 begab sich der neue Bundespräsident Johannes Rau nach Glashütte, um mit den Mitarbeitern und Honoratioren das zehnjährige Jubiläum der wiedergegründeten Uhrenmanufaktur zu feiern, und auch er fand anerkennende Worte für die beispielhafte Entwicklung des Unternehmens.

Als schönste Auszeichnung für A. Lange & Söhne wertete Günter Blümlein jedoch Zeit seines Lebens das allgemein gestiegene Interesse an Uhren aus Glashütte: „Unsere unternehmerische Aufgabenstellung muss im Umfeld der Wiedervereinigung gesehen werden. Wir hatten neben allem wirtschaftlichen Kalkül stets die emotional getragene Vision, einen Beitrag zum ‚Aufbau Ost' zu leisten, und machten uns selbst zur ‚Lokomotive'. Im Vordergrund stand dabei immer die Raumschaft Glashütte, und wenn ich sehe, dass im Fahrwasser von A. Lange & Söhne auch die anderen Glashütter Uhrenmarken zum Zuge kommen, dann erfüllt mich das mit Stolz und Freude – Stolz auf unseren eigenen Erfolg und Freude über den Erfolg der anderen." ■

Die Kronjuwelen

Nicht ganz zehn Jahre nach ihrer Gründung unter dem Dach der Mannesmann/VDO erhielt die Firma Lange Uhren GmbH einen neuen Besitzer: Im Sommer 2000 wurden die inzwischen in der LMH-Holding („Les Manufactures Horlogères") vereinten Firmen Lange, Jaeger-LeCoultre und IWC für die rekordverdächtige Summe von über 3 Milliarden Schweizer Franken (ca. 2 Milliarden Euro) an den Richemont-Konzern verkauft.

Nach der Veräußerung von Atecs Mannesmann, den Engineering- und Automotive-Aktivitäten, an Siemens-Bosch, verkaufte der ausschließlich am Kerngeschäft Telekommunikation interessierte neue Mannesmann-Mehrheitseigner Vodafone am Ende auch noch die Kronjuwelen des einstigen Imperiums.

Mit der Eingliederung der LMH-Gruppe in das Portfolio des Richemont-Konzerns erwachsen A. Lange & Söhne, aber auch der Schwestermarke IWC sowie der Manufaktur Jaeger-LeCoultre glänzende Zukunftschancen im Reigen der anderen Uhrenmarken. Diese sind in zwei große Gruppen eingeteilt: auf der einen Seite Cartier, die umsatzstärkste und größte Marke des Luxus-Mischkonzerns, zusammen mit Van Cleef & Arpels, und auf der anderen Seite die „Uhrmachermarken", bislang zusammengesetzt aus Baume & Mercier, Piaget, Vacheron Constantin und Officine Panerai und nun erweitert um A. Lange & Söhne, IWC und Jaeger-LeCoultre.

Die Vermittlung zwischen den beiden unterschiedlichen Unternehmenskulturen Mannesmann und Richemont, die Zusammenführung der „deutschen" und „französischen" Tugenden der Uhrmacherei, hätte Günter Blümleins größte und ehrenvollste Aufgabe werden sollen. Tragischerweise verstarb der charismatische Manager und visionäre Marketing-Stratege im Oktober 2001, lange bevor er diese Aufgabe zu seiner Zufriedenheit erfüllt hatte – und überdies lange vor seiner Zeit.

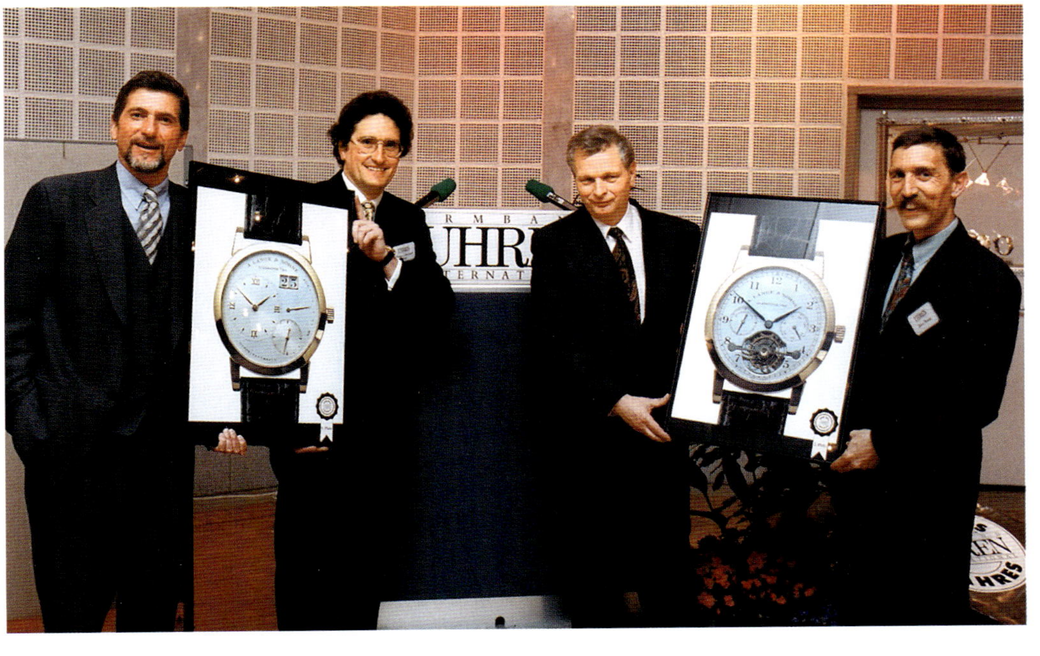

Das gab's nur einmal: Bei der Leserwahl der „Uhr des Jahres 1995" belegte Lange mit der Lange 1 und dem Tourbillon „Pour le Mérite" die ersten beiden Plätze.
Von links nach rechts: Günter Blümlein, Franz-Christoph Heel, Hartmut Knothe, Peter Braun

Die Manufaktur

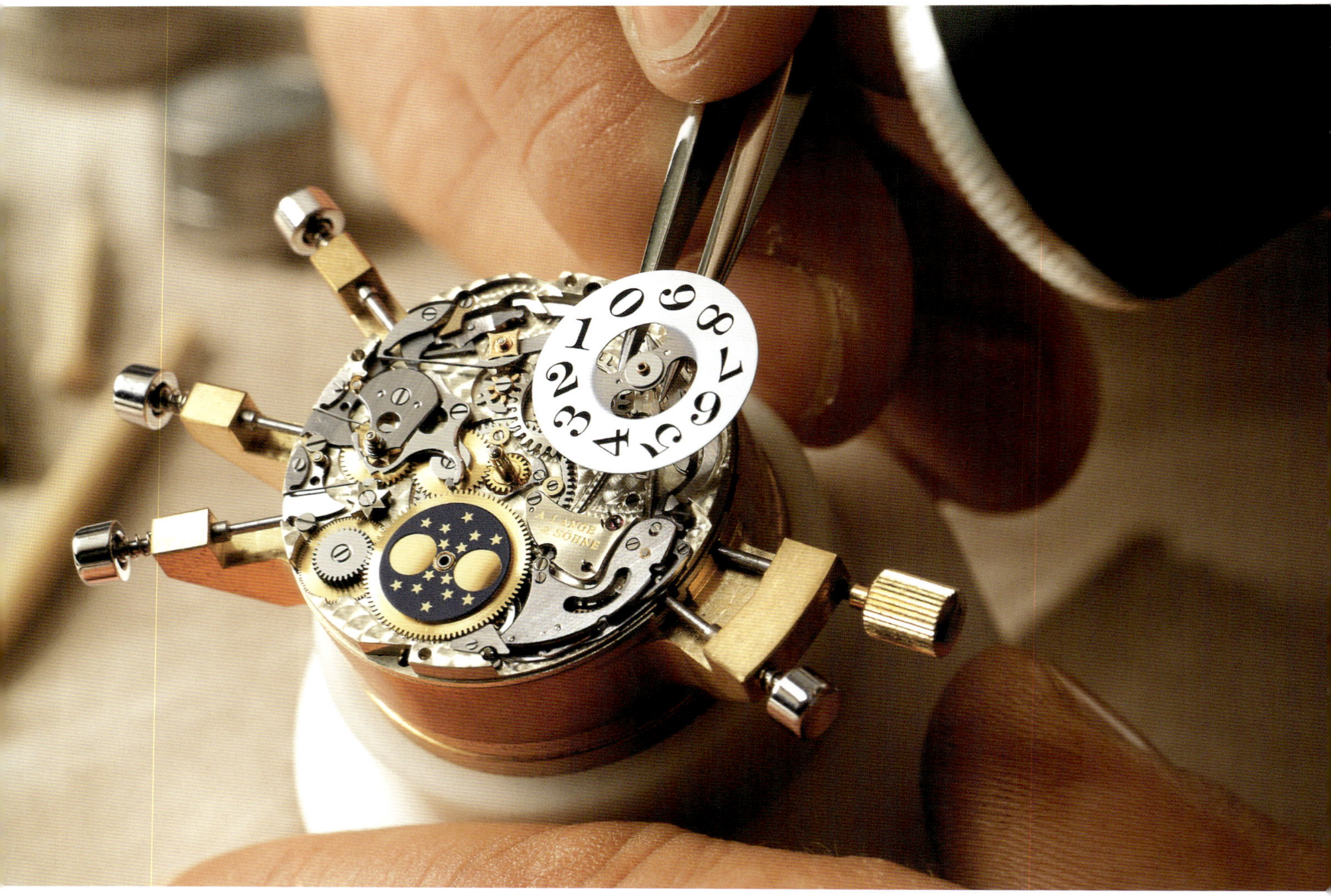

Jede Firma ist letzten Endes nur so gut wie ihre Mitarbeiter – das gilt umso mehr für Uhren-Manufakturen, wo die Produkte in langwierigen handwerklichen Prozessen entstehen. Viele Arbeitsschritte und die wichtigsten Technologien sind inzwischen vorgegeben, doch in einer echten Manufaktur bleibt noch genügend Raum für eigene Ideen. Bei A. Lange & Söhne beginnt etwa ein neues Werkkaliber sein Leben auch einmal als Tuschezeichnung eines Mitarbeiters.

Tradition als Motivation

Der Anspruch, „wieder die besten Uhren der Welt zu bauen", einte die ursprünglich 48 Mitarbeiter der Lange Uhren GmbH, die sich Anfang der neunziger Jahre auf kein geringes Wagnis einließen, als sie den Schoß des Kombinats verließen, um ihren Beruf ein zweites Mal zu erlernen – in der Schweiz.

In der Fremde besannen sie sich auf ihre Herkunft und die Tradition ihres Handwerks. Nicht wenige von ihnen stammten aus alteingesessenen Glashütter Uhrmacherfamilien und verdankten somit – direkt oder indirekt – dem „alten Lange" eine über hundertjährige Familien-Berufsgeschichte. 40 Jahre real existierende Großserienfertigung hatten die Erinnerung an die hohen Qualitätsansprüche bei „A. Lange & Söhne" nicht auslöschen können. Handgefertigte Meister- und Gesellenstücke vom Großvater zählten zum sorgsam gehüteten Familienschatz und wurden als stille Mahnmale an die hehren Grundwerte von Präzision und technischer Ästhetik in Ehren gehalten. Eine Uhren-Kultur, wie sie heute in Glashütte wieder existiert, konnte vielleicht aber auch nur in der verklärenden Retrospektive überleben.

Vor dem Hintergrund dieses historischen Bewusstseins trug die einzigartige Kombination aus fundierter Berufsausbildung und nachträglich absolviertem „Crash-Kurs" in Sachen modernster Bearbeitungstechnologien rasch Früchte. Angespornt von der großen Aufgabe, die „eigene Marke" A. Lange & Söhne wieder mit neuem Leben zu erfüllen, wuchsen die Handwerker über sich selbst hinaus.

Als Helmut Geyer Anfang der neunziger Jahre seinen Vorschlag unterbreitete, wie ein Lange-Automatikwerk aussehen müsste, langweilte er seine Zuhörer nicht mit Tabellen und technischen Detailzeichnungen mit millimetergenauen Abmessungen. Die Mappe unter seinem Arm enthielt nur ein einziges Blatt Papier. Darauf war – in farbiger Ausziehtusche koloriert – die plastisch wirkende Aufsichtszeichnung einer Werkrückseite dargestellt. Das anfänglich etwas irritierte Lächeln auf den Gesichtern seiner Gegenüber wich rasch einem befreiten Lachen: Genau so musste ein Lange-Automatikwerk aussehen – über die Details sollte sich der Konstrukteur später den Kopf zerbrechen.

Uhrwerke werden bei Lange von außen nach innen konstruiert. Im Fall der angesprochenen „Langematik" war zum Beispiel klar, dass sie in irgendeiner Weise dem großen Vorbild, der archetypischen „Lange 1", folgen musste. Konstrukteur Helmut Geyer, der schon maßgeblich an den Handaufzugswerken der ersten Lange-Uhrengeneration der Neuzeit mitgewirkt hatte, suchte die ästhetische Quintessenz der „Lange 1" und fand den exzentrisch angeordneten „Dreiviertelrotor", ein perfektes werkseitiges Abbild der unverwechselbaren Zifferblatt-Ästhetik der „Lange 1".

Unter die „Details", die er bei der weiteren Ausarbeitung zu berücksichtigen hatte, fiel unter anderem die Kompensation der bauartbedingt schlechteren Aufzugsleistung des Dreiviertelrotors, der den großen Durchmesser eines Zentralrotors verschenkte, ohne von der größeren Bauhöhe eines Mikrorotors profitieren zu können. Und natürlich auch der unglaublich komplexe „Zero-reset"-Mechanismus, den die „Langematik" bzw. das Uhrwerk „Sax-O-Mat" als exklusiven sinnvollen Zusatznutzen unbedingt haben sollte.

Die schon von Günter Blümlein stets hartnäckig eingeforderten Zusatzmerkmale, die jedes einzelne Lange-Uhrwerk gegenüber der etablierten Konkurrenz ins Feld führen muss, stellen die Konstrukteure oft vor schier unlösbare Aufgaben. Dass sie es dennoch immer wieder verstehen, die ausgetretenen Pfade der Uhrwerkskonstruktion zu verlassen, spricht für ihre Klasse als Uhrmacher, aber auch für ihre flexible Haltung gegenüber der Anwendung verschiedenster branchenübergreifender Konstruktions- und Fertigungstechnologien.

Heute beschäftigt die Lange Uhren GmbH in drei – demnächst vier – Werksgebäuden in den verschiedenen Abteilungen knapp 300 Mitarbeiter, von denen wir Ihnen auf den nächsten Seiten einige vorstellen möchten.

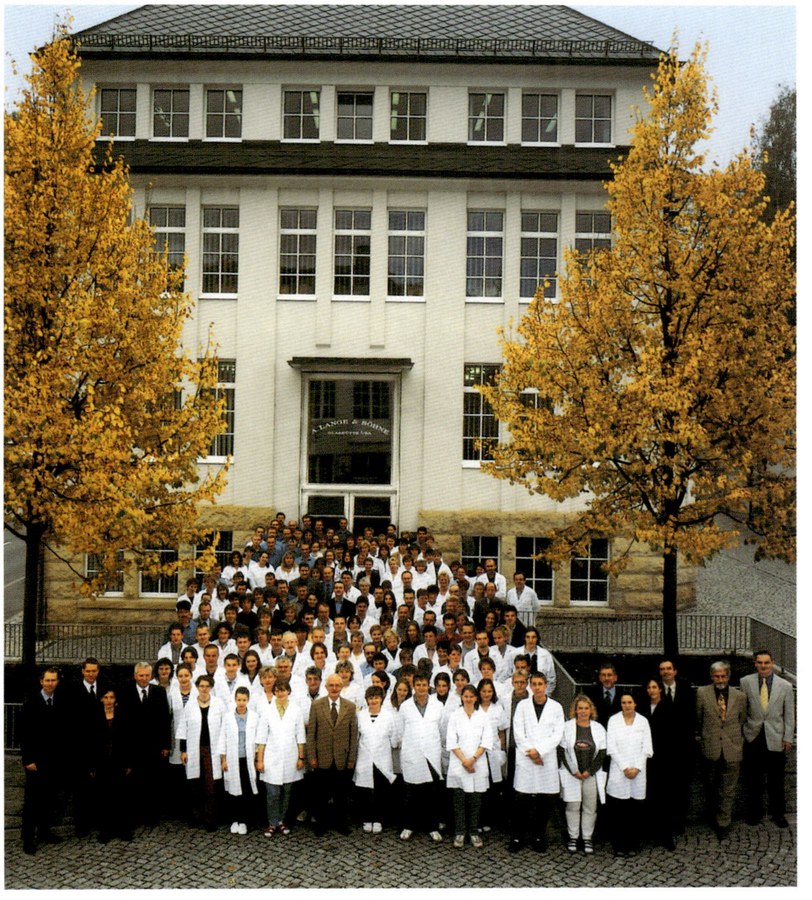

Gruppenbild mit Damen: Im Herbst 2000 stellte sich die gesamte Lange-Belegschaft dem Fotografen.

A. Lange & Söhne – die Mitarbeiter

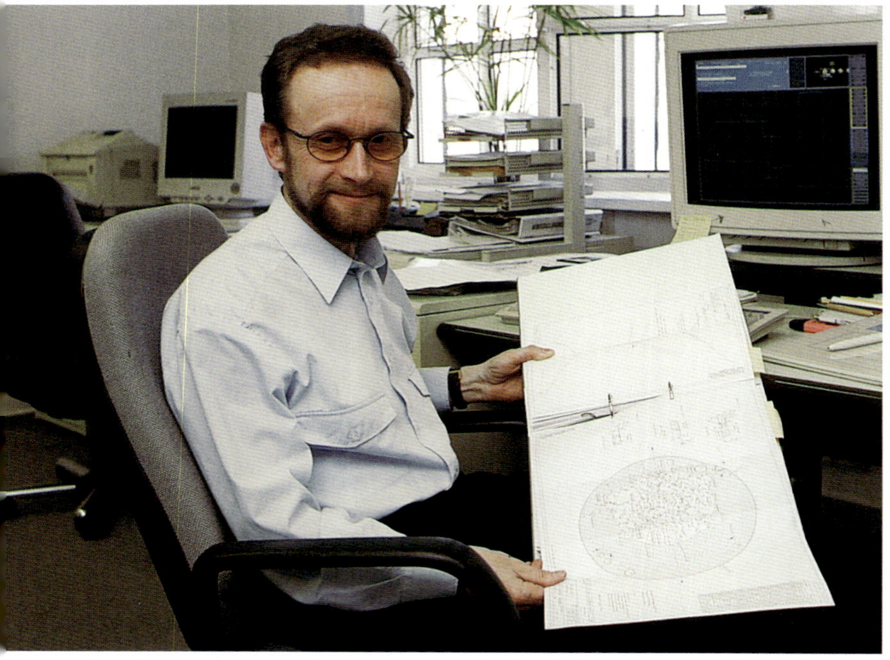

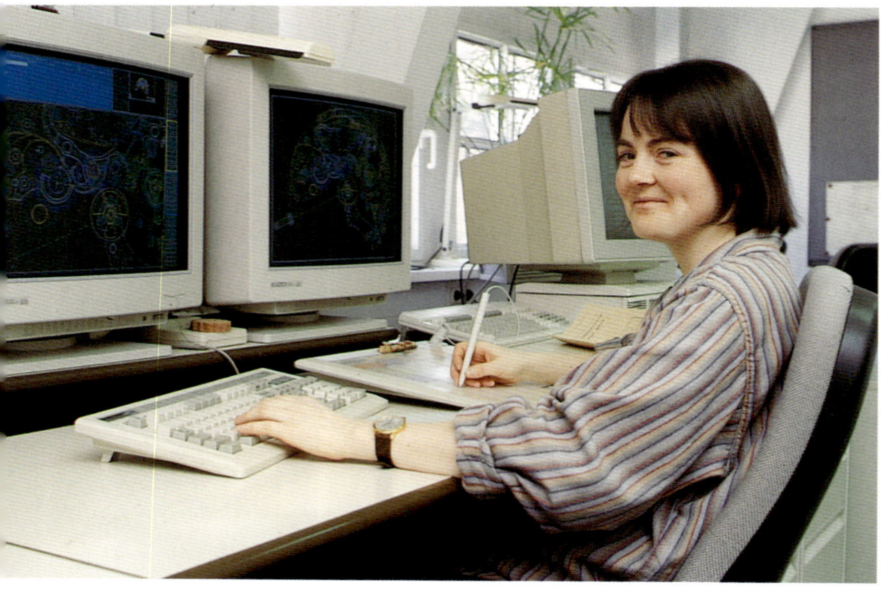

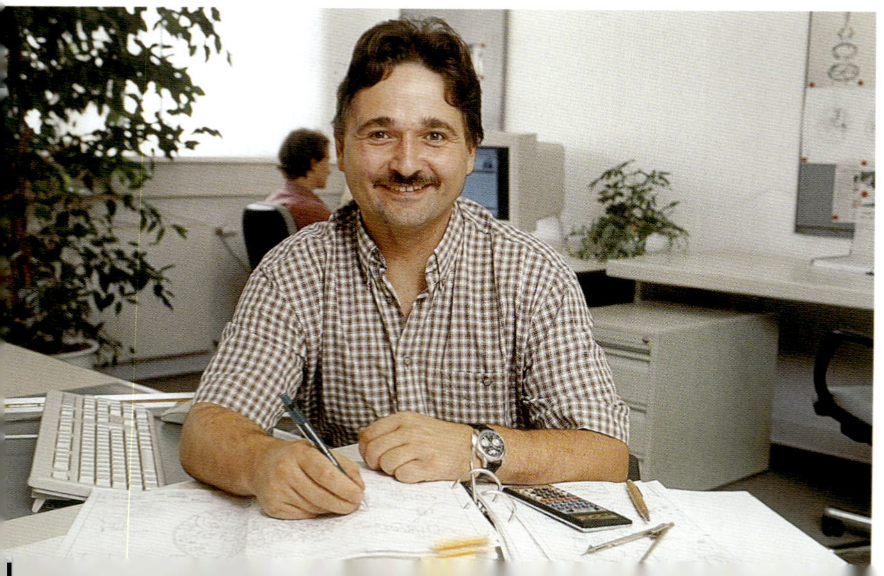

Die Konstruktionsabteilung

Lange-Chefkonstrukteur **Helmut Geyer** ist eigentlich gelernter Feinmechaniker. Seine Ingenieursweihen erlangte der kleine, zurückhaltende Mann auf dem Weg eines Fernstudiums an der Technischen Universität Dresden, allerdings in der Fachrichtung Elektrischer Feingerätebau. 1965 nahm er eine Anstellung bei den Glashütter Uhrenbetrieben (GUB) an, wo er sich ab 1979 vorwiegend um die Konstruktion von Quarzanaloguhren kümmerte. Zur Konstruktion mechanischer Uhren kam er, als dieses Thema für die Firma wieder interessant wurde. Deshalb wurde er, noch in GUB-Diensten, 1989 mit federführenden Arbeiten am neuen mechanischen Kaliber 10-30 betraut. 1991 wechselte er zur neu gegründeten Lange Uhren GmbH, wo er sich von Anfang an als Leiter der Konstruktionsabteilung empfahl.

Zusammen mit Geyer kam seine langjährige Mitarbeiterin in der GUB-Konstruktionsabteilung, **Annegret Fleischer**, zu Lange. Die aus Plauen im Vogtland stammende Uhrmacherin hatte sich spontan für den neuen Job beworben – nicht zuletzt, weil ihre Familie schon seit mehreren Generationen mit dem Haus Lange verbunden ist: Sowohl ihr Urgroßvater Paul Thielemann als auch ihr Großvater Otto Thielemann waren Chronometermacher bei Lange gewesen, und ihre Mutter hatte als Uhrmacherin im VEB Glashütter Uhrenbetrieb gearbeitet. Annegret Fleischer erlernte in der GUB den Uhrmacherberuf, absolvierte ein Ingenieursstudium für Feinwerktechnik und trat 1987 als eine der ersten Frauen in die Konstruktionsabteilung ein. Die Arbeit am GUB-Kaliber 10-30 hatte ihr Interesse an der Verwirklichung eigener konstruktiver Ideen geweckt, und schließlich bot sich ihr bei Lange die Gelegenheit, weiterhin mit ihrem langjährigen Kollegen Helmut Geyer im Team zusammenzuarbeiten.

Jens Schneider erlernte zusammen mit Udo Rudolf 1982 bei der GUB das Uhrmacherhandwerk, und gemeinsam wurden sie 1991 bei der Lange Uhren GmbH vorstellig. Bis vor kurzem arbeiteten die beiden Freunde gemeinsam im Muster- und Prototypenbau, wo konstruktives Denken und handwerkliches Können gefragt sind. Im Rahmen einer Spezialausbildung in Schaffhausen spezialisierte sich Schneider auf Tourbillons, und als Atelierleiter des Muster-

Von oben nach unten:
Helmut Geyer, Chefkonstrukteur;
Annegret Fleischer, Konstrukteurin;
Jens Schneider, Konstrukteur

baus verantwortete er später unter anderem die Fertigung der Tourbillons („Pour le Mérite" und Lange 1 Tourbillon) sowie des Datograph. Nun wechselte Schneider in die Konstruktionsabteilung, wo ihm seine praktischen Erfahrungen erneut gute Dienste leisten können. Sein Sohn Sebastian könnte dereinst in seine Fußstapfen treten: Momentan ist er im zweiten Lehrjahr bei Lange, und nach seiner Ausbildung möchte der angehende Uhrmacher am liebsten in den Musterbau oder in die Serviceabteilung gehen.

Projektmanagement und Technologie

In seiner Freizeit ist **Tino Bobe** lieber an der frischen Luft: Bergsteigen und verschiedene Ausdauersportarten halten den jungen Mann drahtig und fit und sorgen wohl auch für den nötigen Ausgleich zu seiner nicht immer leichten Arbeit als Projektmanager der Lange Uhren GmbH. Der gelernte Werkzeugmacher studierte in seiner Heimatstadt Dresden Feinwerktechnik und schrieb seine Diplomarbeit an der französischen Hochschule für Mechanik und Mikrotechnik (ENSMM) in Besançon, wo er auch ein Praktikum absolviert hatte. Als frisch gebackenen Konstrukteur verschlug es ihn zuerst nach Bayern zu einer Gerätebaufirma und dann wieder zurück nach Dresden ans Fraunhofer Institut für Elektronenstrahl- und Plasmatechnik (FEP), wo er einige Zeit als wissenschaftlicher Mitarbeiter tätig war. 1999 kam er als Konstrukteur zu Lange, wo er u. a. an der Lange 1 Mondphase, dem Lange 1 Tourbillon und der Langematik Perpetual mitwirkte. Über die Projektleitung verschiedener Entwicklungsprojekte avancierte er zum Koordinator des gesamten Produkt-Entwicklungsprozesses.

Der Leiter der Abteilung „Technologie", **Winfried Förster**, ist zwar in Pforzheim geboren, wuchs aber in Glashütte auf. Er interessierte sich schon früh für Uhren und die Uhrmacherei. Kein Wunder: Sein Vater hatte noch bei Julius Assmann gelernt und war zusammen mit Alfred Helwig Dozent an der Deutschen Uhrmacherschule. Helwig wohnte im gleichen Haus, und zu Weihnachten spielte der kleine Winfried mit dem Großmeister vierhändig Klavier.

Zunächst beendete Förster eine Werkzeugmacher-Lehre, dann absolvierte er an der TU Dresden ein Studium als Werkzeugmaschinen-Konstrukteur und übernahm ab 1969 in der GUB die Leitung der Konstruktionsabteilung Sondermaschinen für Uhrentechnik im Bereich Technologische Vorbereitung und Entwicklung. Er kam als „Mann der ersten Stunde" bereits im Oktober 1991 zu Lange – als „Technischer Leiter", weil niemandem eine bessere Tätigkeitsbeschreibung einfiel. Seine erste und wichtigste Aufgabe war die Organisation von Maschinen, die nach seinen Angaben ausgerüstet wurden – es gab ja zu diesem Zeitpunkt nichts Vergleichbares in Deutschland. Darüber hinaus musste sich Förster aber auch um die übrige Ausrüstung, die Gebäudeausstattung, die Einrichtung der Arbeitsplätze kümmern und nebenher die Entwicklung neuer, zum Teil eigener Technologien und Verfahren vorantreiben. Heute obliegt ihm zusätzlich die Beaufsichtigung der diversen Bauvorhaben (2000/2001 das „Stammhaus", 2002/2003 das neue Entwicklungszentrum) in Zusammenarbeit mit den Architekten. Zu Hause hat Winfried Förster eine Präzisionsuhr von Strasser & Rohde, die er selbst hegt und pflegt.

Hartmut Bellmann arbeitet in der Abteilung „Technologie" sozusagen an der Schnittstelle zwischen Konstruktion und Teilefertigung. Hier werden mit den Ingenieuren Fertigungsverfahren und Zeichnungen diskutiert und die entsprechenden Programme zur Steuerung der CNC-Maschinen erstellt.

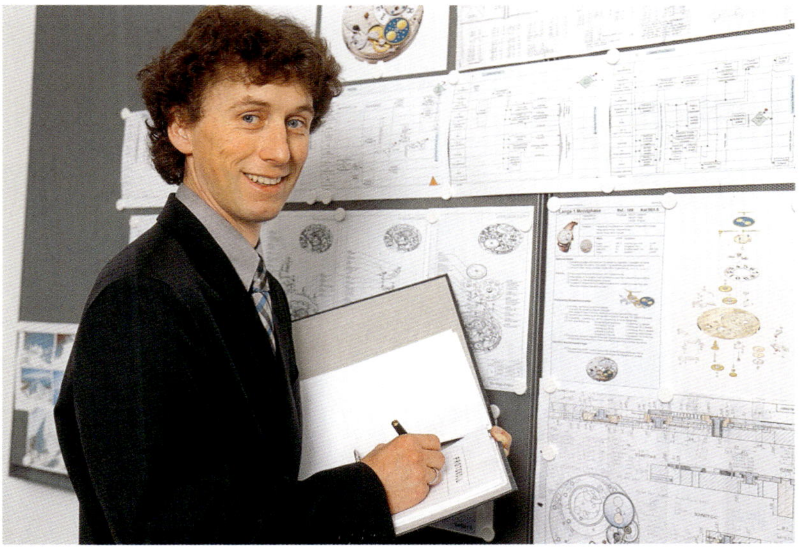

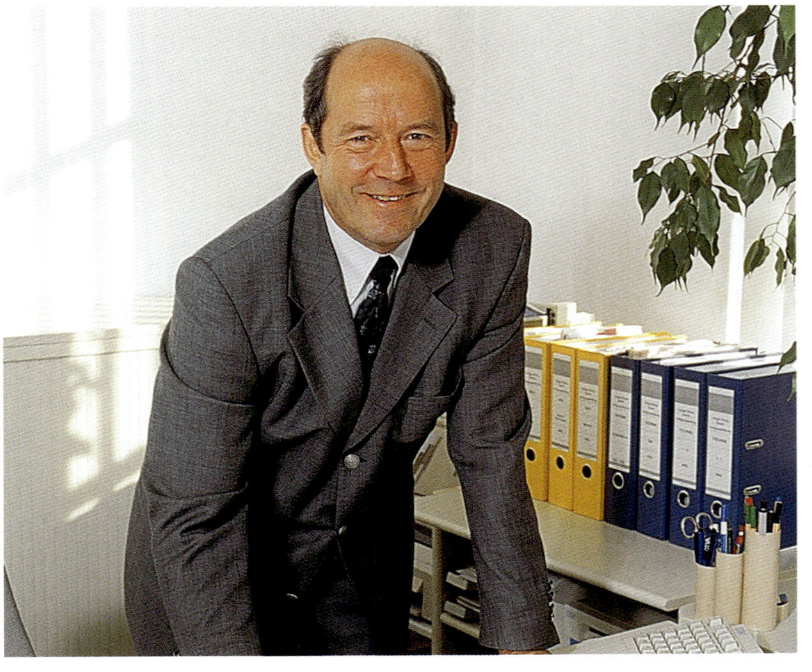

Oben:
Tino Bobe, Projektmanager

Darunter:
Winfried Förster, Leiter Technologie

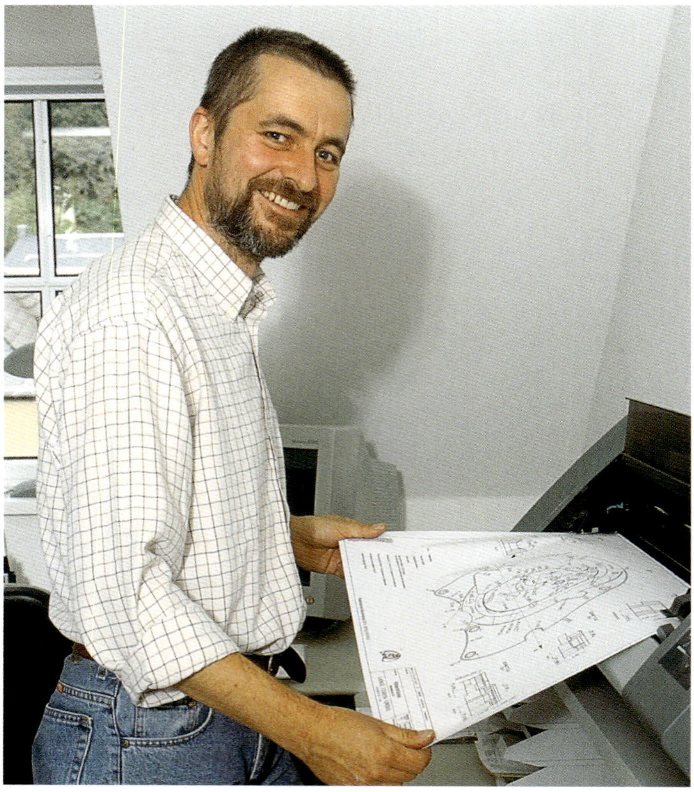

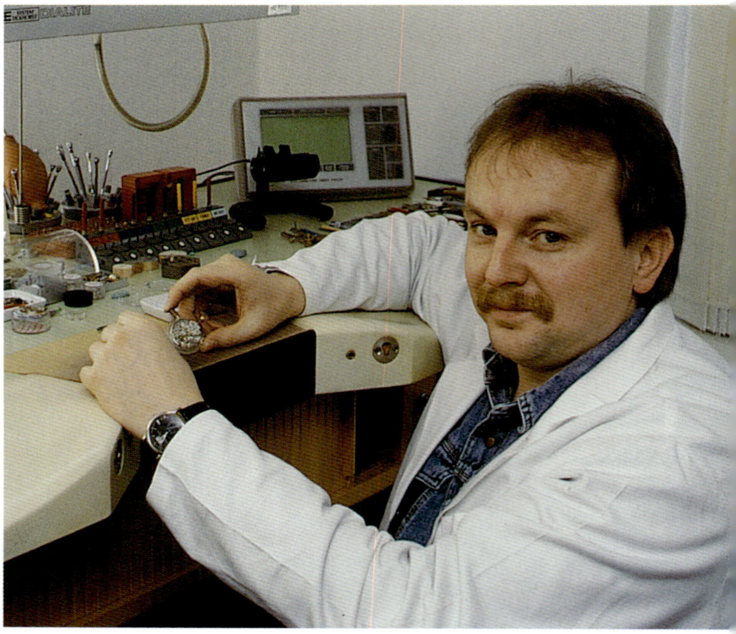

Oben links:
Hartmut Bellmann, Abteilung Technologie

Rechts: Udo Rudolf, Prototypenbauer

Als gelernter Werkzeugmacher mit zehn Jahren Berufserfahrung im Sondermaschinenbau beim Glashütter Uhrenbetrieb brachte er zwar das Verständnis für diese Aufgabe mit, doch um die modernen Technologien zu erlernen, musste Bellmann nach seinem Wechsel zu Lange erst einmal vier Monate in Schaffhausen bei der IWC die Schulbank drücken. Sein Interesse an der neuen Technik war geweckt, und durch zahlreiche Fortbildungsmaßnahmen, zum Beispiel Kurse zum Computer-Konstruktionsprogramm „AutoCAD", empfahl sich der Maschinenführer für eine verantwortungsvollere Position. Seine Ehefrau (die er übrigens in der Berufsschule Glashütte kennen lernte) arbeitet als Uhrmacherin im Finish, und mit seinem Kollegen Thomas Weiß aus dem Service verbindet ihn nicht nur der Wohnort Dippoldiswalde, sondern auch das gemeinsame Hobby Radsport.

Der Prototypen- und Musterbau

Udo Rudolf wohnt seit Beginn seiner Lehre im Jahre 1982 in Glashütte. Der gelernte Uhrmacher beschäftigt sich gerne mit kniffligen Aufgabenstellungen, weshalb er sich im Kundenservice des Glashütter Uhrenbetriebs sehr wohl fühlte. Gleichwohl nahm er 1991 die Herausforderung an, sich bei der Lange Uhren GmbH ein neues Betätigungsfeld zu erschließen: Er verbrachte längere Zeit zur Spezialausbildung in Schaffhausen und kehrte als Prototypenbauer nach Glashütte zurück. Mit dem unlängst in die Konstruktionsabteilung gewechselten Jens Schneider, mit dem er auch bei seinen wichtigsten Projekten wie der Umsetzung der automatischen Sekundenzeiger-Nullstellung („Zero-reset") beim Uhrwerk „Sax-O-Mat" zusammenarbeitete, verbindet ihn eine langjährige Freundschaft. In der letzten Zeit war der designierte Leiter des Musterbaus vornehmlich mit dem Lange 1 Tourbillon und der Lange 1 Mondphase beschäftigt.

Andreas Gelbrich kam im Dezember 1997 zu Lange in den Musterbau, nachdem er zuvor in vergleichbarer Position bei einer Modellbahn-Fabrik in Zwickau gearbeitet hatte. In dieser Zeit absolvierte der gelernte Werkzeugmacher und Uhrmacher auch noch einen Meisterkurs in Feinmechanik, den er im Juni 1998 erfolgreich abschloss. Als „Universalmechaniker" konnte er in jenen Tagen auch bei der Montage des Tourbillons „Pour le Mérite" aushelfen, was ihm später bei der Entwicklung des Lange 1 Tourbillons und der Langematik Perpetual zugute kam. Mit Udo Rudolf teilt er sich im Prototypenbau die Verantwortung für die verschiedenen Modelle, doch arbeiten letzten Endes immer beide an allen Entwicklungen mit. So filigran die Werkstücke bei seiner täglichen Arbeit auch sein mögen, privat interessiert sich der in Döbeln geborene Gelbrich eher für mechanische Musikwerke.

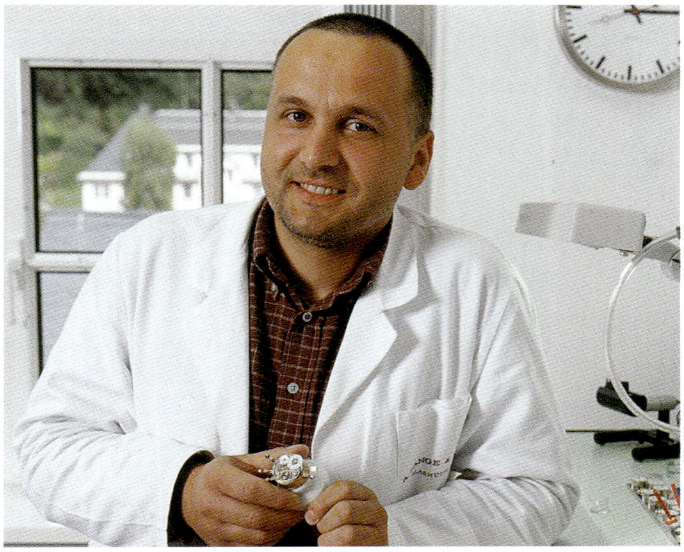

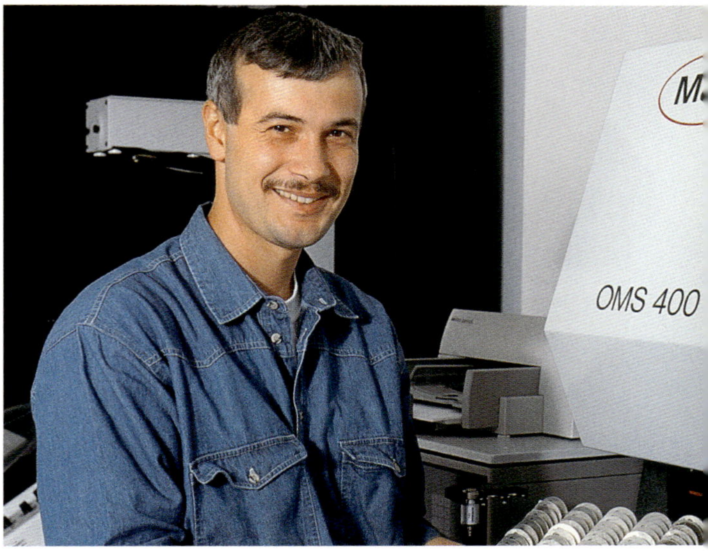

Teilefertigung und Montage

Dirk Rauchfuß ist seit Dezember 2000 Leiter des Fertigungszentrums und derzeit verantwortlich für 44 Mitarbeiter an den Maschinen in Dreherei, Härterei, Feinschleiferei und beim Entgraten. Der gelernte Werkzeugmacher absolvierte 1990 einen Meisterkurs in Feinwerktechnik und begann bei Lange 1994 zunächst als Programmierer und Bediener der CNC-Maschinen. Über den Posten des Schichtleiters arbeitete er sich nach oben, und heute hat die Fertigungsabteilung in Dirk Rauchfuß einen Leiter, der sich mit jeder Maschine und an jedem Arbeitsplatz auskennt. Seine Ehefrau Simone arbeitet übrigens ebenfalls bei Lange – als Graveurin.

Frank Wolf absolvierte von 1977 bis 1979 seine Uhrmacherausbildung in Glashütte und arbeitete anschließend mehrere Jahre im Bereich „Kleinuhren" in allen Stationen der Fertigung. Seine ruhige Hand und sein geschultes Auge empfahlen ihn 1983 für die „Zeitteilermontage", d. h. die Fertigung von Echappements für Schaltuhren, Bandschreiber und Geräte, die in einem kleinen Teilbetrieb der GUB in Altenberg ausgegliedert war. Mit der Ausbildung zum Uhrmachermeister suchte Wolf nach fünf Jahren diffiziler Fingerspitzenarbeit eine neue Herausforderung und meldete sich nach seinem Wechsel zur Lange Uhren GmbH für eine Spezialausbildung in der Schweiz. Später avancierte er zum Abteilungsleiter der Uhrenmontage. Hier überwacht Wolf sämtliche Montageabteilungen von der Vormontage der einzelnen Uhrwerkskomponenten bis hin zur kompletten Endmontage, einschließlich aller Regulierungen am Uhrwerk, was ohnehin zu seinen Spezialitäten zählt. Frank Wolf betreut heute 70 Uhrmacher und Uhrmacherinnen.

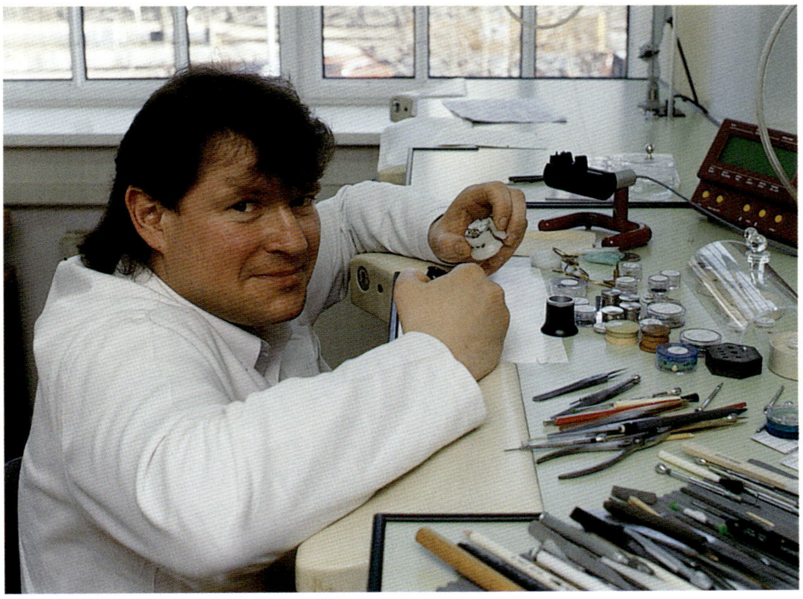

Rita Zönnchen ist eine davon. Sie stammt aus Cunnersdorf bei Glashütte und lernte von 1969 bis 1971 das Handwerk der Uhrmacherin von der Pike auf. Zwanzig Jahre lang arbeitete die stets fröhliche Frau im Produktionsbetrieb der GUB, bevor sie 1992 mit dem Aufbau der Lange-Fertigungsabteilung in der ehemaligen Präzisionsuhrenfabrik von Strasser & Rohde ihren Arbeitsplatz wenige hundert Meter die Altenberger Straße hinauf verlegte. Ihre speziellen Aufgabengebiete umfassen das Setzen von Zeigern und Zifferblättern sowie das Einschalen der Werke in die Gehäuse.

Irka Zeibig ist in Luchau bei Glashütte aufgewachsen und kam unmittelbar nach ihrer Ausbildung zur Uhrmacherin bei der GUB im Jahr 1992 gemeinsam mit Rita Zönnchen zu Lange. Bevor sie jedoch in die Montageabteilung eintrat, wurde sie zu einer mehrmonatigen Spe-

Oben links:
Andreas Gelbrich, Prototypenbauer

Oben rechts:
Dirk Rauchfuß, Fertigungsleiter

Unten:
Frank Wolf, Montageleiter

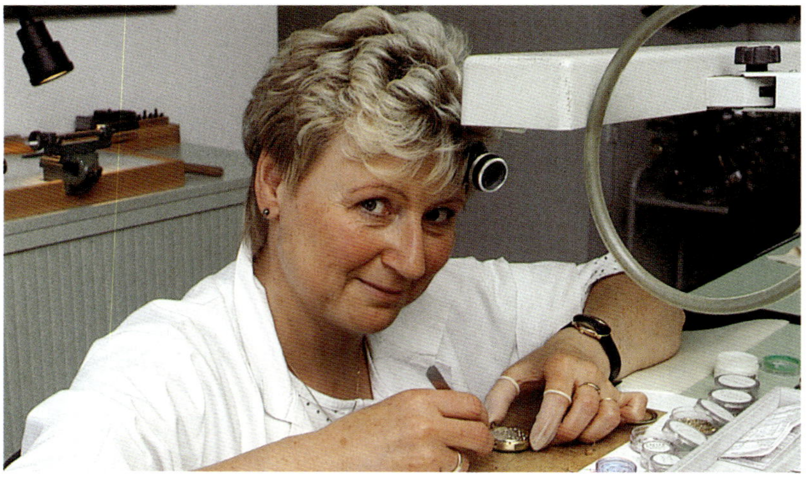

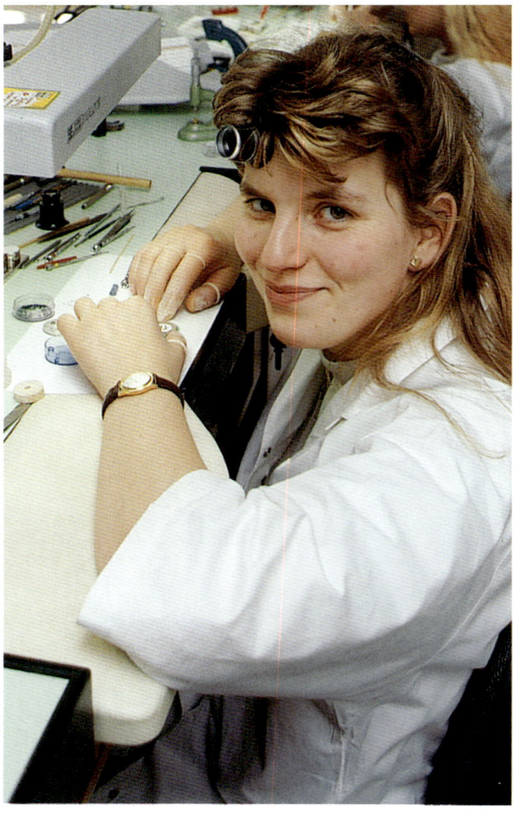

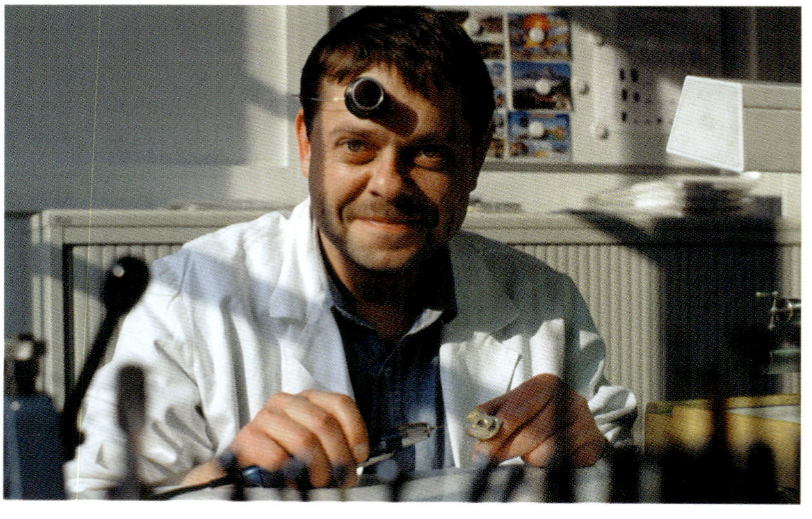

Oben links:
Rita Zönnchen,
Endmontage

Oben rechts:
Irka Zeibig, Leiterin
Großdatum-Montage

Darunter:
Maik Pfeifer,
Leiter Finish

zialausbildung in die Schweiz delegiert, wo sie von den ebenfalls „exilierten" Glashütter Ingenieuren in die Geheimnisse und Feinheiten des patentierten Lange-Großdatums eingeweiht wurde. Irka Zeibig leitet eine kleine Gruppe von sechs Spezialisten, die sich um die komplette Montage des filigranen Großdatumsmechanismus und des „ewigen" Kalendermoduls der Langematik Perpetual kümmert. Stets auf der Suche nach neuen Herausforderungen, hat sie im Juli 2001 außerdem ihren Uhrmachermeister gemacht.

Polissage und Gravuren

Besondere Aufmerksamkeit schenkt man bei Lange der Oberflächenveredelung und Verzierung der hochfeinen Uhrwerke. So gibt es in einem Lange-Uhrwerk von der schlichten „1815" bis zum hoch komplizierten Tourbillon buchstäblich keine Fläche, die nicht mit aufwändigen Zierschliffen, Polituren oder Gravuren finissiert ist.

Meister der Oberflächenveredelung ist **Maik Pfeifer**, seit der gemeinsamen Meisterschule mit Montageleiter Frank Wolf befreundet. Gemeinsam wechselten die beiden 1991 zur Lange Uhren GmbH, wobei sich Pfeifer von Anfang an für den Bereich Finissage interessierte und auch eine zusätzliche Ausbildung in der Schweiz genoss. Der geborene Glashütter ist als Leiter der Abteilung Finish für den Lange-typischen Vollendungsgrad der Uhrwerksteile – Zierschliffe, Polituren, Anglierungen – verantwortlich. Und er ist ein viel beneideter Mann: Unter seinen 27 Mitarbeitern sind nur zwei Männer!

Jeder Träger einer Lange-Uhr kennt die „persönliche Handschrift" von **Helmut Wagner**, der zusammen mit vier Mitarbeitern bzw. Mitarbeiterinnen in kunstvoller Freihandgravur jeden einzelnen Unruhkloben zu einem Unikat werden lässt oder auf den Uhrgehäusen spezielle Kundenwünsche wie gravierte Wappen oder Initialen verwirklicht.

Dabei war dem gebürtigen Glashütter diese künstlerische Gabe keineswegs in die Wiege gelegt: Seinen beruflichen Werdegang in der Uhrenbranche begann der gelernte Maschinen- und Anlagenmonteur in der Stanzerei der Glashütter Uhrenbetriebe (GUB), bevor er sich als Lehrmeister für die praktische Ausbildung der Mechanikerklassen in der Glashütter Berufsschule filigraneren (Hand-) Arbeiten zuwandte. Die Ausbildung zum Graveur mit Meisterbrief folgte Anfang der neunziger Jahre in der Schweiz – für wahre Talente ist es nie zu spät.

Produktion und Service

Bert Salomon wurde in Frauenstein geboren, wuchs jedoch in Glashütte auf und lebt heute in Altenberg. Nach seiner Ausbildung zum Werkzeugmacher absolvierte er ein Studium der Feinwerktechnik an der Ingenieurschule in Glashütte. Zu den Uhren zog es ihn zunächst nicht: Nach abgeschlossenem Studium ging er 1993 zur Stadtverwaltung Altenberg, wo er für den Bereich Stadtwirtschaft verantwortlich zeichnete. Seit September 1998 arbeitet Bert Salomon bei Lange, zunächst in der Produktionssteuerung. Heute ist er Produktionsleiter, das heißt zuständig und verantwortlich für die Organisation der gesamten Produktion von der Abstimmung mit der Vertriebsabteilung bezüglich der benötigten Uhren über die Koordination der Teilefertigung bis hin zur Fertigstellung der Uhren. Dass der junge Mann selten an seinem Schreibtisch anzutreffen ist, ist kein Wunder: Die Koordination der verschiedenen Abteilungen erfordert seine Anwesenheit vor Ort, und so ist er eigentlich immer irgendwo in den Fabrikgebäuden unterwegs. Seit 2000 absolviert Bert Salomon ein Fernstudium zum Maschinenbau-Ingenieur.

Michael Sachse heißt nicht nur so, er ist auch einer, und zwar ein waschechter: Er stammt aus Glashütte, sein Urgroßvater arbeitete als Gehäusemacher bei A. Lange & Söhne, sein Großvater und seine Eltern haben bei Lange gelernt. Michael Sachse trat in ihre Fußstapfen, lernte in der GUB zunächst Werkzeugmacher und absolvierte in den späten achtziger Jahren eine innerbetriebliche Ausbildung zum Feinwerktechnikmeister. Er wurde im November 1991 einer der ersten neuen Mitarbeiter der Lange Uhren GmbH („schon aus Gründen der Familientradition") und hat die Personalnummer 13, ist aber nicht abergläubisch. 1997 avancierte der in allen Stationen der Uhrenproduktion bewährte Mann zum Leiter der Fertigungsabteilung. Seit August 2000 ist er Stellvertreter von Produktionsleiter Bert Salomon und außerdem zuständig für die Fertigungssteuerung, d. h. als Koordinator zwischen Teilefertigung und Produktion verantwortlich dafür, dass die benötigten Teile zur richtigen Zeit am richtigen Ort verfügbar sind. Seine Tochter arbeitet inzwischen auch bei Lange – in der Reglage.

1998 stieß mit **Kay Ebbinghaus** ein Spezialist aus dem Westen zu Lange. Der gelernte Uhrmachermeister mit einschlägiger Erfahrung im Reparaturbetrieb für Schiffs- und Fliegeruhren bei der Bundeswehr hatte bereits 1993 bei seinem ersten Besuch im Glashütter Uhrenmuseum sein Interesse für die Uhren von A. Lange & Söhne entdeckt, war aber vertraglich noch an die Deutsche Patek Philippe GmbH in Bad Soden gebunden, für die er die Serviceabteilung mit leitete. Die bis 1997 ge-

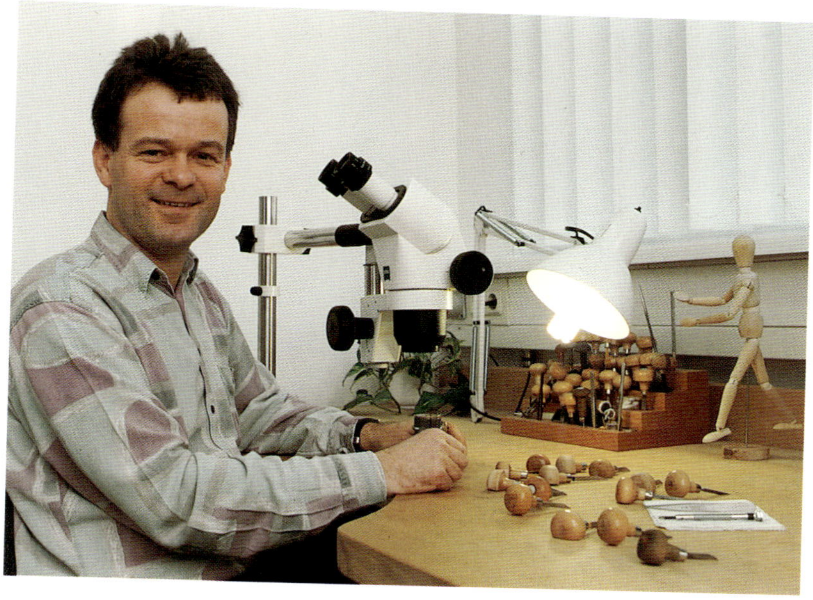

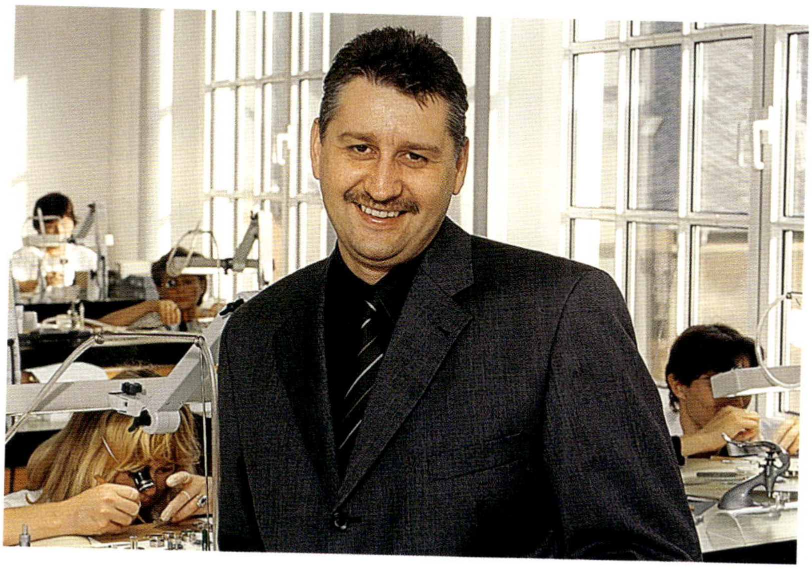

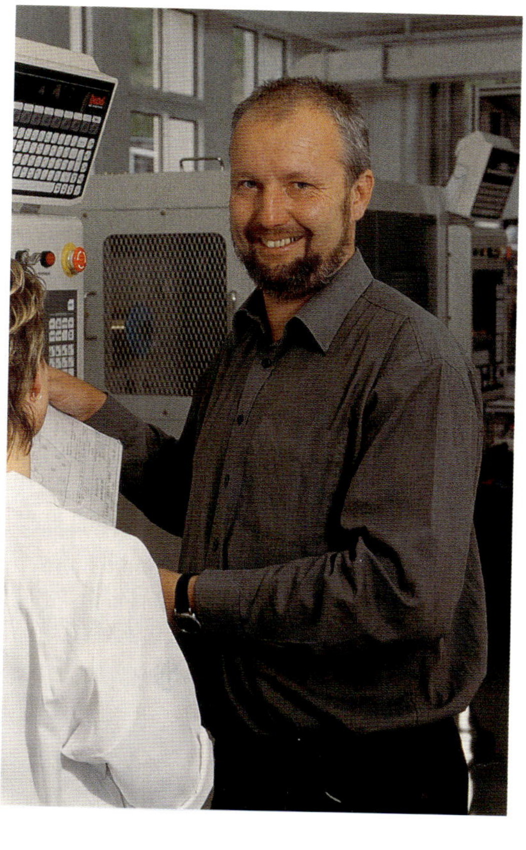

Oben:
Helmut Wagner, Graveur

Mitte:
Bert Salomon, Produktionsleiter

Unten:
Michael Sachse, Stellvertretender Produktionsleiter

Portrait Hartmut Knothe

Mann der ersten Stunde

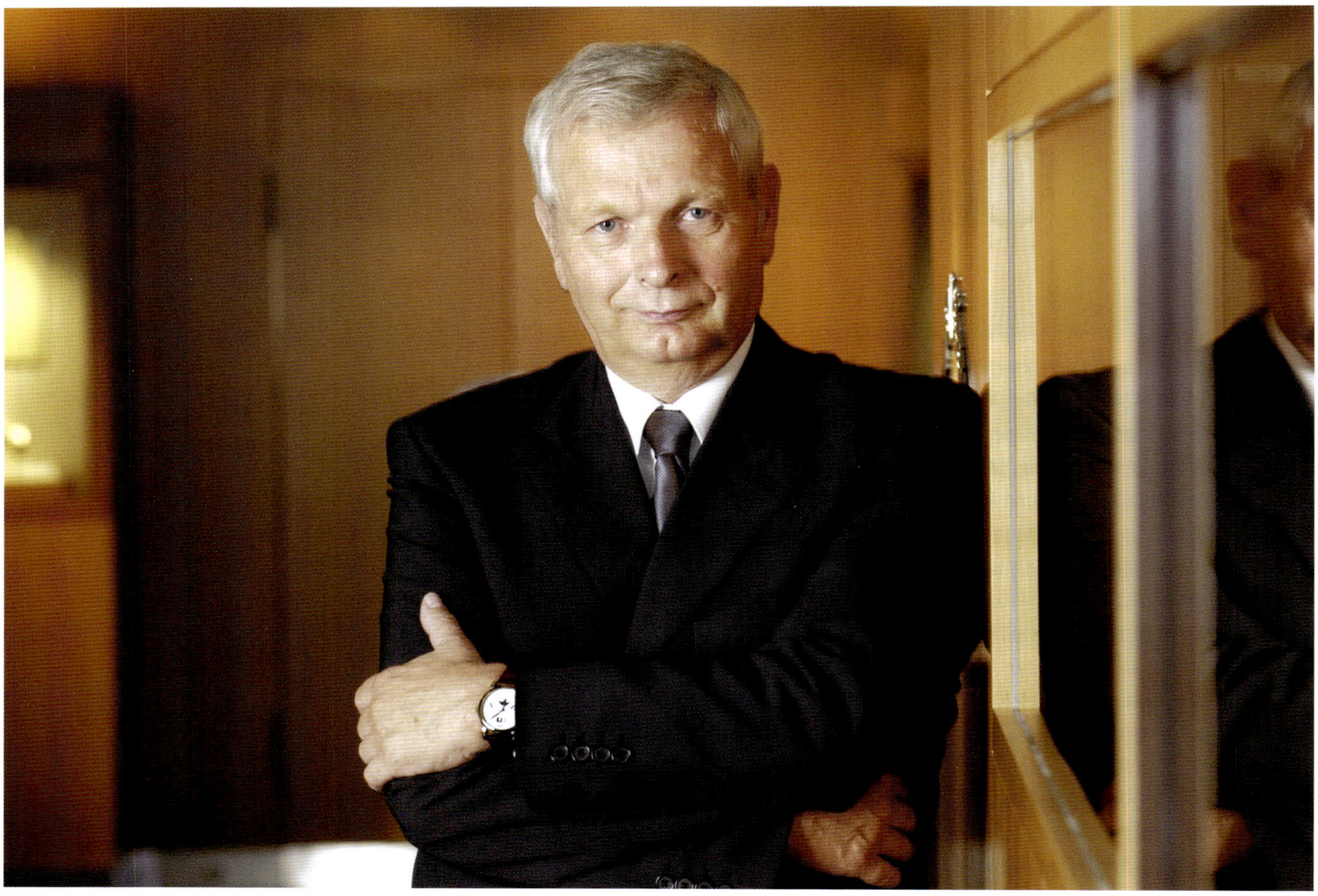

Hartmut Knothe ist als „Mann der ersten Stunde" einer der Geschäftsführer der Lange Uhren GmbH. Der gelernte Werkzeugmacher und diplomierte Ingenieur, der durch Fernstudien bis zu seinem 38. Lebensjahr drei weitere Diplomabschlüsse in verschiedenen technischen und pädagogischen Disziplinen erwarb, brachte als langjähriger Leiter der Berufsschulausbildung in Glashütte und Mitglied der Geschäftsleitung der GUB die besten Voraussetzungen für die Zusammenstellung der Stammbelegschaft der Firma Lange Uhren GmbH mit. Zunächst als „Betriebsleiter mit umfangreichen Sonderaufgaben" – z. B. Überwachung der Bauprojekte vor Ort, Installa-

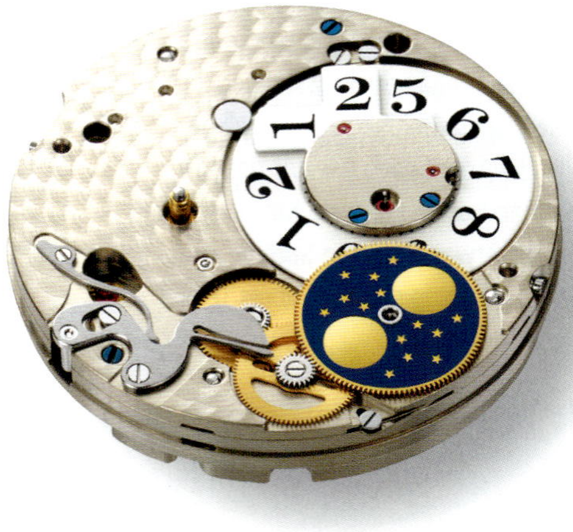

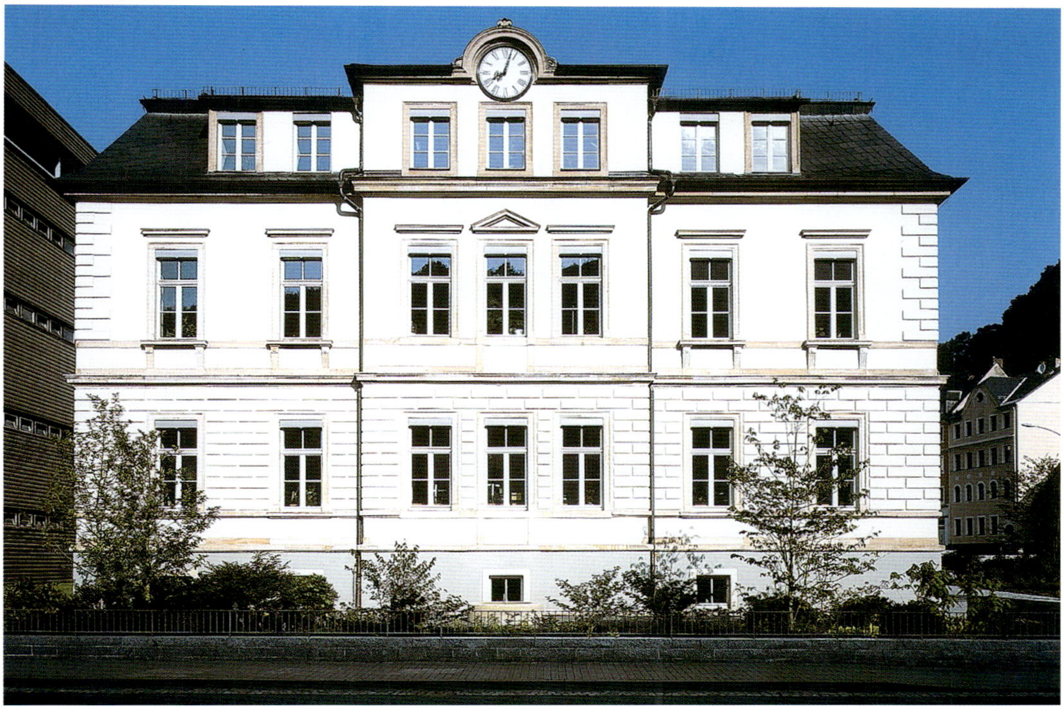

Das „Lange-Stammhaus" kurz nach der Wende (unten) und nach seiner aufwändigen Renovierung.

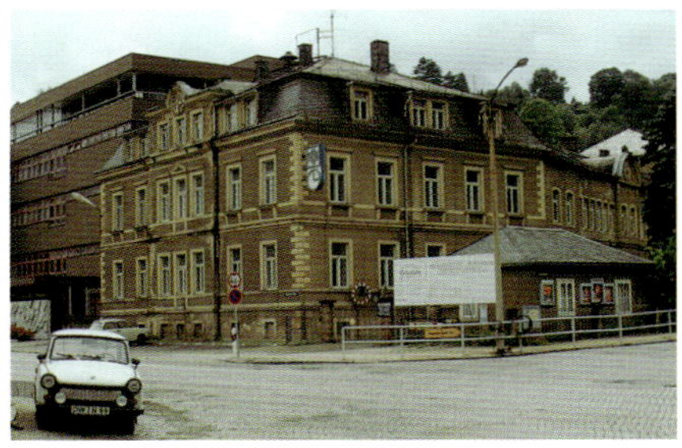

„Betriebsleiter mit umfangreichen Sonderaufgaben"

tion der Werkzeug- und Fertigungsmaschinen, Aufbau der Verwaltungs- und Produktionsstrukturen, Kommunikation mit der Treuhandanstalt und den Landesbehörden etc. Als Spezialist für die Uhrmacherausbildung in Glashütte kannte er natürlich die einzelnen Fachbetriebe, ihre technischen und personellen Strukturen sowie auch die besten Handwerkstalente. „Von diesem Vertrauensverhältnis profitierte ich später, als es darum ging, Mitarbeiter für Lange zu rekrutieren", erinnert er sich.

Einstweilen war Hartmut Knothe aber noch im Lehrbetrieb der GUB verpflichtet. Während der Wendezeit waren Vertreter der Treuhandanstalt auf den Mann aufmerksam geworden, der in den von Unsicherheit geprägten Tagen auf Grund seiner guten „Antennen" in alle Richtungen als wichtiger Informationsträger und Kontakter gefragt war. Man bot ihm unter anderem den Posten eines Geschäftsführers des etwas orientierungslos gewordenen Glashütter Uhrenbetriebs an, nachdem Knothe tatkräftig an der Umstrukturierung des „volkseigenen Betriebs" in eine Gesellschaft mit beschränkter Haftung nach westlichem Muster mitgewirkt hatte.

Letzten Endes lehnte Knothe jedoch das Jobangebot als Geschäftsführer ab: Der Treuhand-Plan hielt eisern am Vollbeschäftigungsprogramm der 2000 GUB-Mitarbeiter fest, während er selbst bereits überzeugt war, dass die alten Produktions- und Personalstrukturen dringend revidiert werden mussten, um in der neuen Wirtschaftsordnung zu überleben.
Er hatte schon Pläne für ein privates Bildungszentrum geschmiedet, als er durch eine Fügung des Schicksals im Vorzimmer des Glashütter Bürgermeisters mit Walter Lange und Günter Blümlein bei einem ihrer ersten Besuche „vor Ort" zusammentraf. Man stellte sich gegenseitig vor, um festzustellen, dass der eine bereits vom anderen gehört hatte, und verabredete sich zu einem Gespräch – dem später als „historisch" angesehenen Treffen in der „Ladenmühle".

Ein paar Tage Bedenkzeit

Hartmut Knothe war nicht sofort Feuer und Flamme für die ambitionierten Ideen des Managers und die nostalgisch verklärten Träume des Spätheimkehrers. Er bat sich Bedenkzeit aus, um sein Engagement in dieser Sache noch einmal in Ruhe überlegen und im Familienkreis besprechen zu können. Dann reiste er auf abenteuerlichen Wegen nach Schaffhausen in die Schweiz zu Günter Blümlein, wo in der oberen Etage der IWC noch das „Planungsbüro" für das „Projekt Lange" eingerichtet war. Im Gepäck hatte er einen zehnseitigen Fragenkata-

Die Umbauarbeiten an den Produktionsgebäuden in der Altenberger Straße dauerten mehrere Monate. Heute prägen die „Lange 1" und „Lange 2" getauften Häuser das Straßenbild (rechts).

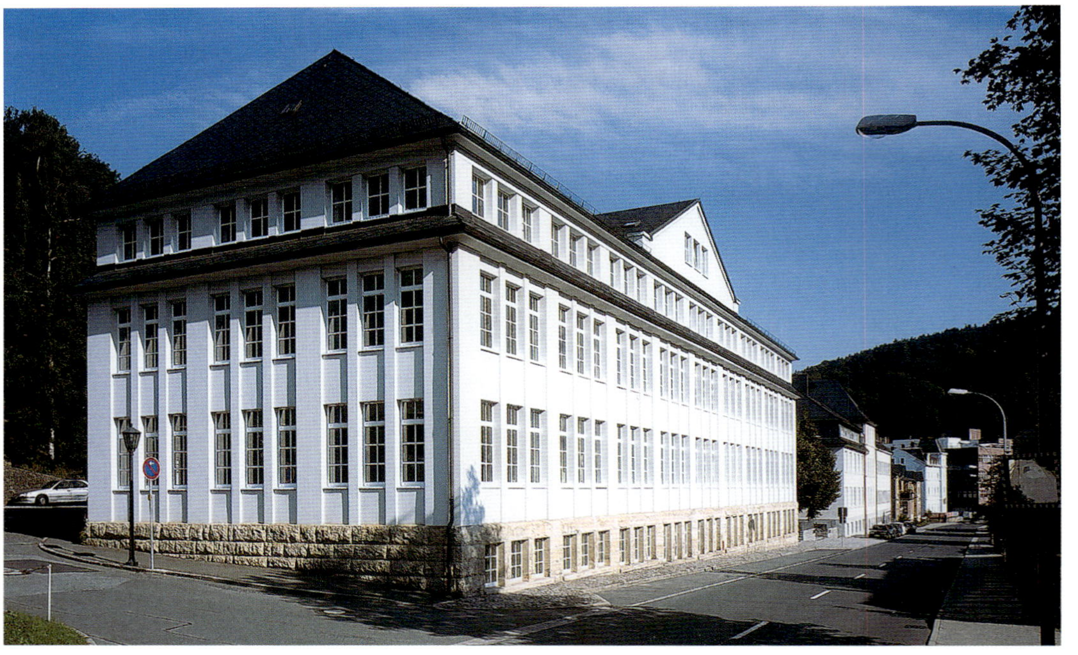

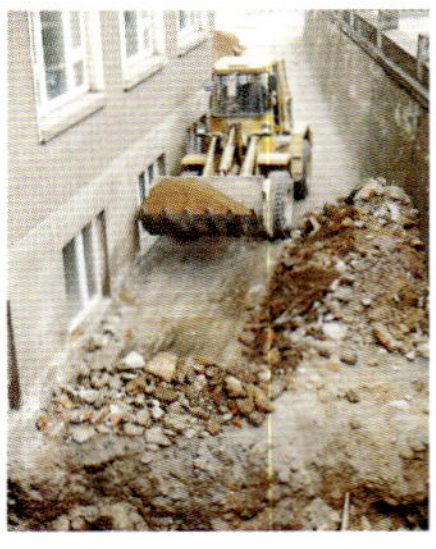

Alles reduzierte sich auf eine mündlich überlieferte Geschichte und einen großen Namen …

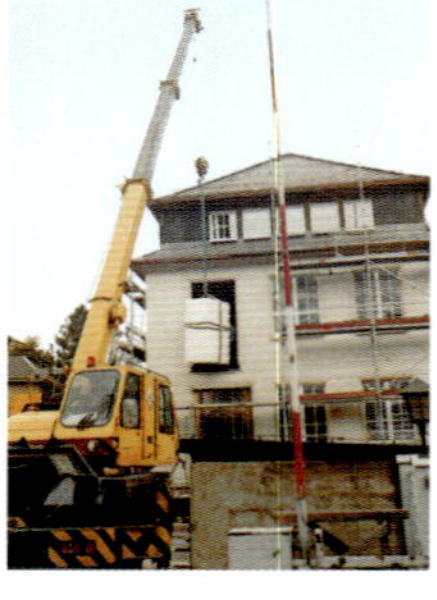

log, den abzuarbeiten einen vollen Tag in Anspruch nahm. Die Qualität dieser Fragen – und die Qualität der Antworten – waren der Schlüssel zu der ungewöhnlichen Männerfreundschaft zwischen dem „Ossi" und dem „Wessi". Hartmut Knothe entschloss sich, die GUB zu verlassen.

In der Folgezeit kam dem Ingenieur neben den allfälligen logistischen Aufgaben mehr und mehr die Rolle eines Vertrauensmanns zu: Das Interesse der Glashütter Uhrmacher für das neue Projekt war spürbar, gleichzeitig herrschte aber auch eine große Unsicherheit. Die GUB steckte zwar in Schwierigkeiten und stand vor einer unsicheren Zukunft, existierte aber real. Von einer Firma Lange war noch weit und breit nichts zu sehen. Alles reduzierte sich auf eine mündlich überlieferte Geschichte und einen großen Namen sowie die vollmundigen Versprechungen eines „Wessis".

„Dabei hat sich Günter Blümlein von Anfang an mit Versprechungen sehr zurückgehalten", erinnert sich Knothe. „Wir haben daraus eine Tugend gemacht und auch danach immer nur so viel versprochen, wie wir sicher halten konnten. Und dann noch einen draufgelegt."

Während Knothe nach einem geeigneten Gebäude suchte, mit Behörden über Auflagen verhandelte und schon die ersten Umbaupläne ausarbeitete, hatte er ständig Besuch von ehemaligen Lehrlingen und Mitarbeitern in seinem provisorischen Büro im Lange-Stammhaus, die ihn nach seiner Sicht der Lage fragten. War das ein seriöses Unternehmen, diese Lange Uhren GmbH? Sollten hier tatsächlich wieder Uhren gebaut werden? Und warum dann nicht bei der GUB, da gab es doch schon alles?

Noch wenige Wochen zuvor hatte er Günter Blümlein dieselben Fragen gestellt, und nun lag es an ihm, diese Fragen mit denselben überzeugenden Argumenten zu beantworten. „Ich habe sehr viel von Günter Blümlein gelernt und betrachte jedes einzelne der elf Jahre, die ich mit ihm zusammenarbeiten durfte, als persönlichen Gewinn", lässt Hartmut Knothe die „turbulente" Zeit in den neunziger Jahren Revue passieren.

Seinen eigenen Beitrag zum Gelingen des Projektes stapelt er tief: „Ich war vielleicht wichtig als Verbindungsmann zwischen den beiden Industriekulturen, den beiden Mentalitäten, den beiden Systemen, wenn Sie so wollen. Und letztlich haben sich viele Mitarbeiter der ersten Stunde nur zu Lange gewagt, weil ich offensichtlich an die Sache glaubte. Die Leute haben gesagt: Wenn der Knothe da hingeht, kann das nicht verkehrt sein. Der hatte schon immer einen guten Riecher. Ohne einen Ossi als Mittelsmann wären die ersten Kontakte sicher schwerer gefallen."

In seiner Bescheidenheit übersieht Hartmut Knothe, dass er von der ersten Stunde an die volle Verantwortung für den betriebstechnischen Aufbau der Firma, die produktionstechnische Umsetzung der Anforderungen und die logistische Betreuung eines Multi-Millionen-Mark-Projektes zu tragen hatte – oftmals als einziger Vertreter der Geschäftsführung „vor Ort". Sein Anteil am Erfolg der Marke A. Lange & Söhne ist doch erheblich.

Blick in die Zukunft

Nach der Übernahme der Firma durch den Richemont-Konzern und dem Ableben von Günter Blümlein hat sich Knothes Aufgabengebiet noch einmal sprunghaft erweitert. Zum operativen Tagesgeschäft kommen nun auch noch die Verantwortlichkeiten gegenüber der Konzernleitung, die konsequente Fortführung des Markenkonzepts, die Wahrung der Vision im Sinne von Walter Lange und im Geiste von Günter Blümlein, sowie die feinfühlige „Justierung" des Kurses, den die Marke in der Zukunft nimmt. Und immer wieder stellt er sich die Frage „wie hätte Blümlein entschieden."

Dessen Position bleibt wohl auf immer unbesetzt, nicht zuletzt aus der Erkenntnis heraus, dass ein einzelner Mann kaum den Platz von Günter Blümlein ausfüllen könnte. Hartmut Knothe hat also versucht, aus der Not eine Tugend zu machen und die Aufgabengebiete der Lange-Geschäftsleitung auf ein neu strukturiertes Team verteilt.

Die Design- und Werbeabteilung arbeitet noch von Schaffhausen aus, zukünftig unterstützt von einem Glashütter Kreativzentrum im Obergeschoss des Fabrikgebäudes „Lange 1", wo auch das Produktmanagement seinen Sitz haben wird.

Unterhalb des Produktmanagements teilen sich die Bereiche Konstruktion, Prototypen- und Werkzeugbau, Produktion, Einkauf und Beschaffung, Ausbildung sowie Technik und Ausstattung mit größeren Einzelverantwortungen neu auf.

Ein neues „Technologiezentrum" entsteht in einem dreistöckigen Neubau im Hof zwischen den Fabrikgebäuden „Lange 1" und „Lange 2", und darin werden wichtige Weichen für die Produkte und Produktionstechniken der Zukunft gestellt.

Hartmut Knothe schätzt als seine fundamentale Stärke den Weitblick: „Wir haben – nicht zuletzt auf mein Betreiben – schon beizeiten die Pipeline mit Modellentwicklungen gefüllt, technischer und ästhetischer Art, und natürlich immer mit diesem gewissen Pfiff, dem Zusatznutzen, der jedes einzelne unserer Modelle auszeichnet."

Kein neuer Kurs

Die Einflussnahme der Richemont-Konzernleitung auf das Unternehmen Lange und die Modellpolitik der Marke A. Lange & Söhne konzentriert sich auf die Fortführung des bewährten Konzeptes. „So lange man an der Konzernspitze spürt, dass das Geschäft läuft, gesteht man uns den notwendigen Freiraum zu. Und in Henry-John Belmont, dem Präsident der ‚Uhrmacher-Marken' im Konzern (neben A. Lange & Söhne auch Jaeger-LeCoultre, IWC, Piaget, Baume & Mercier, Officine Panerai und Vacheron Constantin), haben wir einen kompetenten – und wohlwollenden – Ansprechpartner. Zwei Fachleute wie wir finden immer gemeinsame Positionen."

Für die Zukunft sind neben dem sukzessiven Ausbau der bislang noch nicht in vollem Umfang entwickelten Absatzmärkte natürlich auch wieder neue, spannende Modelle geplant. Der Ausbau von Modellpalette und Produktionskapazitäten soll jedoch wie gewohnt in überschaubarem Tempo vonstatten gehen – schließlich will man den exklusiven Charakter der Lange-Uhren erhalten, und genießt dafür den vollen Rückhalt der Konzerndirektion. ■

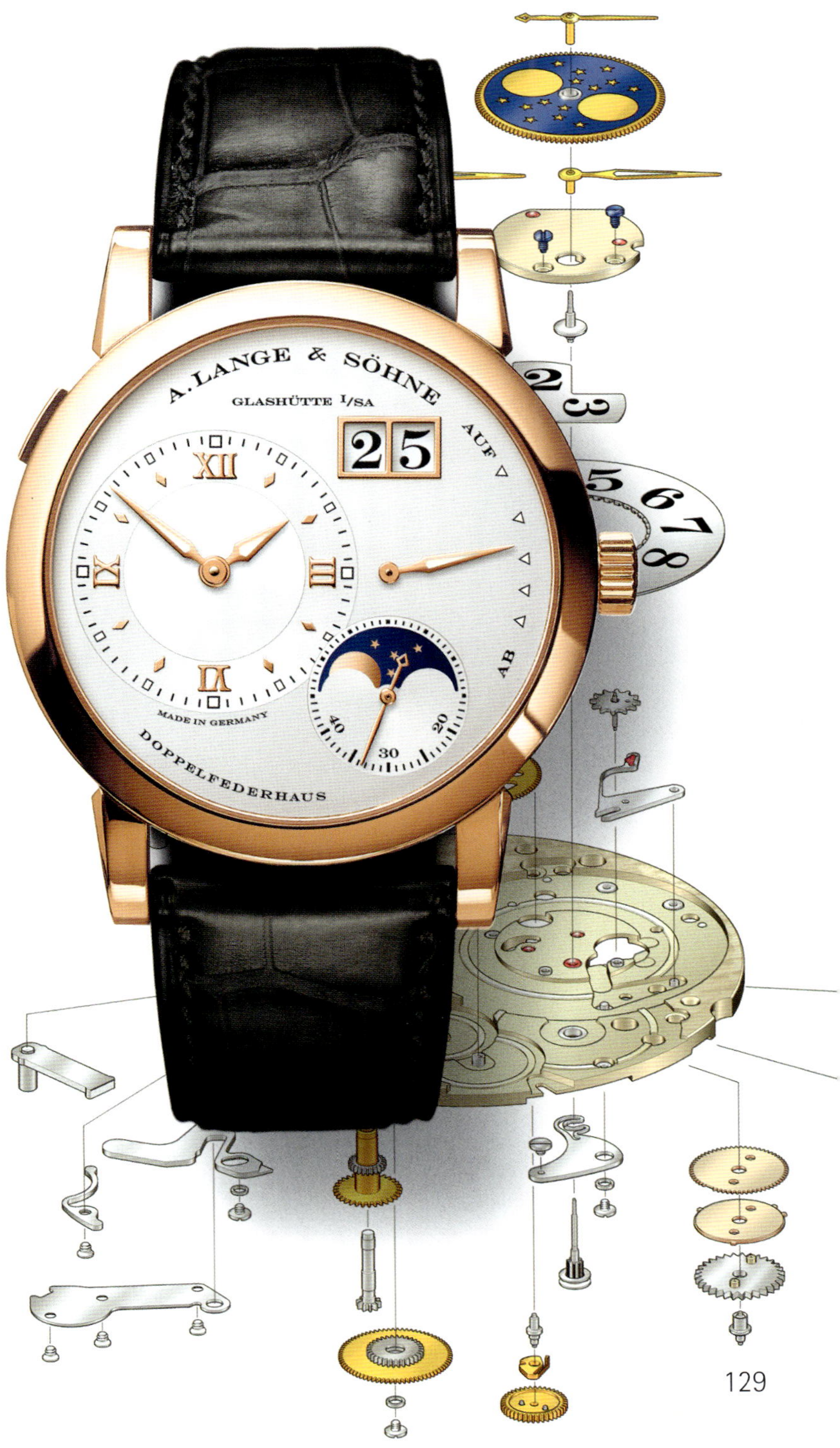

Ein Herz für den Nachwuchs

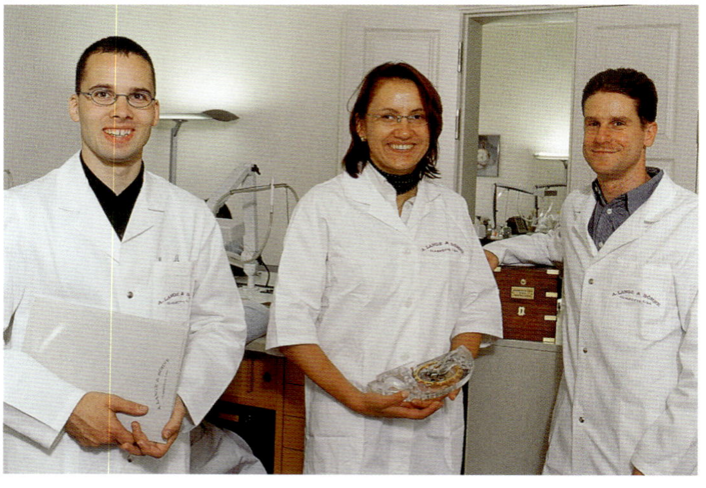

Von links: Sebastian Rentzsch, Katja König; Norbert Windecker, Lehrausbilder

Qualifiziertes Fachpersonal bleibt in Glashütte ein wertvolles Gut: Die Lange Uhren GmbH investierte von Anfang an immer wieder große Summen in die Einrichtung modern ausgestatteter Lehrlingswerkstätten. Seit der Sanierung und dem groß angelegten Umbau des Lange-Stammhauses am Ferdinand-Adolph-Lange-Platz 1 stehen drei Jahrgängen von Uhrmacher-Lehrlingen im Erdgeschoss und im ersten Stock des Hauses insgesamt 28 Ausbildungsplätze zur Verfügung.

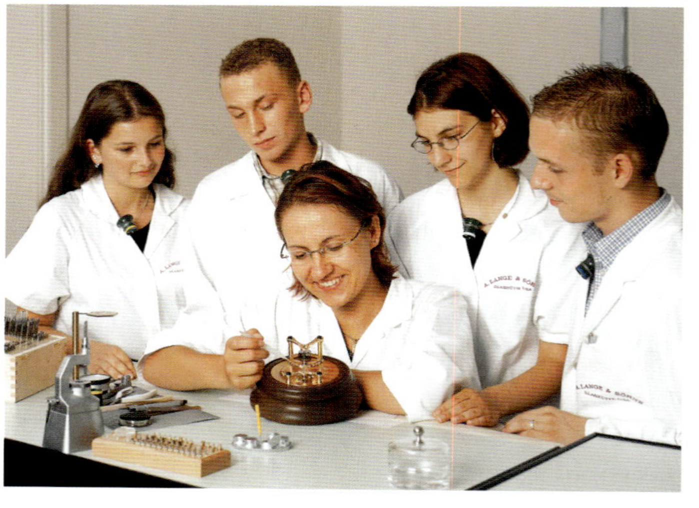

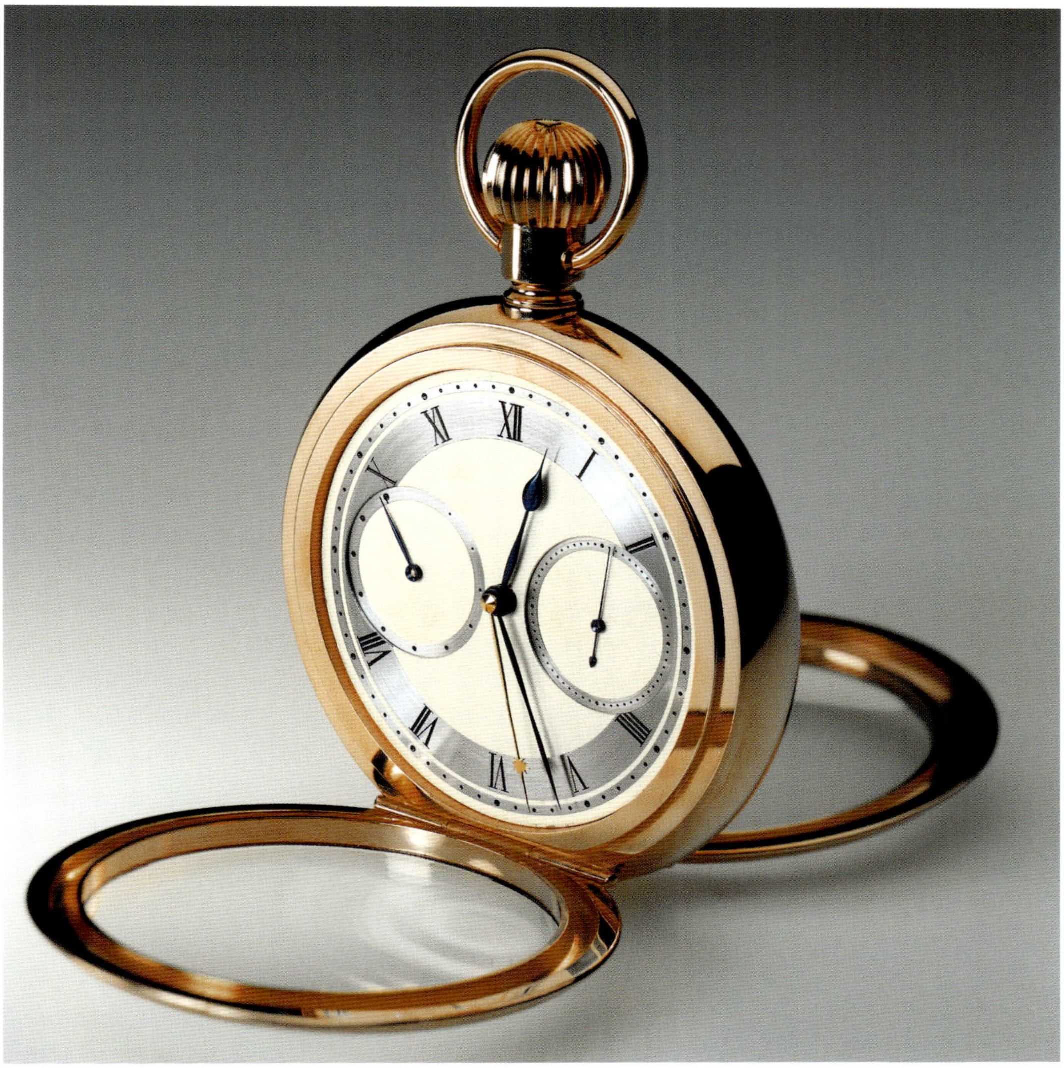

Die Schuluhr von Burkhard Geyer, der inzwischen mit seinem Vater in der Konstruktionsabteilung arbeitet, basiert auf einem Lange Kaliber 48 (Beobachtungsuhr), das nach allen Regeln der Kunst verfeinert wurde, und trägt ein selbst konstruiertes Äquationsmodul. Die „wahre Sonnenzeit" wird dabei durch einen zusätzlichen Minutenzeiger aus Gold angezeigt, der entsprechend der von der Kurvenscheibe abgetasteten Information dem eigentlichen Minutenzeiger voraus- bzw. hinterhereilt.

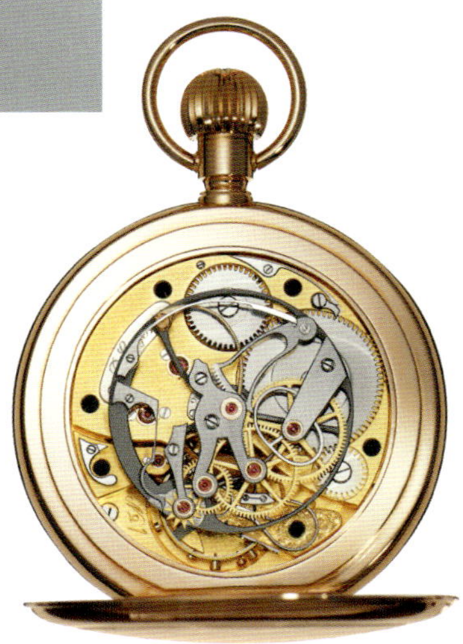

Eine betriebliche Lehrlingsausbildung gab es indes schon länger: Im August 1997 starteten die ersten drei Lehrlinge, noch improvisiert im Musterbau der Lange Uhren GmbH untergebracht. Auf den Tag genau 120 Jahre nach der Gründung der Deutschen Uhrmacherschule Glashütte (DUS) durch Carl Moritz Grossmann hatte Walter Lange am 1. Mai 1998 die eigens renovierte Lange'sche Uhrmacherschule im Hof der Manufaktur eröffnet. Die Uhrmacherausbildung bot, verteilt auf drei Lehrjahrgänge, insgesamt zwölf Ausbildungsplätze an sowie ein spezielles Konzept der Weiterbildung bereits ausgebildeter Uhrmacher, z. B. aus dem Service-Personal der Lange-Konzessionäre.

Nach dem Umzug in das sanierte Stammhaus haben sich nicht nur die Platzverhältnisse erheblich verbessert. Die Raumaufteilung unterstützt auf geniale Weise die Eingliederung der „Azubis" in den Produktionsprozess. So liegen sich die einzelnen Lehrlingswerkstätten und verschiedene Ateliers der Finish-Abteilung auf einer Etage direkt gegenüber, durch den komplett verglasten Korridor und geräuschlose Glas-Schiebetüren mehr verbunden als getrennt. Über die Schulter schauen ist nicht verpönt, sondern gewollt, und so lernen die Jungen täglich von den Alten.

Neben Serviceleiter Kay Ebbinghaus kümmern sich drei junge Ausbilder um das geistige und handwerkliche Wohl der 28 auf drei Lehrjahre aufgeteilten Azubis. **Sebastian Rentzsch** hat seine Lehrausbildung an der Uhrmacherschule Glashütte absolviert. Im bundesweiten Wettbewerb der Innungen wurde er 1999 drittbester Uhrmacher Deutschlands – als er im selben Herbst noch bei Lange vorsprach, nahm man ihn mit Handkuss auf. Zuerst arbeitete er in der Montage, dann im Musterbau und in der Datograph-Montage, wechselte im Mai 2002 aber in die Ausbildung – im doppelten Wortsinn, denn Sebastian Rentzsch macht gerade selbst eine Ausbildung zum Uhrmachermeister.

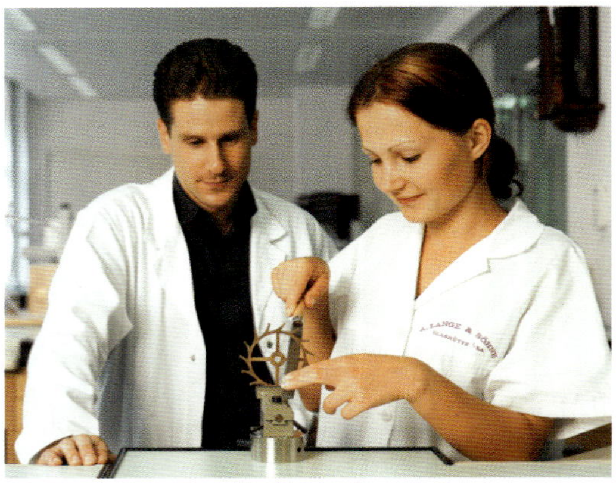

Katja König ist ebenfalls ein Zögling der Uhrmacherschule Glashütte, die sie Mitte der neunziger Jahre in Richtung Westen verließ, um in Aschaffenburg in einem Handwerksbetrieb zu arbeiten. 1999 zog es sie zurück nach Sachsen, wo sie direkt bei Lange in der Serviceabteilung anfing, um ein Jahr später in die Ausbildung zu wechseln.

Norbert Windecker stammt aus einer Uhrmacher-Dynastie aus dem hessischen Oberursel: Großvater, Vater, Onkel und Bruder sind ebenfalls Uhrmacher, von daher blieb dem jungen Mann kaum eine andere Wahl. Er kam 1998 als junger Uhrmacher zu Lange, weil er in einem Unternehmen arbeiten wollte, das eigene Uhrwerke baut und wo man nicht, wie in den meisten anderen Firmen, nur Fremduhrwerke zum Reparieren auf den Tisch bekommt. Über die Reglage, den Musterbau und die Datograph-Montage kam Windecker nach erfolgreich abgeschlossener Meisterausbildung im Sommer 2000 in die Lehrabteilung. Hier ist er in seinem Element, weil neben solidem theoretischem Wissen auch großes handwerkliches Geschick gefragt ist und man nicht nur „von Hand" arbeiten muss, sondern auch darf. Norbert Windecker wohnt nur wenige Schritte von seiner Arbeitsstätte entfernt im einstigen Lange-Gründerhaus im 1. Stock.

Ihren Lehrlingen versuchen die drei ein möglichst breites Wissen und fundierte handwerkliche Fertigkeiten zu vermitteln. Im ersten Stock des Lange-Stammhauses wird alles von Hand gemacht – CNC-Werkzeugmaschinen, Fräser oder Drahterodiermaschinen gibt es hier nicht. Die angehenden Uhrmacher müssen in der Lage sein, stark beschädigte oder sogar gänzlich verloren gegangene Einzelteile nachzufertigen und einzupassen – von Hand, natürlich, denn dafür gibt es kein Computerprogramm. ■

Deutsche Uhrmacherschule

Die „DUS" wurde am 1. Mai 1878 auf Initiative von Carl Moritz Grossmann gegründet, der ihr auch lange Jahre vorstand. Zu den Lehrern an diesem Institut zählten neben Grossmann auch verschiedene andere Glashütter Uhrmacherpersönlichkeiten wie z. B. Ludwig Strasser, Alfred Helwig, Emil Lange oder Richard Lange. Auf dem praktischen Ausbildungsplan standen Werkzeugkunde, das Anfertigen von Gangmodellen, Reparaturarbeiten, die Anfertigung von See-Chronometern und astronomischen Pendeluhren sowie das genaue Regulieren von Hemmungssystemen und das selbstständige Berechnen bzw. Konstruieren von Mechanismen. Daneben wurde den jungen Leuten, ganz in der Tradition des Dresdner „Polytechnikums", eine wissenschaftlich-theoretische Ausbildung geboten, die noch heute ihresgleichen sucht: Zahlenrechnen und allgemeine Algebra, Geometrie und Trigonometrie, Hand- und Linearzeichnen, Naturlehre, Chemie, Metallurgie, Mechanik, Astronomie, Französisch und Englisch sowie Buchführung.

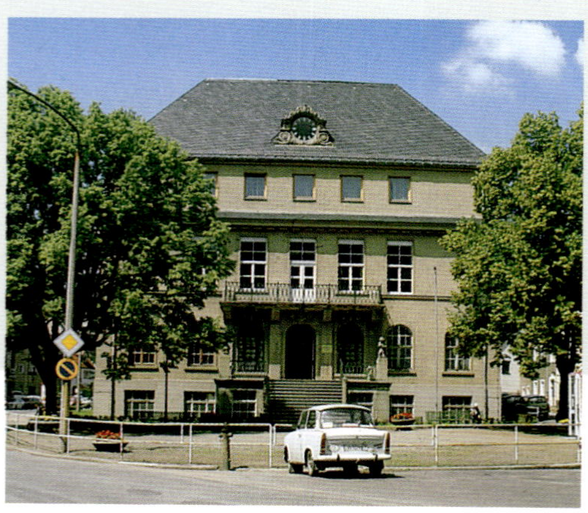

Die Uhrmacherschule war anfangs in einem Flügel des städtischen Schulgebäudes untergebracht, doch bereits am 15. Mai 1881 erfolgte der Umzug in ein eigenes, neu errichtetes Gebäude im Herzen der Stadt, und bereits zum 25-jährigen Jubiläum konnte man stolz auf über 1000 Besucher (677 Schüler und 328 Gasthörer) der DUS verweisen.

Die Deutsche Uhrmacherschule, deren Strukturen bis zur politischen Wende zu Beginn der neunziger Jahre erhalten blieben, hatte maßgeblichen Anteil an der Emanzipation des Uhrenstandorts Glashütte von den etablierten Lehranstalten in der Schweiz und in Frankreich. Aber auch die anderen deutschen Standorte der Uhrenproduktion (Pforzheim, Furtwangen) profitierten von der Ausbildungsqualität der DUS, zumal die später dort etablierten Ausbildungsstätten in hohem Maß auf ehemalige DUS-Schüler als Lehrer und/oder Direktoren zurückgreifen konnten. Und zu DDR-Zeiten galt die Glashütter Uhrmacherschule als „Kaderschmiede" für die Uhren- und Feinwerktechnik.

Die Kollektion
von
A. Lange & Söhne

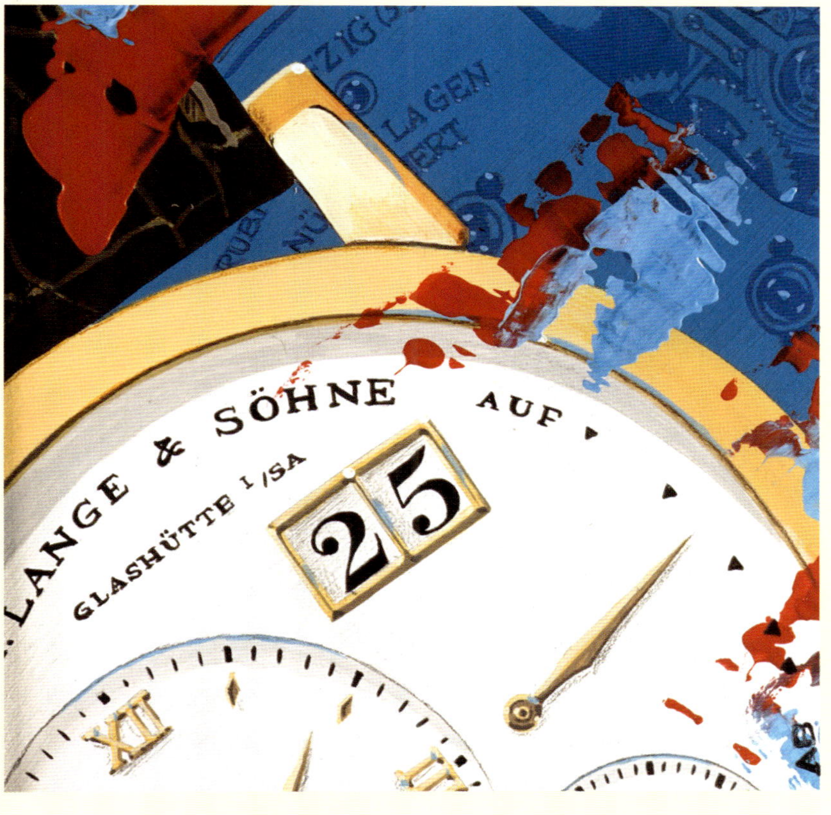

Lange 1
101.021

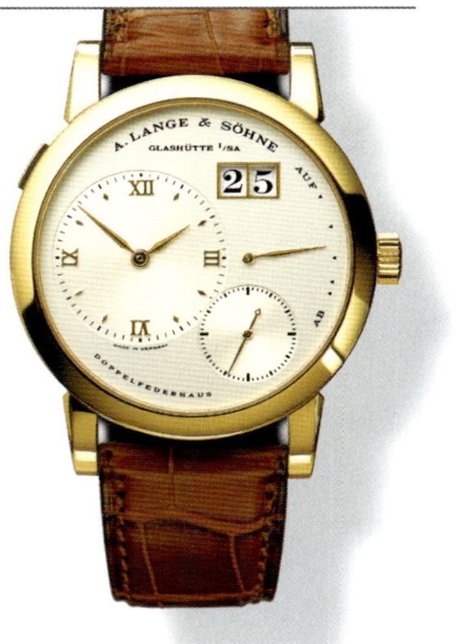

Werk: mechanisch mit Handaufzug, Lange Kaliber L901.0, Durchmesser 30,4 mm, Höhe 5,9 mm, 53 Lagersteine, davon 9 in verschraubten Goldchatons; 21.600 A/h, Glucydur-Schraubenunruh, Nivarox-Spirale mit spezieller Endkurve, Schwanenhals-Feinregulierung und patentierter Abfallregulierung; 2 in Reihe geschaltete Federhäuser; Gangreserve 72 Stunden; Glashütter Dreiviertelplatine, Werkbrücken mit Glashütter Bandschliff

Funktionen: Stunden, Minuten, kleine Sekunde; Großdatum (patentiert); Gangreserveanzeige, Sekundenstopp

Gehäuse: Gelbgold 18 Karat; Durchmesser 38,5 mm, Höhe 10,0 mm; Saphirglas; sechsfach verschraubter Boden mit Saphirglas-Sichtfenster; Korrekturdrücker für Datumsanzeige am Gehäuserand

Zifferblatt: Silber massiv, champagnerfarben; aufgesetzte Indexe, römische Ziffern und Lanzenzeiger in Gelbgold; Anzeigen: Stunden und Minuten dezentral bei der „9", Großdatum (Doppelfenster) bei der „1", kleine Sekunde bei der „5", Gangreserveanzeige bei der „3"

Band: Krokodilleder; Dornschließe

Preis: € 17.900,-

Lange 1
101.031

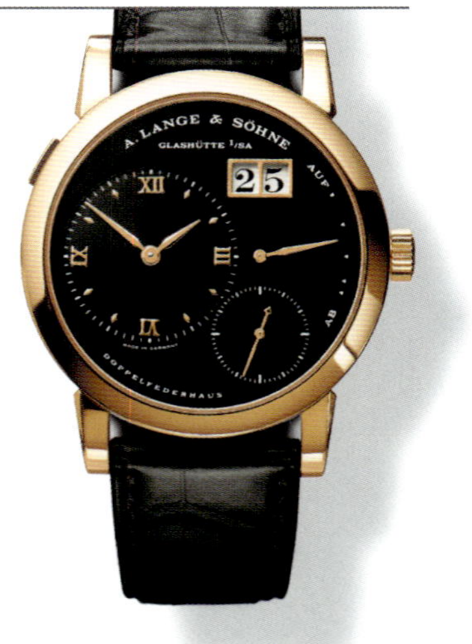

Werk: mechanisch mit Handaufzug, Lange Kaliber L901.0, Durchmesser 30,4 mm, Höhe 5,9 mm, 53 Lagersteine, davon 9 in verschraubten Goldchatons; 21.600 A/h, Glucydur-Schraubenunruh, Nivarox-Spirale mit spezieller Endkurve, Schwanenhals-Feinregulierung und patentierter Abfallregulierung; 2 in Reihe geschaltete Federhäuser; Gangreserve 72 Stunden; Glashütter Dreiviertelplatine, Werkbrücken mit Glashütter Bandschliff

Funktionen: Stunden, Minuten, kleine Sekunde; Großdatum (patentiert); Gangreserveanzeige, Sekundenstopp

Gehäuse: Rotgold 18 Karat; Durchmesser 38,5 mm, Höhe 10,0 mm; Saphirglas; sechsfach verschraubter Boden mit Saphirglas-Sichtfenster; Korrekturdrücker für Datumsanzeige am Gehäuserand

Zifferblatt: Silber massiv, schwarz; aufgesetzte Indexe, römische Ziffern und Lanzenzeiger in Rotgold; Anzeigen: Stunden und Minuten dezentral bei der „9", Großdatum (Doppelfenster) bei der „1", kleine Sekunde bei der „5", Gangreserveanzeige bei der „3"

Band: Krokodilleder; Dornschließe

Preis: € 17.900,-

Lange 1
101.025

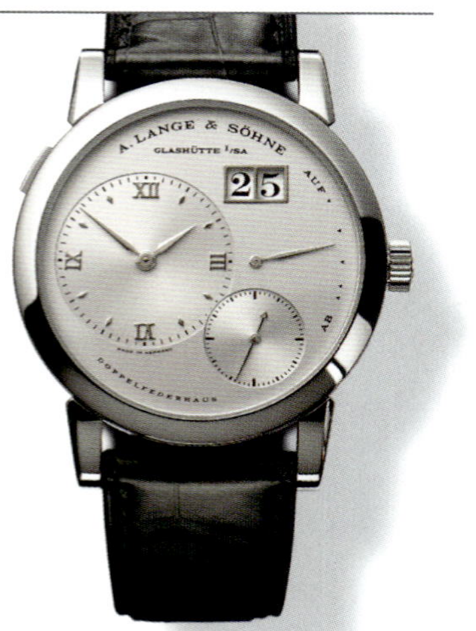

Werk: mechanisch mit Handaufzug, Lange Kaliber L901.0, Durchmesser 30,4 mm, Höhe 5,9 mm, 53 Lagersteine, davon 9 in verschraubten Goldchatons; 21.600 A/h, Glucydur-Schraubenunruh, Nivarox-Spirale mit spezieller Endkurve, Schwanenhals-Feinregulierung und patentierter Abfallregulierung; 2 in Reihe geschaltete Federhäuser; Gangreserve 72 Stunden; Glashütter Dreiviertelplatine, Werkbrücken mit Glashütter Bandschliff

Funktionen: Stunden, Minuten, kleine Sekunde; Großdatum (patentiert); Gangreserveanzeige, Sekundenstopp

Gehäuse: Platin; Durchmesser 38,5 mm, Höhe 10,0 mm; Saphirglas; sechsfach verschraubter Boden mit Saphirglas-Sichtfenster; Korrekturdrücker für Datumsanzeige am Gehäuserand

Zifferblatt: Silber massiv, rhodiniert; aufgesetzte Indexe, römische Ziffern und Lanzenzeiger in Gold, rhodiniert; Anzeigen: Stunden und Minuten dezentral bei der „9", Großdatum (Doppelfenster) bei der „1", kleine Sekunde bei der „5", Gangreserveanzeige bei der „3"

Band: Krokodilleder; Dornschließe

Preis: € 25.700,-

Lange 1 „Soirée"
110.030

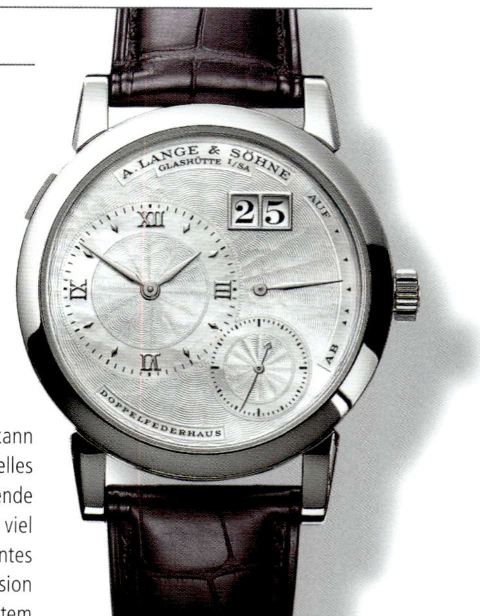

Dass die Lange 1 mehr sein kann als ein technisches und kulturelles Renommierstück für zupackende Handgelenke, beweist die mit viel Fingerspitzengefühl in ein dezentes Schmuckstück verwandelte Version „Soirée". Das aus ausgewähltem Rohmaterial angefertigte Perlmuttblatt trägt hauchzarte Guillochiermuster, die zusammen mit den rhodinierten Ziffern, Indexen und Fenstereinfassungen die verschiedenen Anzeigen und Skalen auf dem Zifferblatt strukturieren. Das Gehäuse der „Lange 1 Soirée" ist aus Weißgold gefertigt. Die Uhr kostet € 20.200,-.

Lange 1 Tourbillon
704.025

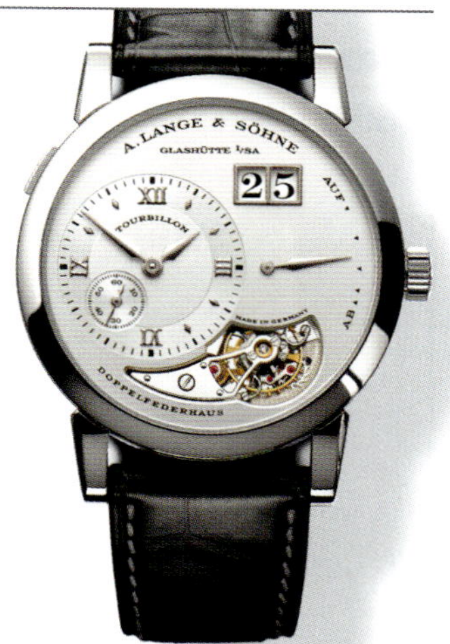

Werk: mechanisch mit Handaufzug, Lange Kaliber L961.1, Durchmesser 30,6 mm, Höhe 5,9 mm, 49 Lagersteine, davon 7 in verschraubten Goldchatons, Drehgestell-Lagerung mit 2 Diamant-Decksteinen in verschraubten Goldchatons; 21.600 A/h, Glucydur-Schraubenunruh im Tourbillon-Drehgestell mit einer Umdrehung pro Minute; 2 in Reihe geschaltete Federhäuser; Gangreserve 72 Stunden; Glashütter Dreiviertelplatine, Werkbrücken mit Glashütter Bandschliff

Funktionen: Stunden, Minuten, kleine Sekunde; Großdatum (patentiert); Gangreserveanzeige

Gehäuse: Platin; Durchmesser 38,5 mm, Höhe 10 mm; Saphirglas; sechsfach verschraubter Boden mit Saphirglas-Sichtfenster; Korrekturdrücker für Datumsanzeige am Gehäuserand

Zifferblatt: Silber massiv, rhodiniert; aufgesetzte Indexe, römische Ziffern und Lanzenzeiger in Gold, rhodiniert; Anzeigen: Stunden und Minuten dezentral bei der „9", Großdatum (Doppelfenster) bei der „1", kleine Sekunde bei der „8", Gangreserveanzeige bei der „3"

Band: Krokodilleder; Dornschließe

Preis: € 91.100,-, limitierte Auflage von 150 Exemplaren

Lange 1 Tourbillon
704.032

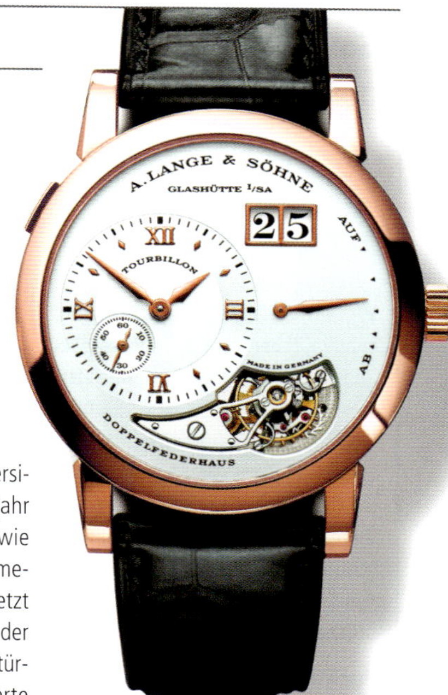

Die Vorstellung der Tourbillon-Version der Lange 1 erfolgte im Frühjahr 2000, und die Art und Weise, wie der „Wirbelwind" auf dem asymmetrischen Zifferblatt in Positur gesetzt wurde, riss nicht nur die Freunde der Marke zu wahren Begeisterungsstürmen hin. Der spiegelblank polierte Kloben zieht sich wie ein Kometenschweif über das Zifferblatt und lenkt die Blicke auf die Aussparung, wo sonst der kleine Sekundenzeiger seine Kreise zieht. Dieser wurde in den dezentralen Stundenkreis integriert, um den Blick auf die Filigrantechnik des Drehgestells nicht zu versperren.

Im Bild die Rotgold-Version, eine limitierte Auflage von 250 Exemplaren für je € 81.300,-.

Lange 1 Mondphase
109.032

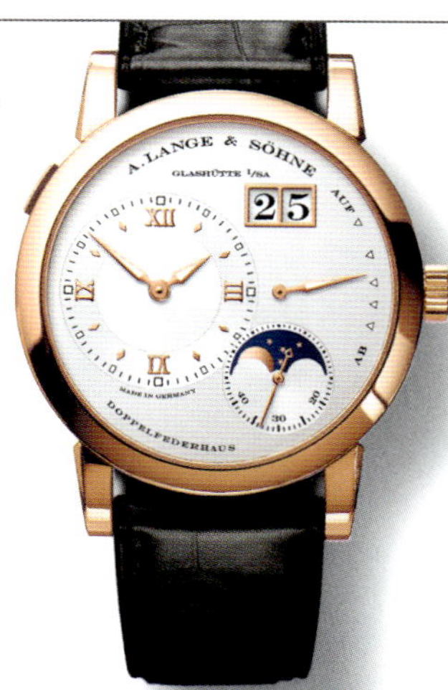

Werk: mechanisch mit Handaufzug, Lange Kaliber L901.5, Durchmesser 30,4 mm, Höhe 5,9 mm, 54 Lagersteine, davon 9 in verschraubten Goldchatons; 21.600 A/h, Glucydur-Schraubenunruh, Nivarox-Spirale mit spezieller Endkurve, Schwanenhals-Feinregulierung und patentierter Abfallregulierung; 2 in Reihe geschaltete Federhäuser; Gangreserve 72 Stunden; Glashütter Dreiviertelplatine, Werkbrücken mit Glashütter Bandschliff

Funktionen: Stunden, Minuten, kleine Sekunde; Großdatum (patentiert); Sekundenstopp, Gangreserveanzeige; Mondphasenanzeige mit kontinuierlichem Antrieb

Gehäuse: Rotgold 18 Karat; Durchmesser 38,5 mm, Höhe 10,4 mm; Saphirglas; sechsfach verschraubter Boden mit Saphirglas-Sichtfenster; Korrekturdrücker für Datumsanzeige am Gehäuserand

Zifferblatt: Silber massiv, argenté; aufgesetzte Indexe, römische Ziffern und Lanzenzeiger in Rotgold; Zeiger mit Superluminova-Auflage, Anzeigen: Stunden und Minuten dezentral bei der „9", Großdatum (Doppelfenster) bei der „1", kleine Sekunde und Mondphasen bei der „5", Gangreserveanzeige bei der „3"

Band: Krokodilleder, Dornschließe

Preis: € 21.200,-

Lange 1 Mondphase
109.025

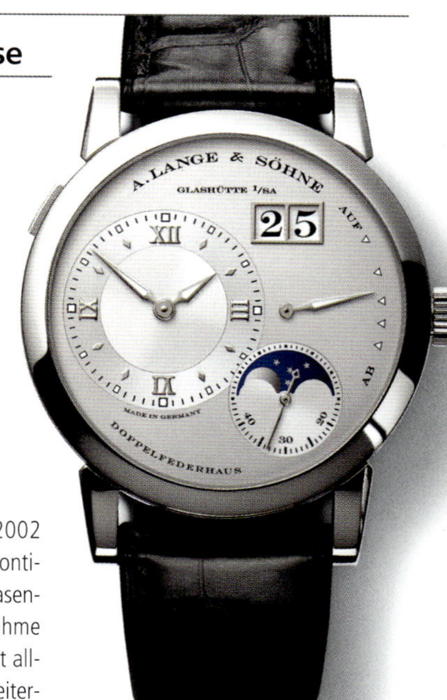

Die Besonderheit des im Jahr 2002 präsentierten Modells liegt im kontinuierlichen Antrieb der Mondphasenanzeige durch Bewegungsabnahme am Stundenrad statt – wie sonst allgemein üblich – schrittweiser Weiterschaltung alle 12 Stunden. Mit einer konstruktionsbedingten Abweichung von lediglich einem Tag nach 122,6 Jahren setzt diese Mondphasenanzeige neue Maßstäbe in der Anzeigepräzision.

Im Bild die Platin-Variante mit Krokodillederband für € 29.000,-.

Große Arkade
106.032

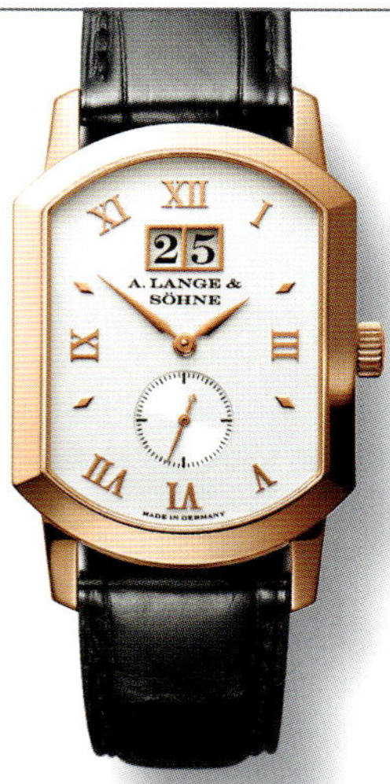

Werk: mechanisch mit Handaufzug, Formwerk Lange Kaliber L911.4, Abmessungen 25,6 x 17,6 mm, Höhe 4,95 mm, 30 Lagersteine, davon 3 in verschraubten Goldchatons; 21.600 A/h, Glucydur-Schraubenunruh, Nivarox-Spirale mit Schwanenhals-Feinregulierung, Abfallregulierung mittels Feinregulierschraube; Gangreserve 42 Stunden; Glashütter Dreiviertelplatine, Werkbrücken mit Glashütter Bandschliff

Funktionen: Stunden, Minuten, kleine Sekunde; Großdatum (patentiert), Sekundenstopp

Gehäuse: Rotgold 18 Karat; Abmessungen 38 x 29,5 mm, Höhe 9 mm; Saphirglas; Boden sechsfach verschraubt mit Saphirglas-Sichtfenster; Korrekturdrücker für Datumsanzeige am Gehäuserand

Zifferblatt: Silber massiv, argenté; aufgesetzte römische Ziffern und Indexe in Rotgold, goldene Lanzenzeiger; Anzeigen: Großdatum (Doppelfenster) bei der „12", kleine Sekunde bei der „6"

Band: Krokodilleder; Dornschließe

Preis: € 12.700,-

Große Arkade
812.021

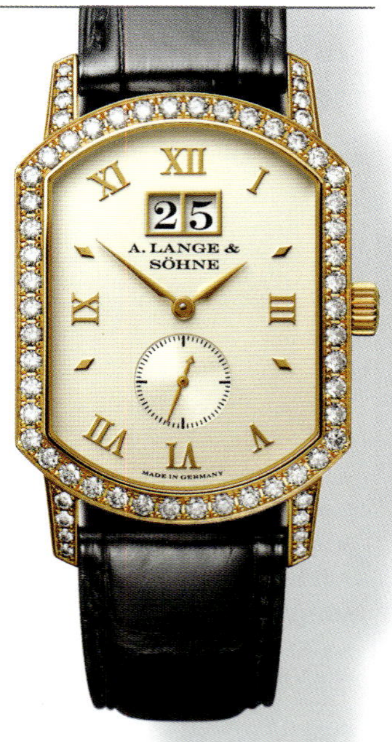

Die „Arkade" war bereits Teil der Lange-Startkollektion von 1994, wurde als einzige Damenuhr in der Modellpalette jedoch gleichzeitig zum Inbegriff der technischen Verpackungskunst (Großdatum!). Wie dem auch sei: Im Zuge der steigenden Popularität von Formgehäusen und dem Hang zu größeren Abmessungen legt das zierliche Ührchen in alle Richtungen ein paar Millimeter zu – gerade genug, um für groß gewachsene Damen (und für Männer mit etwas schmaleren Handgelenken) interessant zu werden, aber auch nicht zu viel, um die ausgewogenen Proportionen nicht zu verderben.

Im Bild eine Schmuckvariante in 18 Karat Gelbgold mit Brillantbesatz an Lünette und Bandanstößen für € 24.000,-.

Tourbillon „Pour le Mérite"
701.001

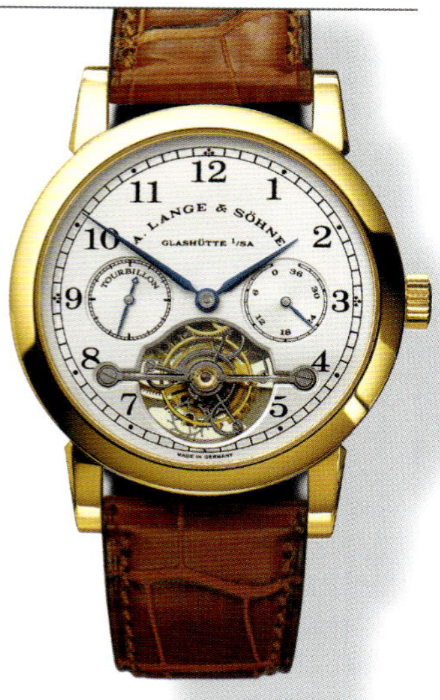

Werk: mechanisch mit Handaufzug, Lange Kaliber L902.0, Durchmesser 30 mm, Höhe 6 mm, 29 Lagersteine, davon 5 in verschraubten Goldchatons, Tourbillonkäfiglager mit 2 Diamant-Decksteinen; 18.000 A/h, Glucydur-Schraubenunruh, Minutentourbillon, Nivarox-Spirale mit Endkurve nach Prof. Strasser; Zugkraftregulierung mit Kette und Schnecke sowie Stufen-Planetengetriebe; Gangreserve 36 Stunden; Glashütter Dreiviertelplatine, Werkbrücken mit Glashütter Bandschliff

Funktionen: Stunden, Minuten, kleine Sekunde; Gangreserveanzeige

Gehäuse: Gelbgold 18 Karat; Durchmesser 38,5 mm, Höhe 10 mm; Saphirglas; sechsfach verschraubter Boden mit Saphirglas-Sichtfenster

Zifferblatt: Silber massiv, argenté; arabische Ziffern und Minuterie, gebläute Lanzenzeiger; Aussparung bei der „6" mit stabförmiger Brücke über dem Tourbillonkäfig; Anzeigen: kleine Sekunde bei der „9", Gangreserveanzeige bei der „3"

Band: Krokodilleder; Dornschließe

Preis: € 80.900,-, limitierte Auflage von 150 Exemplaren (ausverkauft)

Tourbillon „Pour le Mérite"
701.005

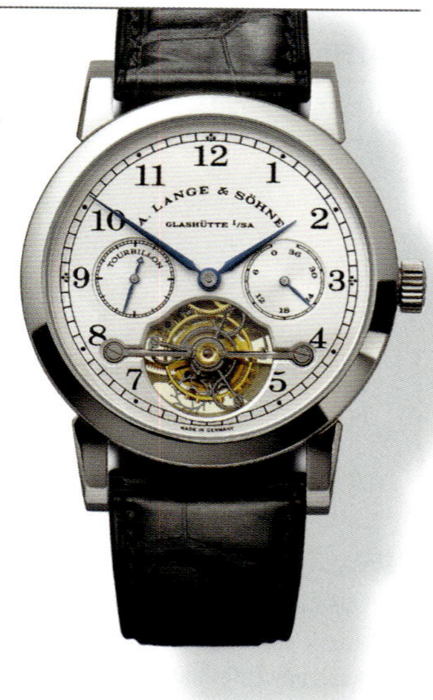

Werk: mechanisch mit Handaufzug, Lange Kaliber L902.0, Durchmesser 30 mm, Höhe 6 mm, 29 Lagersteine, davon 5 in verschraubten Goldchatons, Tourbillonkäfiglager mit zwei Diamant-Decksteinen; 18.000 A/h, Glucydur-Schraubenunruh, Minutentourbillon, Nivarox-Spirale mit Endkurve nach Prof. Strasser; Zugkraftregulierung mit Kette und Schnecke sowie Stufen-Planetengetriebe; Gangreserve 36 Stunden; Glashütter Dreiviertelplatine, Werkbrücken mit Glashütter Bandschliff

Funktionen: Stunden, Minuten, kleine Sekunde; Gangreserveanzeige

Gehäuse: Platin; Durchmesser 38,5 mm, Höhe 10 mm; Saphirglas; sechsfach verschraubter Boden mit Saphirglas-Sichtfenster

Zifferblatt: Silber massiv, argenté; arabische Ziffern und Minuterie, gebläute Lanzenzeiger; Aussparung bei der „6" mit stabförmiger Brücke über dem Tourbillonkäfig; Anzeigen: kleine Sekunde bei der „9", Gangreserveanzeige bei der „3"

Band: Krokodilleder; Dornschließe

Preis: € 90.600,-, limitierte Auflage von 50 Exemplaren (ausverkauft)

1815
206.021

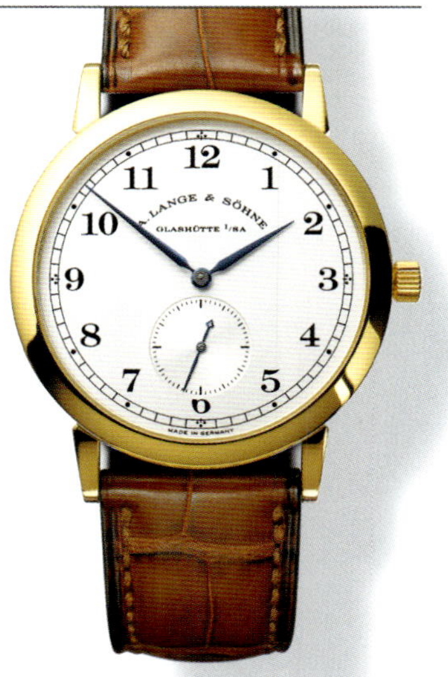

Werk: mechanisch mit Handaufzug, Lange Kaliber L941.1, Durchmesser 25,6 mm, Höhe 3,2 mm, 21 Lagersteine, davon 4 in verschraubten Goldchatons; 21.600 A/h, Glucydur-Schraubenunruh, Nivarox-Spirale mit Schwanenhals-Feinregulierung, Abfallregulierung mittels Feinregulierschraube; Gangreserve 45 Stunden; Glashütter Dreiviertelplatine, Werkbrücken mit Glashütter Bandschliff

Funktionen: Stunden, Minuten, kleine Sekunde, Sekundenstopp

Gehäuse: Gelbgold 18 Karat; Durchmesser 35,9 mm, Höhe 7,5 mm; Saphirglas; Boden sechsfach verschraubt mit Saphirglas-Sichtfenster

Zifferblatt: Silber massiv, argenté; arabische Ziffern und Minuterie, gebläute Lanzenzeiger; Anzeigen: kleine Sekunde bei der „6"

Band: Krokodilleder; Dornschließe

Preis: € 8100,-

1815
206.027

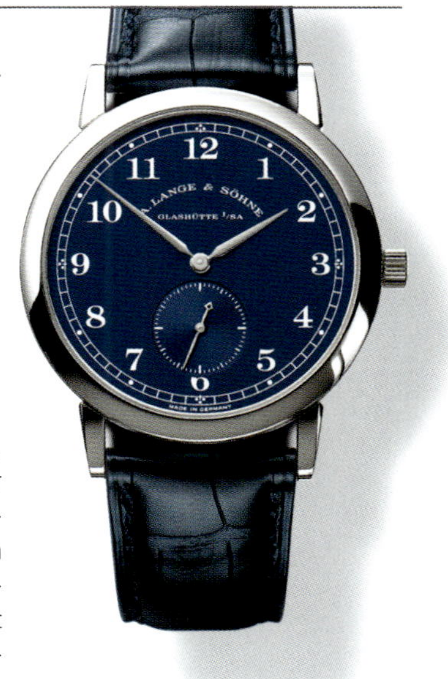

Werk: mechanisch mit Handaufzug, Lange Kaliber L941.1, Durchmesser 25,6 mm, Höhe 3,2 mm, 21 Lagersteine, davon 4 in verschraubten Goldchatons; 21.600 A/h, Glucydur-Schraubenunruh, Nivarox-Spirale mit Schwanenhals-Feinregulierung, Abfallregulierung mittels Feinregulierschraube; Gangreserve 45 Stunden; Glashütter Dreiviertelplatine, Werkbrücken mit Glashütter Bandschliff

Funktionen: Stunden, Minuten, kleine Sekunde, Sekundenstopp

Gehäuse: Weißgold 18 Karat; Durchmesser 35,9 mm, Höhe 7,5 mm; Saphirglas; Boden sechsfach verschraubt mit Saphirglas-Sichtfenster

Zifferblatt: Silber massiv, blau; arabische Ziffern und Minuterie, Lanzenzeiger in Gold, rhodiniert; Anzeigen: kleine Sekunde bei der „6"

Band: Krokodilleder; Dornschließe

Preis: € 8100,-

1815 „AUF und AB"
221.032

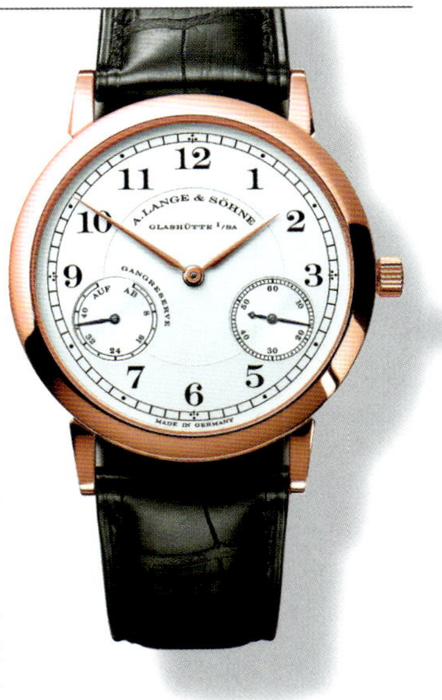

Werk: mechanisch mit Handaufzug, Lange Kaliber L942.1, Durchmesser 25,6 mm, Höhe 3,7 mm, 27 Lagersteine, davon 6 in verschraubten Goldchatons; 21.600 A/h, Glucydur-Schraubenunruh, Nivarox-Spirale mit Schwanenhals-Feinregulierung, Abfallregulierung mittels Feinregulierschraube; Gangreserve 45 Stunden; Glashütter Dreiviertelplatine, Werkbrücken mit Glashütter Bandschliff

Funktionen: Stunden, Minuten, kleine Sekunde; Gangreserveanzeige

Gehäuse: Rotgold 18 Karat; Durchmesser 35,9 mm, Höhe 7,9 mm; Saphirglas; Boden sechsfach verschraubt mit Saphirglas-Sichtfenster

Zifferblatt: Silber massiv, argenté; arabische Ziffern und Minuterie, Lanzenzeiger in Rotgold; Anzeigen: kleine Sekunde bei der „4", Gangreserveanzeige bei der „8"

Band: Krokodilleder; Dornschließe

Preis: € 11.000,-

1815 „AUF und AB"
221.025

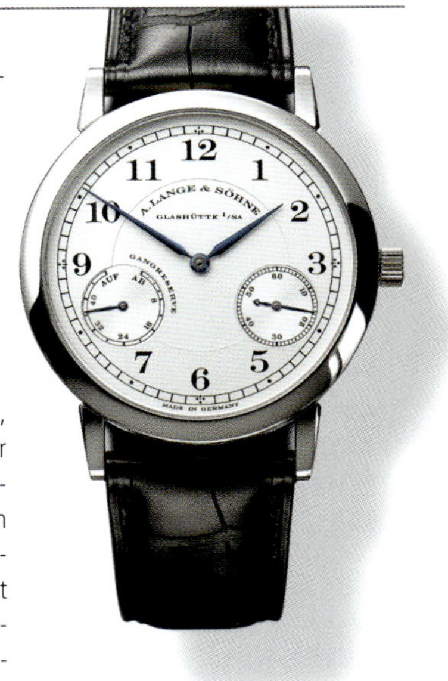

Werk: mechanisch mit Handaufzug, Lange Kaliber L942.1, Durchmesser 25,6 mm, Höhe 3,7 mm, 27 Lagersteine, davon 6 in verschraubten Goldchatons; 21.600 A/h, Glucydur-Schraubenunruh, Nivarox-Spirale mit Schwanenhals-Feinregulierung, Abfallregulierung mittels Feinregulierschraube; Gangreserve 45 Stunden; Glashütter Dreiviertelplatine, Werkbrücken mit Glashütter Bandschliff

Funktionen: Stunden, Minuten, kleine Sekunde; Gangreserveanzeige, Sekundenstopp

Gehäuse: Platin; Durchmesser 35,9 mm, Höhe 7,9 mm; Saphirglas; Boden sechsfach verschraubt mit Saphirglas-Sichtfenster

Zifferblatt: Silber massiv, argenté; arabische Ziffern und Minuterie, gebläute Lanzenzeiger; Anzeigen: kleine Sekunde bei der „4", Gangreserveanzeige bei der „8"

Band: Krokodilleder; Dornschließe

Preis: € 15.400,-

Cabaret

107.021

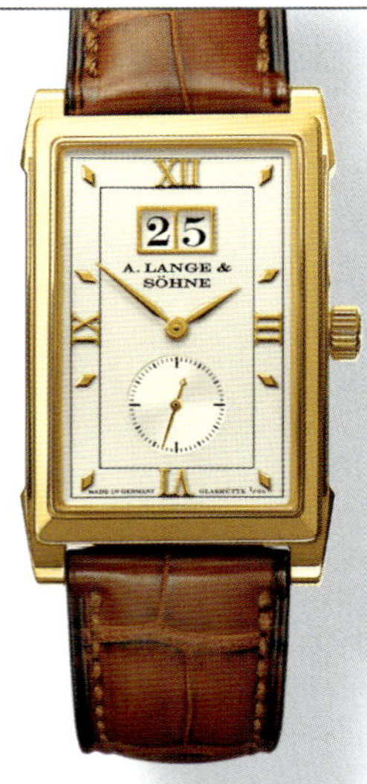

Werk: mechanisch mit Handaufzug, Formwerk Lange Kaliber L931.3, Abmessungen 25,6 x 17,6 mm, Höhe 4,95 mm, 30 Lagersteine, davon 3 in verschraubten Goldchatons; 21.600 A/h, Glucydur-Schraubenunruh, Nivarox-Spirale mit Schwanenhals-Feinregulierung, Abfallregulierung mittels Feinregulierschraube; Gangreserve 42 Stunden; Glashütter Dreiviertelplatine, Werkbrücken mit Glashütter Bandschliff

Funktionen: Stunden, Minuten, kleine Sekunde; Großdatum (patentiert), Sekundenstopp

Gehäuse: Gelbgold 18 Karat; Abmessungen 36,5 x 25,5 mm, Höhe 9,1 mm; Saphirglas; Boden sechsfach verschraubt mit Saphirglas-Sichtboden; Korrekturdrücker für Datumsanzeige am Gehäuserand

Zifferblatt: Silber massiv, champagnerfarben; aufgesetzte römische Ziffern und Indexe in Gelbgold, goldene Lanzenzeiger; Anzeigen: Großdatum (Doppelfenster) bei der „12", kleine Sekunde bei der „6"

Band: Krokodilleder; Dornschließe

Preis: € 14.400,-

Cabaret

107.035

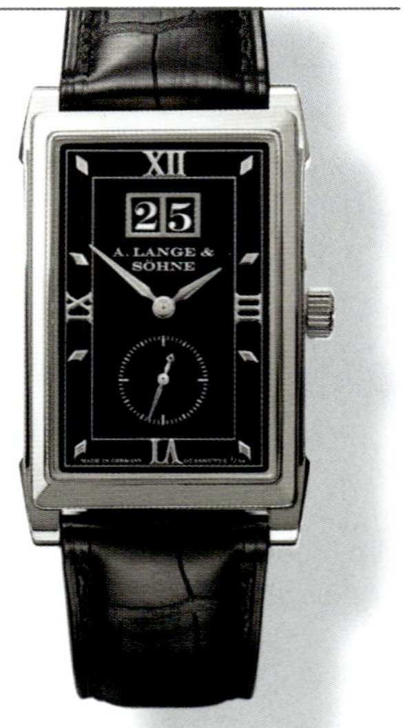

Werk: mechanisch mit Handaufzug, Formwerk Lange Kaliber L931.3, Abmessungen 25,6 x 17,6 mm, Höhe 4,95 mm, 30 Lagersteine, davon 3 in verschraubten Goldchatons; 21.600 A/h, Glucydur-Schraubenunruh, Nivarox-Spirale mit Schwanenhals-Feinregulierung, Abfallregulierung mittels Feinregulierschraube; Gangreserve 42 Stunden; Glashütter Dreiviertelplatine, Werkbrücken mit Glashütter Bandschliff

Funktionen: Stunden, Minuten, kleine Sekunde; Großdatum (patentiert), Sekundenstopp

Gehäuse: Platin; Abmessungen 36,3 x 25,5 mm, Höhe 9,1 mm; Saphirglas; Boden sechsfach verschraubt mit Saphirglas-Sichtboden; Korrekturdrücker für Datumsanzeige am Gehäuserand

Zifferblatt: Silber massiv, schwarz; aufgesetzte römische Ziffern und Indexe in Gold, rhodiniert, goldene Lanzenzeiger, rhodiniert; Anzeigen: Großdatum (Doppelfenster) bei der „12", kleine Sekunde bei der „6"

Band: Krokodilleder; Dornschließe in Platin

Preis: € 21.300,-

Cabaret

107.031

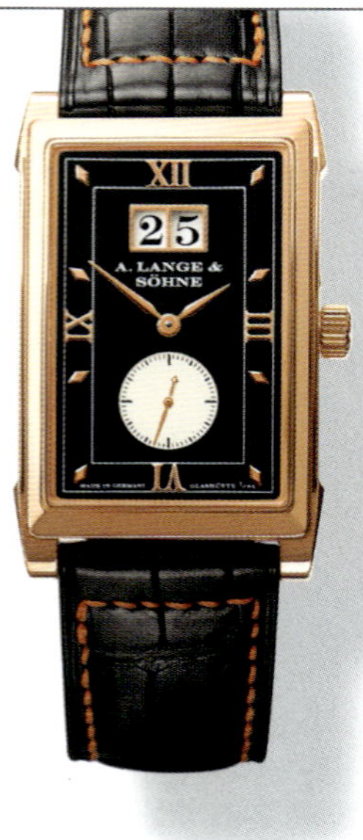

Werk: mechanisch mit Handaufzug, Formwerk Lange Kaliber L931.3, Abmessungen 25,6 x 17,6 mm, Höhe 4,95 mm, 30 Lagersteine, davon 3 in verschraubten Goldchatons; 21.600 A/h, Glucydur-Schraubenunruh, Nivarox-Spirale mit Schwanenhals-Feinregulierung, Abfallregulierung mittels Feinregulierschraube; Gangreserve 42 Stunden; Glashütter Dreiviertelplatine, Werkbrücken mit Glashütter Bandschliff

Funktionen: Stunden, Minuten, kleine Sekunde; Großdatum (patentiert), Sekundenstopp

Gehäuse: Rotgold 18 Karat; Abmessungen 36,3 x 25,5 mm, Höhe 9,1 mm; Saphirglas; Boden sechsfach verschraubt mit Saphirglas-Sichtboden; Korrekturdrücker für Datumsanzeige am Gehäuserand

Zifferblatt: Silber massiv, schwarz; aufgesetzte römische Ziffern und Indexe in Rotgold, rotgoldene Lanzenzeiger; Anzeigen: Großdatum (Doppelfenster) bei der „12", kleine Sekunde bei der „6"

Band: Krokodilleder; Dornschließe

Preis: € 14.400,-

Cabaret

808.033

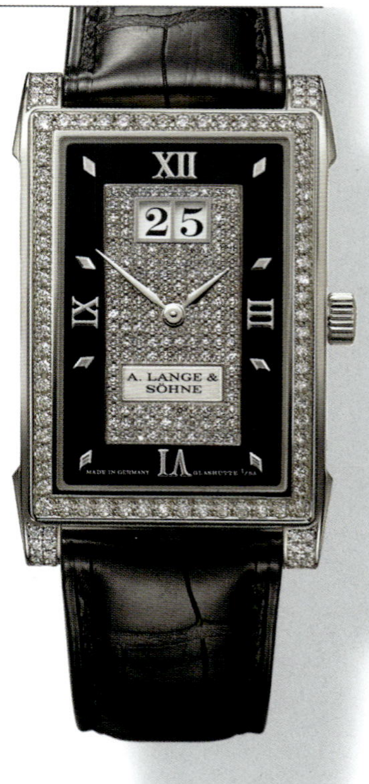

Das sehr klassische Rechteckmodell Cabaret gibt es inzwischen auch in einer ganzen Reihe von Schmuckvarianten mit Edelsteinbesatz im Brillant- oder Baguette-Schliff an der Lünette und an den Bandanstößen.

Die hier gezeigte Weißgoldversion ist zum Beispiel mit 244 Brillanten (natürlich Qualität „Top-Wesselton VVS") im Gesamtgewicht von ca. 1,7 Karat ausgefasst. Dazu trägt sie ein Zifferblatt aus natürlich gewachsenem Onyx auf einer massiven Goldplatte, deren Innenfeld mit 146 Diamanten besetzt ist.

Preis: € 52.800,-

Langematik
308.021

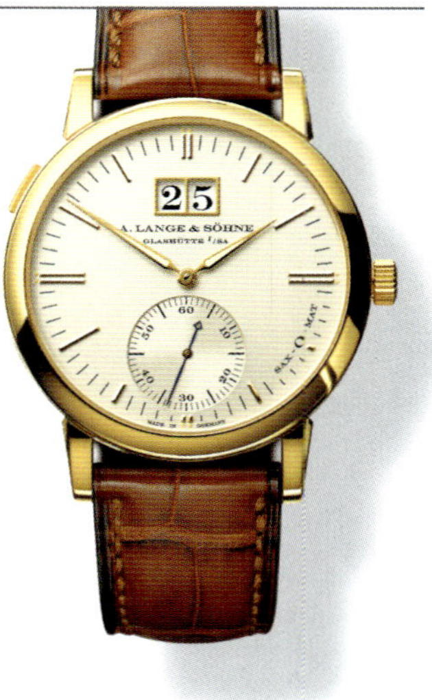

Werk: mechanisch mit automatischem Aufzug, Lange Kaliber L921.4 „SAX-O-MAT", Durchmesser 30,4 mm, Höhe 5,55 mm, 45 Lagersteine; 21.600 A/h, Glucydur-Schraubenunruh, Nivarox-Spirale mit Schwanenhals-Feinregulierung, Abfallregulierung mittels Feinregulierschraube; beidseitig aufziehender, geprägter „Dreiviertelrotor" in 21 Karat Gold und Platin mit 4 Kugellagern im Wechselgetriebe; Gangreserve 46 Stunden; Werkbrücken mit Glashütter Bandschliff

Funktionen: Stunden, Minuten, kleine Sekunde; Großdatum (patentiert); Sekundenstoppvorrichtung mit automatischer Nullstellung des Sekundenzeigers („Zero-reset") beim Ziehen der Krone

Gehäuse: Gelbgold 18 Karat; Durchmesser 37 mm, Höhe 9,7 mm; Saphirglas; sechsfach verschraubter Boden mit Saphirglas-Sichtfenster; Korrekturdrücker für Datumsanzeige am Gehäuserand

Zifferblatt: Silber massiv, champagnerfarben; aufgesetzte Indexe und Lanzenzeiger in Gelbgold mit Superluminova; Anzeigen: Großdatum (Doppelfenster) bei der „12", kleine Sekunde bei der „6"

Band: Krokodilleder; Dornschließe

Preis: € 16.800,-

Langematik
358.021

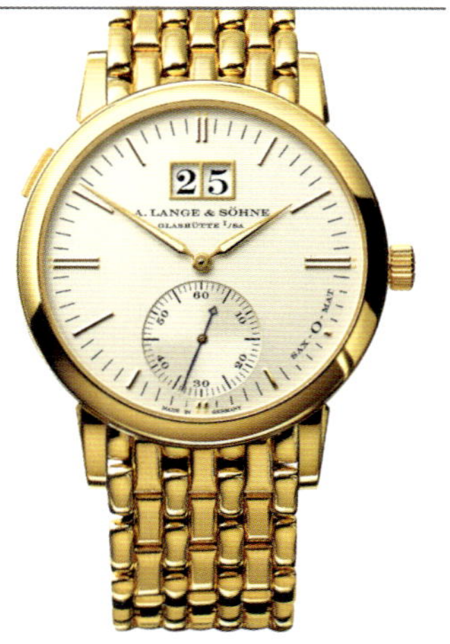

Werk: mechanisch mit automatischem Aufzug, Lange Kaliber L921.4 „SAX-O-MAT", Durchmesser 30,4 mm, Höhe 5,55 mm, 45 Lagersteine; 21.600 A/h, Glucydur-Schraubenunruh, Nivarox-Spirale mit Schwanenhals-Feinregulierung, Abfallregulierung mittels Feinregulierschraube; beidseitig aufziehender, geprägter „Dreiviertelrotor" in 21 Karat Gold und Platin mit 4 Kugellagern im Wechselgetriebe; Gangreserve 46 Stunden; Werkbrücken mit Glashütter Bandschliff

Funktionen: Stunden, Minuten, kleine Sekunde; Großdatum (patentiert); Sekundenstoppvorrichtung mit automatischer Nullstellung des Sekundenzeigers („Zero-reset") beim Ziehen der Krone

Gehäuse: Gelbgold 18 Karat; Durchmesser 37 mm, Höhe 9,7 mm; Saphirglas; sechsfach verschraubter Boden mit Saphirglas-Sichtfenster; Korrekturdrücker für Datumsanzeige am Gehäuserand

Zifferblatt: Silber massiv, champagnerfarben; aufgesetzte Indexe und Lanzenzeiger in Gelbgold mit Superluminova; Anzeigen: Großdatum (Doppelfenster) bei der „12", kleine Sekunde bei der „6"

Band: Gelbgold 18 Karat; Faltschließe

Preis: € 25.800,-

Langematik
308.027

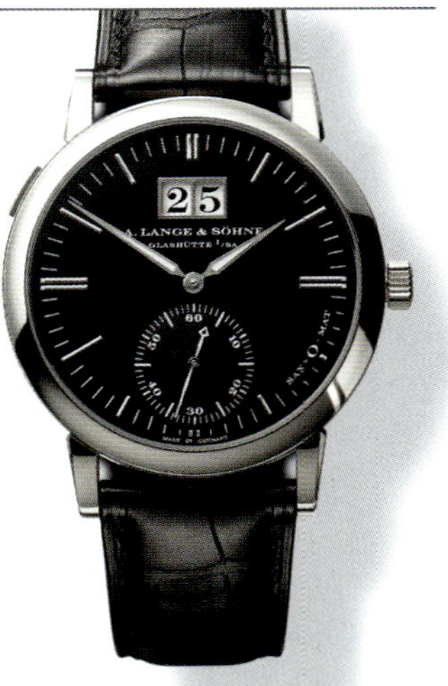

Werk: mechanisch mit automatischem Aufzug, Lange Kaliber L921.4 „SAX-O-MAT", Durchmesser 30,4 mm, Höhe 5,55 mm, 45 Lagersteine; 21.600 A/h, Glucydur-Schraubenunruh, Nivarox-Spirale mit Schwanenhals-Feinregulierung, Abfallregulierung mittels Feinregulierschraube; beidseitig aufziehender, geprägter „Dreiviertelrotor" in 21 Karat Gold und Platin mit 4 Kugellagern im Wechselgetriebe; Gangreserve 46 Stunden; Werkbrücken mit Glashütter Bandschliff

Funktionen: Stunden, Minuten, kleine Sekunde; Großdatum (patentiert); Sekundenstoppvorrichtung mit automatischer Nullstellung des Sekundenzeigers („Zero-reset") beim Ziehen der Krone

Gehäuse: Weißgold 18 Karat; Durchmesser 37 mm, Höhe 9,7 mm; Saphirglas; sechsfach verschraubter Boden mit Saphirglas-Sichtfenster; Korrekturdrücker für Datumsanzeige am Gehäuserand

Zifferblatt: Silber massiv, schwarz; aufgesetzte Indexe und Lanzenzeiger in Gold, rhodiniert, mit Superluminova; Anzeigen: Großdatum (Doppelfenster) bei der „12", kleine Sekunde bei der „6"

Band: Krokodilleder; Dornschließe

Preis: € 16.800,-

Langematik
308.025

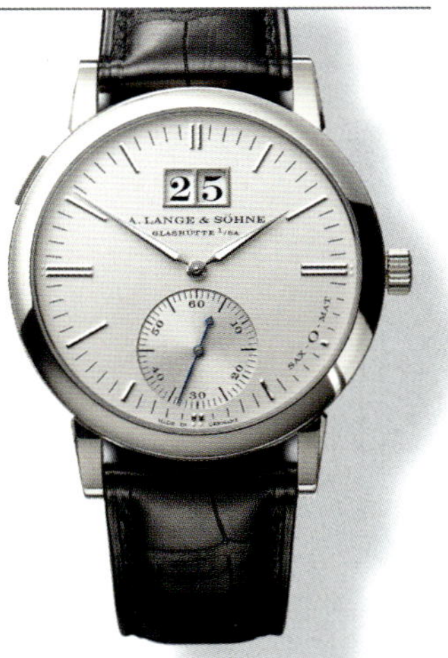

Werk: mechanisch mit automatischem Aufzug, Lange Kaliber L921.4 „SAX-O-MAT", Durchmesser 30,4 mm, Höhe 5,55 mm, 45 Lagersteine; 21.600 A/h, Glucydur-Schraubenunruh, Nivarox-Spirale mit Schwanenhals-Feinregulierung, Abfallregulierung mittels Feinregulierschraube; beidseitig aufziehender, geprägter „Dreiviertelrotor" in 21 Karat Gold und Platin mit 4 Kugellagern im Wechselgetriebe; Gangreserve 46 Stunden; Werkbrücken mit Glashütter Bandschliff

Funktionen: Stunden, Minuten, kleine Sekunde; Großdatum (patentiert); Sekundenstoppvorrichtung mit automatischer Nullstellung des Sekundenzeigers („Zero-reset") beim Ziehen der Krone

Gehäuse: Platin; Durchmesser 37 mm, Höhe 9,7 mm; Saphirglas; sechsfach verschraubter Boden mit Saphirglas-Sichtfenster; Korrekturdrücker für Datumsanzeige am Gehäuserand

Zifferblatt: Silber massiv, rhodiniert; aufgesetzte Indexe und Lanzenzeiger in Gold, rhodiniert, mit Superluminova; Anzeigen: Großdatum (Doppelfenster) bei der „12", kleine Sekunde bei der „6"

Band: Krokodilleder; Dornschließe

Preis: € 24.200,-

Langematik
301.021

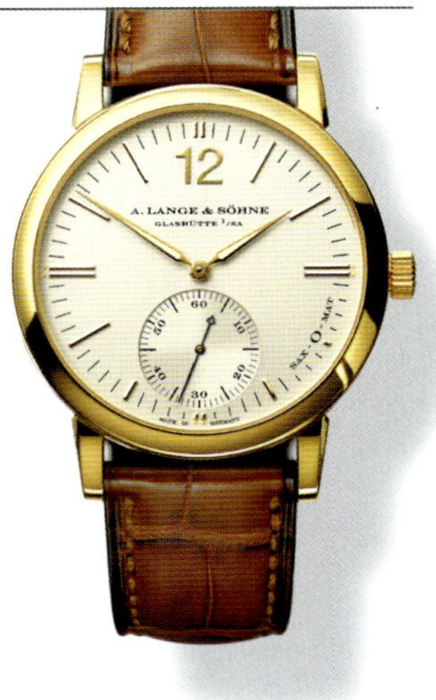

Werk: mechanisch mit automatischem Aufzug, Lange Kaliber L921.2 „SAX-O-MAT", Durchmesser 30,4 mm, Höhe 3,8 mm, 36 Lagersteine; 21.600 A/h, Glucydur-Schraubenunruh, Nivarox-Spirale mit Schwanenhals-Feinregulierung, Abfallregulierung mittels Feinregulierschraube; beidseitig aufziehender, geprägter „Dreiviertelrotor" in 21 Karat Gold und Platin mit 4 Kugellagern im Wechselgetriebe; Gangreserve 46 Stunden; Werkbrücken mit Glashütter Bandschliff

Funktionen: Stunden, Minuten, kleine Sekunde; Sekundenstoppvorrichtung mit automatischer Nullstellung des Sekundenzeigers („Zero-reset") beim Ziehen der Krone

Gehäuse: Gelbgold 18 Karat; Durchmesser 37 mm, Höhe 8,2 mm; Saphirglas; sechsfach verschraubter Boden mit Saphirglas-Sichtfenster

Zifferblatt: Silber massiv, champagnerfarben; aufgesetzte Indexe und Lanzenzeiger in Gelbgold, mit Superluminova; Anzeigen: kleine Sekunde bei der „6"

Band: Krokodilleder; Dornschließe

Preis: € 12.000,-

Jubiläums-Langematik
302.025

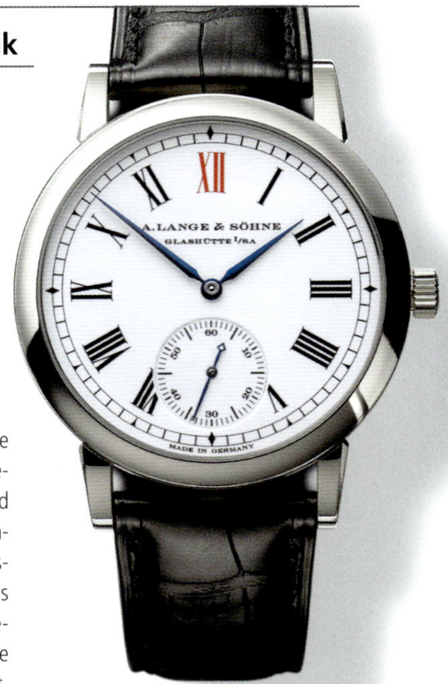

Mit einer Rückbesinnung auf alte Handwerkstraditionen verabschiedete Lange das alte Jahrtausend und erste Jahrzehnt nach der Wiedergründung der Manufaktur. Die Jubiläums-Langematik verfügt über ein echtes Emaille-Zifferblatt mit der charakteristischen roten „XII" – wie einst die Taschenuhren der feinsten Qualität. Die außergewöhnliche Uhr ist auf 500 fortlaufend nummerierte Exemplare limitiert, der Produktionsrhythmus richtet sich nach der Verfügbarkeit der in handwerklicher Arbeit einzeln angefertigten Zifferblätter.

Preis: € 20.100,-

Langematik
301.025

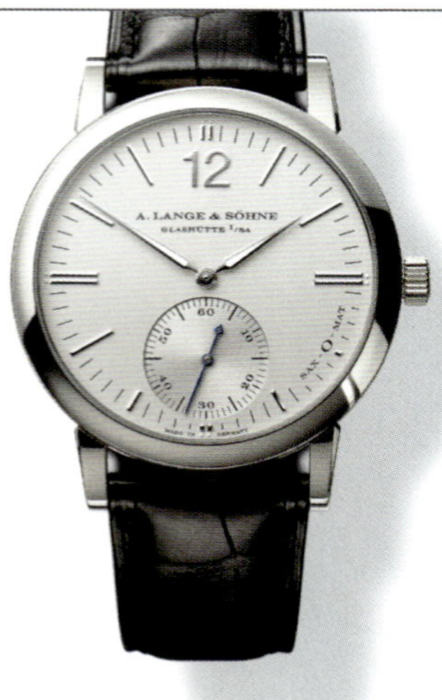

Werk: mechanisch mit automatischem Aufzug, Lange Kaliber L921.2 „SAX-O-MAT", Durchmesser 30,4 mm, Höhe 3,8 mm, 36 Lagersteine; 21.600 A/h, Glucydur-Schraubenunruh, Nivarox-Spirale mit Schwanenhals-Feinregulierung, Abfallregulierung mittels Feinregulierschraube; beidseitig aufziehender, geprägter „Dreiviertelrotor" in 21 Karat Gold und Platin mit 4 Kugellagern im Wechselgetriebe; Gangreserve 46 Stunden; Werkbrücken mit Glashütter Bandschliff

Funktionen: Stunden, Minuten, kleine Sekunde; Sekundenstoppvorrichtung mit automatischer Nullstellung des Sekundenzeigers („Zero-reset") beim Ziehen der Krone

Gehäuse: Platin; Durchmesser 37 mm, Höhe 8,2 mm; Saphirglas; sechsfach verschraubter Boden mit Saphirglas-Sichtfenster

Zifferblatt: Silber massiv, rhodiniert; aufgesetzte Indexe und Lanzenzeiger in Gold, rhodiniert, mit Superluminova; Anzeigen: kleine Sekunde bei der „6"

Band: Krokodilleder; Dornschließe

Preis: € 19.000,-

1815 Mondphase
231.031

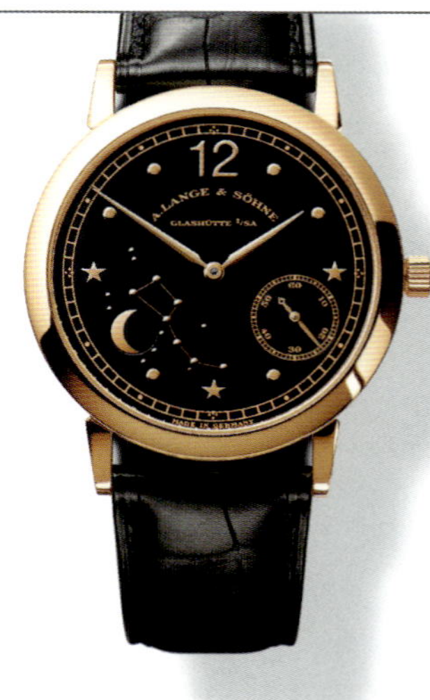

Werk: mechanisch mit Handaufzug, Lange Kaliber L943.1, Durchmesser 27,5 mm, Höhe 3,85 mm, 26 Lagersteine, davon 6 in verschraubten Goldchatons; 21.600 A/h, Glucydur-Schraubenunruh, Nivarox-Spirale mit Schwanenhals-Feinregulierung, Abfallregulierung mittels Feinregulierschraube; Gangreserve 45 Stunden; Glashütter Dreiviertelplatine, Werkbrücken mit Glashütter Bandschliff

Funktionen: Stunden, Minuten, kleine Sekunde; Mondphasenanzeige, Sekundenstopp

Gehäuse: Rotgold 18 Karat; Durchmesser 35,9 mm, Höhe 7,95 mm; Saphirglas; Boden sechsfach verschraubt mit Saphirglas-Sichtfenster

Zifferblatt: Silber massiv, schwarz; Zeiger sowie aufgesetzte Punkt- bzw. Sternindexe in Rotgold, zusätzliche Sternindexe zur Darstellung des Sternbilds „Großer Wagen"; Anzeigen: kleine Sekunde bei der „4", Mondphasen bei der „8"

Band: Krokodilleder; Dornschließe

Preis: € 11.600,-, limitierte Auflage von 250 Exemplaren zu Ehren von Emil Lange, dem zweiten Sohn des Firmengründers Ferdinand Adolph Lange (ausverkauft)

N.B.: in Platin (Ref. 231.035) limitiert auf 150 Exemplare (€ 16.100,-) ebenfalls ausverkauft

Datograph
403.035

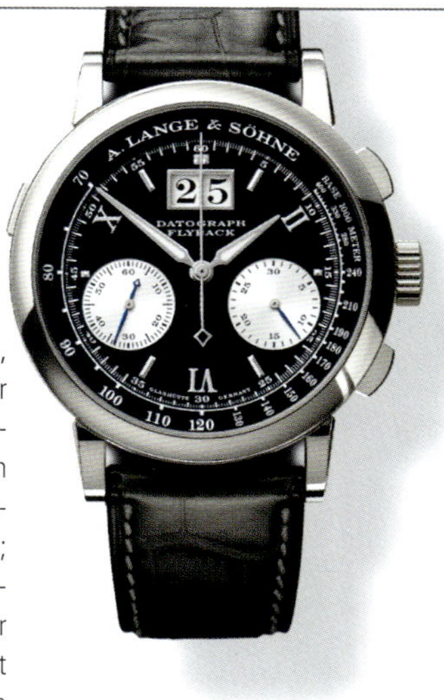

Werk: mechanisch mit Handaufzug, Lange Kaliber L951.1, Durchmesser 30,6 mm, Höhe 7,5 mm, 40 Lagersteine, davon 4 in verschraubten Goldchatons; 18.000 A/h, Glucydur-Schraubenunruh, Nivarox-Spirale; Steuerung der Chronographenfunktionen mittels Schaltrad; Glashütter Dreiviertelplatine, Werkbrücken mit Glashütter Bandschliff; Werk von Hand dekoriert und graviert

Funktionen: Stunden, Minuten, kleine Sekunde; Großdatum (patentiert); Chronograph mit Fly-Back-Schaltung und exakt springendem Minutenzähler, Sekundenstopp

Gehäuse: Platin; Durchmesser 39 mm, Höhe 12,8 mm; Saphirglas; sechsfach verschraubter Boden mit Saphirglas-Sichtfenster; Korrekturdrücker für Datumsanzeige am Gehäuserand

Zifferblatt: Silber massiv, schwarz; aufgesetzte römische Ziffern und Lanzenzeiger, Gold, rhodiniert, mit Superluminova; Anzeigen: Großdatum (Doppelfenster) bei der „12", kleine Sekunde bei der „8", 30-Minuten-Zähler bei der „4", Chronographen-Sekundenzeiger aus der Mitte

Band: Krokodilleder; Dornschließe

Preis: € 40.800,-

Datograph
403.035

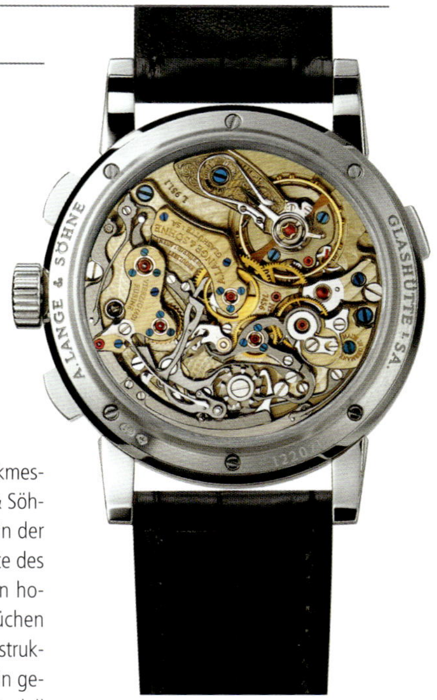

Zur Baseler Uhren- und Schmuckmesse 1999 präsentierte A. Lange & Söhne den ersten Chronographen in der Armbanduhren-Modellgeschichte des Hauses. Die Marke würde ihren hohen, selbst auferlegten Ansprüchen nicht gerecht, wenn sich die Konstrukteure nicht auch für dieses nur in geringen Stückzahlen gebaute Modell ein paar außergewöhnliche Lösungen hätten einfallen lassen. So verfügt der Datograph neben einem schaltradgesteuerten Kurzzeitmesser mit Fly-Back-Schaltung zum sofortigen Wiederanlauf des Zählwerks nach Betätigen des unteren Chronographendrückers auch über das patentierte Lange-Großdatum – daher die griffige, aus „Datum" und „Chronograph" zusammengesetzte Modellbezeichnung.

Langematik Perpetual
310.021

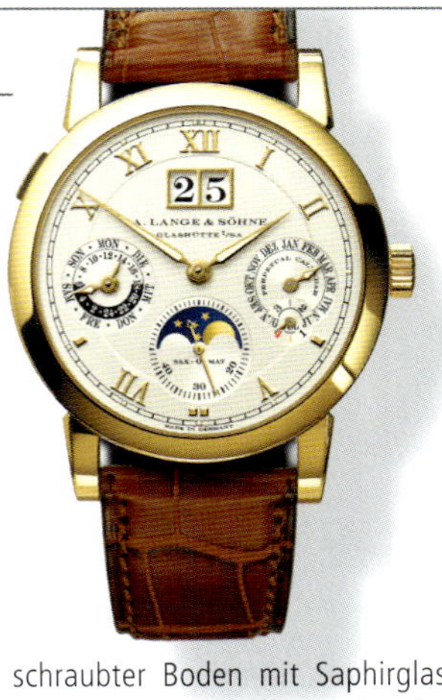

Werk: mechanisch mit automatischem Aufzug, Lange Kaliber L922.1 „SAX-O-MAT", Durchmesser 30,4 mm, Höhe 5,4 mm, 43 Lagersteine; 21.600 A/h, Glucydur-Schraubenunruh, Nivarox-Spirale mit Schwanenhals-Feinregulierung, Abfallregulierung mittels Feinregulierschraube; beidseitig aufziehender, geprägter „Dreivierteltrotor" in 21 Karat Gold und Platin mit 4 Kugellagern im Wechselgetriebe; Gangreserve 46 Stunden; Werkbrücken mit Glashütter Bandschliff

Funktionen: Stunden, Minuten, kleine Sekunde; ewiger Kalender (Großdatum, Wochentag, Monat, Mondphase, Schaltjahr); 24-Stunden-Anzeige mit Tag-/Nacht-Indikation; Sekundenstoppvorrichtung mit automatischer Nullstellung des Sekundenzeigers („Zero-reset") beim Ziehen der Krone

Gehäuse: Gelbgold 18 Karat; Durchmesser 38,5 mm, Höhe 10,2 mm; Saphirglas; sechsfach verschraubter Boden mit Saphirglas-Sichtfenster; Synchron-Korrekturdrücker am Gehäuserand

Zifferblatt: Silber massiv, champagnerfarben; aufgesetzte Indexe und Lanzenzeiger in Gelbgold, mit Superluminova; Anzeigen: Großdatum (Doppelfenster) bei der „12", Wochentag und 24 Stunden bei der „9", kleine Sekunde und Mondphasen bei der „6", Schaltjahresindikation bei der „4", Monat bei der „3"

Band: Krokodilleder; Dornschließe

Preis: € 38.400,-

Langematik Perpetual
310.025

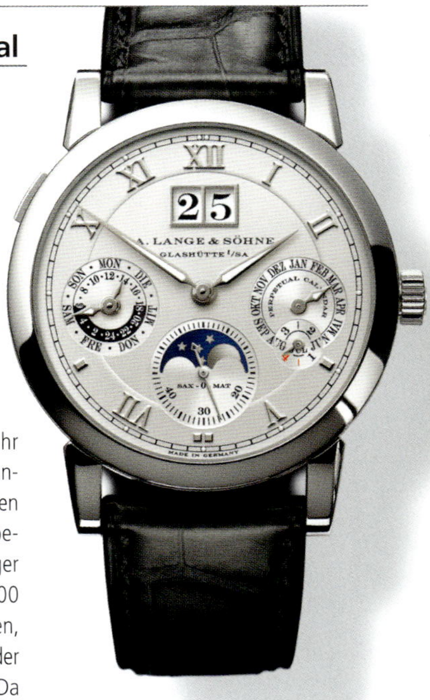

Bei der ersten Lange-Armbanduhr mit ewigem Kalender werden die unterschiedlichen Monatslängen in den nächsten 99 Jahren automatisch berücksichtigt – somit muss der Träger die Anzeige erst am 1. März 2100 um einen Tag nach vorn korrigieren, weil bei vollen Jahrhundertzahlen der 29. Februar als Schalttag entfällt. Da der Käufer der Langematik Perpetual diesen Korrekturtag wahrscheinlich nicht erleben wird, dürften sich die Erben über den unkomplizierten Korrekturvorgang freuen: Die Uhr verfügt neben den im Gehäuse versenkten Einzel-Korrekturdrückern für die verschiedenen Anzeigen über einen praktischen Hauptdrücker, mit dem sich alle fünf Kalenderanzeigen – Tag, Monat, Jahr, Schaltjahr und Mondphase – synchron um einen Tag vorstellen lassen.

Die hier gezeigte Platin-Version kostet € 46.600,-.

Nachwort zur 2. Auflage

Viel ist geschehen, seit wir die erste Auflage dieses Sonderheftes produzierten, und letztlich war es nach sechs Jahren an der Zeit, Inhalt und Format zu erweitern und zu überdenken. Günter Blümleins viel zu früher Tod hat die Lange Uhren GmbH schwer getroffen, denn seine Arbeit war noch längst nicht abgeschlossen. Nach der Übernahme der sächsischen Uhrenmanufaktur durch den Richemont-Konzern wäre es Günter Blümleins größte Herausforderung und vornehmste Pflicht gewesen, die beiden Unternehmenskulturen zusammenzuführen und die Weichen für eine gedeihliche Zukunft zu stellen. Walter Lange und Hartmut Knothe haben ein starkes Team von Spezialisten zusammengeschweißt, das nun die große Aufgabe auf mehrere Schultern verteilt, und Uhrenfreunde wissen die Marke nach wie vor in den besten Händen.

Es sind in der Zwischenzeit aber auch eine Vielzahl neuer Modelle hinzugekommen, und das gesamte „Phänomen Lange" hat sich auf nationaler und internationaler Ebene natürlich weiter entwickelt. Die sorgfältige Überarbeitung der Inhalte sowie die Aktualisierung und Erweiterung der Themen wurde mir durch die tatkräftige Unterstützung von Sabine Strickrodt, Katrin Meusinger und Arnd Einhorn aus der Abteilung Öffentlichkeitsarbeit der Lange Uhren GmbH erleichtert, die bei der Beschaffung von Bildmaterial, technischen Daten und weiterführenden Informationen eine unschätzbare Hilfe waren.

Mein besonderer Dank geht auch noch einmal an die Autoren, Informations- und Bildlieferanten, die wesentlich zum Erscheinungsbild dieser Publikation beigetragen haben. Natürlich auch an die „Ideenlieferanten", die mich einst in den deutschen Osten lockten: Stefan Muser vom Auktionshaus Dr. Crott, Kurt Herkner, Reinhard Meis und Martin Huber. Und an Frank Reichel, den Bürgermeister von Glashütte, der mir nach meinem ersten Besuch im Sommer 1993 ans Herz legte: „Bei allem, was Sie über die Uhren schreiben – vergessen Sie mir die Menschen hier am Ort nicht!"

Deshalb will ich an dieser Stelle wirklich nicht vergessen, mich bei den Mitarbeitern der Lange Uhren GmbH zu bedanken: Sie sind großartig und leisten Großartiges!

Impressum

Das ARMBANDUHREN Spezial
„A. Lange & Söhne"
ist eine Sonderpublikation der Zeitschrift
ARMBANDUHREN und erscheint in der

HEEL Verlag GmbH
Gut Pottscheidt
53639 Königswinter
Tel.: 0 22 23 / 92 30-0
Fax: 0 22 23 / 92 30-26
www.heel-verlag.de
info@heel-verlag.de

Herausgeber:
Peter Braun (verantw.)

Autoren:
Gerhard Claußen, Manfred Fritz, Peter Braun

Bildnachweis:
Lange Uhren GmbH; Jürgen Jeibmann; Auktionen Dr. Crott; Peter Braun; Archiv ARMBANDUHREN; Holger Krull; Bertram Kober / PUNCTUM; Ölgemälde von Steffen Imhof; Isolde Fischer; Sächsische Landesbibliothek – Staats- und Universitätsbibliothek Dresden, Abt. Deutsche Fotothek

Titel & Layout:
Grafikbüro Schumacher, Königswinter

Lithographie:
ARTCOM, Königswinter

Druck und Verarbeitung:
Koelblin-Fortuna-Druck GmbH, Baden-Baden

Printed and bound in Germany

ISBN: 3-89880-145-4